エキスパートはここを見る

# 心電図読み方の極意 CONFIRMED

国家公務員共済組合連合会
立川病院　顧問

三田村 秀雄 編

南山堂

# 執筆者一覧（執筆順）


| | |
|---|---|
| 三田村秀雄 | 国家公務員共済組合連合会 立川病院　顧問 |
| 栗田　康生 | 国際医療福祉大学三田病院 心臓血管センター　准教授 |
| 近藤　秀和 | 大分大学医学部 循環器内科・臨床検査診断学講座　助教 |
| 髙橋　尚彦 | 大分大学医学部 循環器内科・臨床検査診断学講座　教授 |
| 古川　哲史 | 東京医科歯科大学難治疾患研究所 生体情報薬理学分野　教授 |
| 相澤　義泰 | 国際医療福祉大学医学部 循環器内科学　准教授 |
| 小菅　雅美 | 横浜市立大学附属市民総合医療センター 心臓血管センター　客員教授 |
| 影山　智己 | 国家公務員共済組合連合会 立川病院 循環器内科　医長 |
| 樅山　幸彦 | 国立病院機構 東京医療センター 循環器内科　副院長 |
| 中須賀公亮 | 名古屋市立大学大学院医学研究科 循環器内科学 |
| 草野　研吾 | 国立循環器病研究センター 心臓血管内科部門　部門長 |
| 里見　和浩 | 東京医科大学 循環器内科学 准教授 |
| 西﨑　光弘 | 関東学院大学　学院保健センター長／特任教授 |
| 山﨑　浩 | 筑波大学医学医療系 循環器内科　講師 |
| 野上　昭彦 | 筑波大学医学医療系 循環器不整脈学講座　教授 |
| 夛田　浩 | 福井大学学術研究院医学系部門 病態制御医学講座 循環器内科学分野　教授 |
| 加藤　武史 | 金沢大学附属病院 循環器内科　助教 |

三輪　陽介　　杏林大学医学部 循環器内科学　講師

副島　京子　　杏林大学医学部 循環器内科学　教授

丹野　　郁　　昭和大学江東豊洲病院 循環器センター 循環器内科　教授

岩崎　雄樹　　日本医科大学 循環器内科　准教授

定永　恒明　　医療法人財団 聖十字会 聖ヶ塔病院　院長

金城　太貴　　社会医療法人かりゆし会 ハートライフ病院 循環器内科

大塚　崇之　　公益財団法人 心臓血管研究所付属病院 循環器内科　不整脈担当部長

中井　俊子　　日本大学医学部 内科学系 先端不整脈治療学分野　臨床教授

# 序

「心電図でどこまでわかるのか」…．そんな質問に対する私の答えは，「それは心電図をどこまで読むかしだい」というものです．

読む人の知識と経験と感性と意欲しだいで「1」わかる人もいれば「10」わかる人もいる，場合によっては「100」わかる人もいるかもしれません．残念ながら，従来のパターン重視の心電図の教科書では，そのテンプレートと同じかどうかで限られた病態の有無を言い当てることしかできませんでした．それではコンピュータにかないません．いや，そのコンピュータ診断でさえも，実際のところかなり雑で，見落としが多く，誤診も少なくありません．コンピュータ診断に頼って楽をしてしまうと，若手医師にとって心電図診断という診断学のなかで最も基本的な能力を育成する機会と，最も面白い部分を賞味する機会が，それによって奪われてしまいます．本当に可哀想なことです．

心電図はクイズではありません．生身のものです．今，心臓のどの部分から電気が発生して，どっちに向かったのか，そんなことを自分の頭の中で描きます．簡単な検査ですが，そこには心エコーや CT 検査ではわからない，もっと重要な情報が見え隠れしています．単純な波形から背後にあるビッグデータを読み，ポイントを抽出し，心臓が何を言いたがっているのかを探り当てなければなりません．

心電図は唯一無二のものです．患者が一生のあいだにその瞬間だけ見せる顔でもあります．胸痛，呼吸困難，動悸，失神の手がかりはほとんどの場合，心電図のなかにあります．脳卒中や突然死の危険性をも警告してくれます．たとえ患者が無言でも，心電図を通して異変を訴えているのに，それを見逃していいはずがありません．

ここではコンピュータの遥か上を目指します．極意を学びます．そのために，本書では心電図のエキスパートの先生がたから，ひと味違う，考える心電図，応用の効く「とっておきの心電図の読み方」を，出し惜しみせずに伝授していただきます．本書が，波形パターンをおぼえるのみの学習からさらに一歩踏み込み，心電図の意味するところをくみとる力を養うための一助となることを願っています．

2016年7月

国家公務員共済組合連合会
立川病院 院長
三 田 村 秀 雄

CONTENTS

## G 総　論



## I 心電図波形のメッセージ

## II 病気や病態を鑑別する



## III 不整脈の起源や機序を推測する

## Ⅳ 不整脈治療に活かす

# 総　論

CONFIRMED

# 私流の心電図読み方スキルアップ法

M

♦心電図を読むのは楽しい．一筆書きで二次元上に描かれた波形は，心筋のひとつひとつの細胞の活動電位の集合でありながら，一刻一刻と自律神経や電解質，あるいは冠血流に影響を受けては変化する生き物でもある．しかもそれにとどまらず，心臓の位置，形，心膜や肺の状況，呼吸数，胸郭の形まで幅広く三次元，さらには四次元の世界を反映している．それをどこまで読めるかは，完全に読み手の知識と好奇心と意欲と忍耐力にかかっている．性格で決まる要素が意外と多いかもしれない．

♦思えば自分が学生のころには心エコーがまだなかった．聴診器と心電図とレントゲン，それしかなかった．それに頼るしかない．それが自分にはよかった．minimalism が人の感性を研ぎ澄ますように，手段が限られれば，そのなかで精一杯頑張るしかない．一度，この minimalism に鍛えられると，後日，ぜいたくを享受できたときに，それを無駄にせず，さらに高いレベルを究めることができる．心エコーが可能になり，心臓電気生理学の知識が重なると，そこに新しい世界がどんどんと拡がっていく．

♦私が医学部を卒業したのは1974年のことであるが，その翌年，研修医2年目のときに買った本のなかで衝撃的な心電図に出会った．南アフリカの Leo Schamroth という医師が書いた問題集の1問目であるが，次に示す図はその記憶をもとに作成したトレースである．1誘導で1拍だけの記録であるが，そのタイトルは「30 seconds after 6：30」と何ともひねくれていた．これで何を読め，というのだ，と途方に暮れたのを覚えている．これには完全に参った．並大抵の心電図の教科書ではなかった．

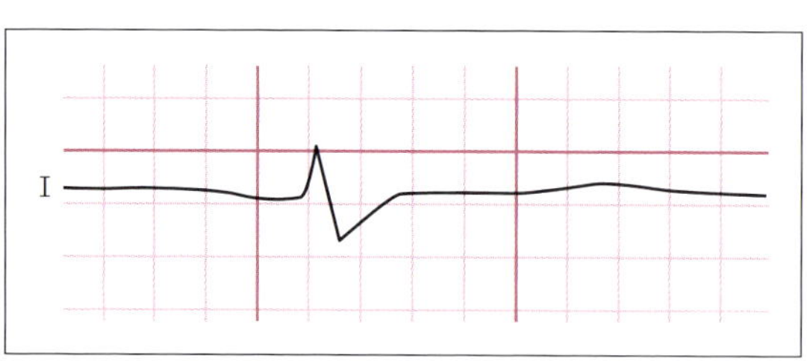


♦実はこの「6時30分30秒」というのは時計の針の位置のことであり，P 波も QRS 波も T 波も90度を指し示していることを意味していた．加えて低電位でもある．答えは肺気腫であった．確かにそういわれると，そう見えてくるし，そうに違いない．

♦このたった1問がその後の私の心電図への興味を大きく変えた．深みにはまったのである．心電図の読みにおいても，minimalism が重要で奥深いことを悟った瞬間であった．ここでは似たような衝撃を少しでも多くの読者に経験していただくために，私の心電図コレクションのなかから3点を提示させていただく．すぐに後半の答えを読まずに，まずは心電図を熟視して頭をひねって悩んで落ち込んでほしい．

## Question 1

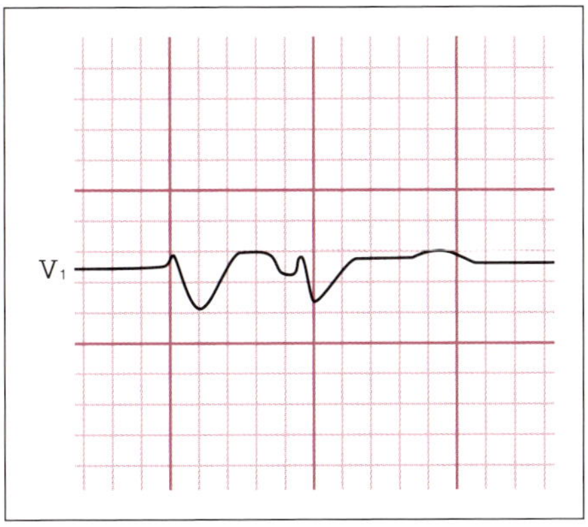


## Question 2

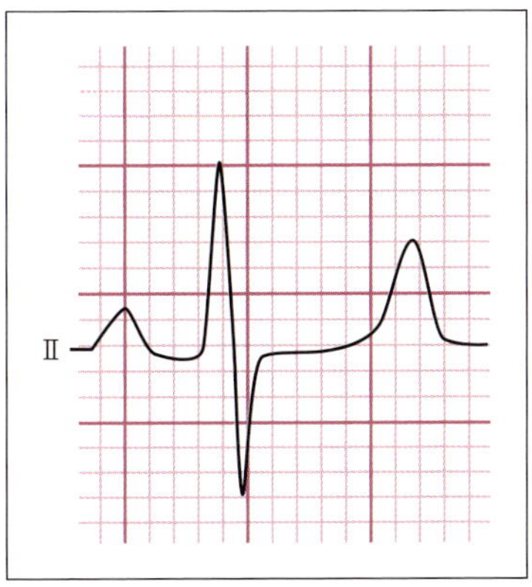


## Question 3

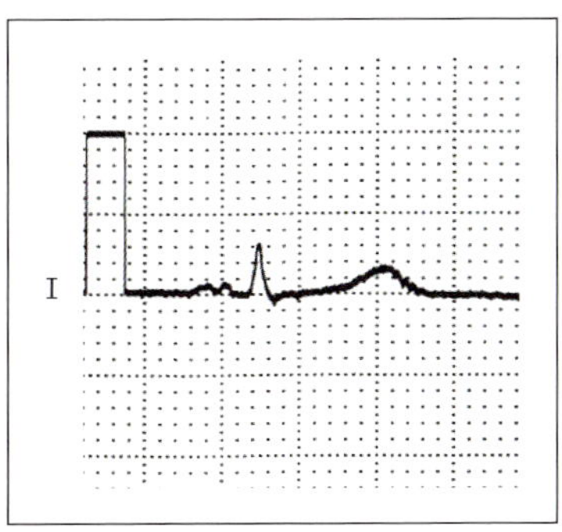

♦ Question 1はこれが1拍のP波とQRS波であることに気づくことから診断が始まる．P波からは左房負荷が疑われ，QRS波はQrSパターンであり，異常Q波を伴う右脚ブロックであることがわかる．この心電図のみから病態を読むとなれば，おそらく古い時期に前壁中隔心筋梗塞に右脚ブロックを合併し，この記録の時点では心不全を伴ったか悪化させたことが推測される．右脚ブロックが中隔梗塞の結果だとしたら，責任病変は第一中隔枝より近位の左前下行枝にあるはずで，広範な心筋梗塞であることがわかる．

♦ Question 2は洞調律で，P波もQRS波も，いずれもわずかに幅広い．ST部分はやや長いが，T波は幅狭く，やや先が尖っている．T波の尖鋭化は虚血急性期にもみられるが，その場合はSTの低下と短縮を伴うことが多い．形はテント状を呈していて，P波，QRS波の軽度延長と合わせると，高カリウム血症を疑う必要がある．しかし見落としてならないのは，ST部分の延長である．このST部分が平坦に延長する病態としては，低カルシウム血症を疑わなければいけない．高カリウム血症と低カルシウム血症の組み合わせ，となれば腎不全という診断にたどりつく．

♦ Question 3では，I誘導でP波が分裂していることから，心房内伝導に時間がかかっている様子がうかがえる．これが伝導遅延によるものか心房拡大によるものであるかを鑑別することは容易でないが，QRS幅は延長しておらず，心筋全体に伝導遅延があるような病態ではないことがわかる．となると，心房拡大によるP波の延長の可能性が最も高くなるが，明らかに二峰性を呈していることから，右房ではなく左房の拡大を反映したものと診断できる．しかしQRS波の高さは低く，それがI誘導で認められていることから，同じ方向を見ている$V_6$誘導においてもvoltageが高いとは考えがたい．左室肥大なしに左房拡大を呈する病態となると，僧帽弁狭窄症が最も疑わしいことになる．しかしその程度は，重症ではない．この病態がさらに進めば，おそらくもう少し右軸偏位気味になり，さらに進めば心房細動を合併することが予想される．

♦ いかがでしたか？　12誘導心電図から消せる誘導をどんどん消していって，その診断が得られる最少の誘導，最低の心拍だけを残す．電気生理検査の記録からあえて心内心電図を消してみる．その最少の記録から最大の情報を読み取る．1枚の心電図，それも1誘導で，しかも1拍の波形だけ，という設問で自分に負荷をかける．minimalにするのは自分である．あえて自分にサディスティックになることによって，新たな挑戦が始まる．でもそれだけではない．実はその究極の1拍を他の人に見せて，「どうだ，わかるか？」．イヤな性格だが，それも自分を増長させつつ自分の読みをスキルアップするブースターになっている．読者にとってはいい迷惑かもしれないが，自分にとってはきわめて有効な秘訣でもある．幸か不幸か，この楽しさは誰にも止められない．

**（三田村秀雄）**

# I

# 心電図波形のメッセージ

CONFIRMED

# 1 心電図波形から心臓以外の情報をキャッチする

## はじめに

◆心電図は心臓の電気現象を捉える検査であるが，心臓から直接ではなく，胸郭の体表面から電位を記録しており，心臓以外の影響を受けることも少なくない．本章では，心臓以外の情報を心電図から探ってみたい．

## A 解剖学的特徴を探る

◆心電図の波形は，心臓と電極との位置関係で変化する．

◆胸郭と心臓のあいだには，皮膚，皮下脂肪，胸筋，肋骨，胸膜，肺，心膜などがあり，病的なものとして，胸水，心嚢液の貯留がある[1]（図1-1）．また，心電図の電極は胸壁上に貼付するため，胸郭異常によって心臓と電極の位置関係が変化し，特徴的な心電図所見を呈する場合もある．

### 心嚢液貯留

◆心嚢液が貯留すると，肢誘導が低電位となるほか，心嚢内を心臓がゆりかごのように揺れながら拍動するため，胸郭と心臓の位置関係が周期的に変化する．これが反映され，QRS波高も周期的に変化する（図1-2）．通称 swinging heart などともよぶ．

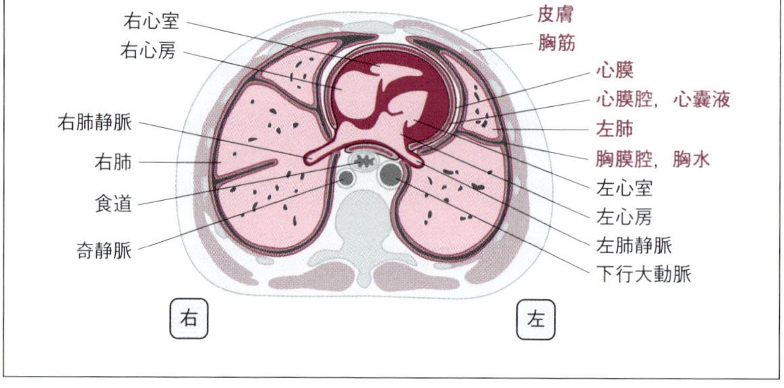


図1-1　心臓と電極のあいだには？
［坂井建雄，河原克雅 編：人体の正常構造と機能，p.85，日本医事新報社，2008を一部改変］

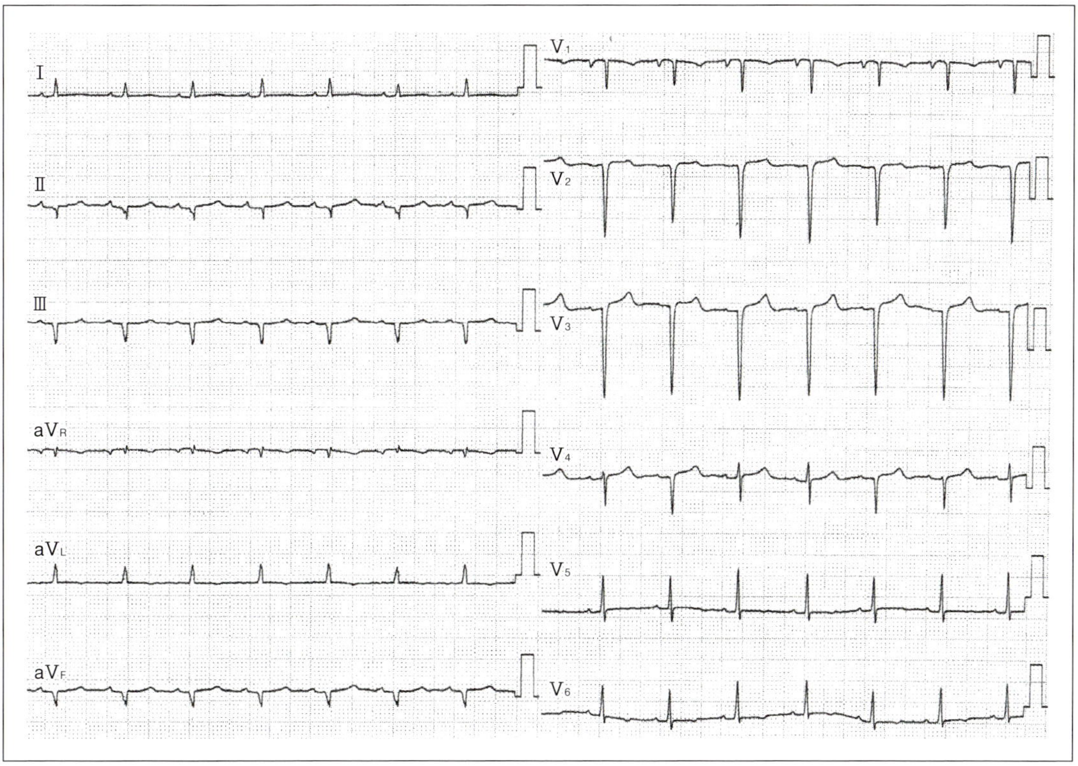


図1-2　心嚢液貯留でみられる心電図(陳旧性心筋梗塞例)

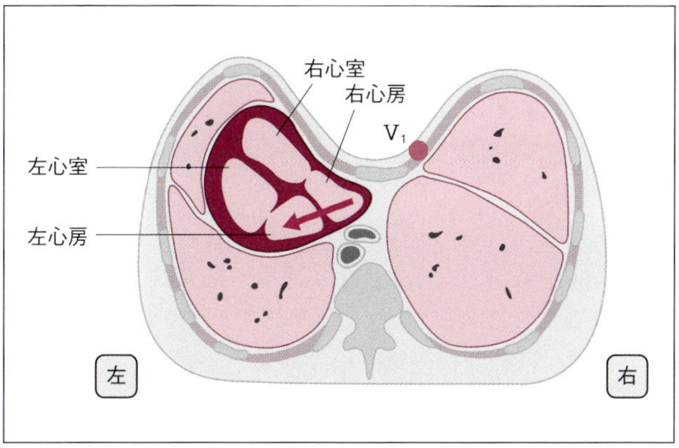


図1-3　漏斗胸

［横山正義 ほか: 日本胸部外科学会雑誌, 30: 1836-1840, 1982を一部改変］

## 漏斗胸

◆漏斗胸では，前胸壁が陥凹して心臓全体が左方に偏位し，右室や左室が左方へ圧排されるため，時計方向回転となる．また，$V_1$電極が深い位置となるため，心房の電気ベクトルが陰性方向となり，$V_1$の P 波が陰転化している場合が多いとされる[2)] (図1-3)．さらに，洞結節のある右房が圧迫されるため，洞性不整脈を認めることが多い．

## B 胸郭内の疾患を探る

### 肺気腫

◆肺性心による右心負荷として肺性 P 波となるばかりでなく，過膨張した肺が心臓を圧迫し，心臓は立位に偏位する．そのため，全体として時計方向回転となる．また，過膨張した肺の含気により，QRS 波の電位は低くなる．

### 気胸

◆左気胸では右軸変位，胸部誘導の QRS 波高の減少と T 波の陰転化を認める[3]．QRS 波高は，I 誘導では5mm 以下で，$aV_F$ 誘導では10mm 以上のことが多く，$aV_F$ 誘導と I 誘導の QRS 波高の比が2以上になることが多いとされる[4]．左緊張性気胸では，心臓の偏位を伴い，心臓と胸郭の位置関係の変化により，前胸部誘導における QRS 波の減高，右方偏位，T 波陰転化など，前壁心筋梗塞に類似する所見を認めることがある[5]．一方，右の気胸では心電図変化は少ないとされている．

### 過換気症候群

◆一見すると，虚血性の心電図変化を示すことがある．

## C 全身の状態を探る

### 腎不全，電解質異常

◆腎不全では，カリウム(K)値の変動から種々の心電図変化をきたしうる．とくに高カリウム血症は，透析直前に起こりうる病態である．

◆高カリウム血症では，テント状 T 波とよばれる高い T 波を胸部誘導で認める(図1-4)．さらに血清カリウムが高値となると，P 波高の減高あるいは消失，PQ 間隔の延長，QRS 波高の減高，QRS 幅の延長などから，サインカーブ状の QRS 波を認めるようになる．心室内の伝導遅延が著明となり，心室性不整脈から，ときに心室細動に至る．

◆逆に，血清カリウムが低値となると(低カリウム血症になると)，ST 低下，T 波の減高のほか，前胸部誘導で大きな陽性 U 波を認めるため(図1-5)，T 波と融合して QT (U)時間の延長も生じ，心室性不整脈の素地となりうる．

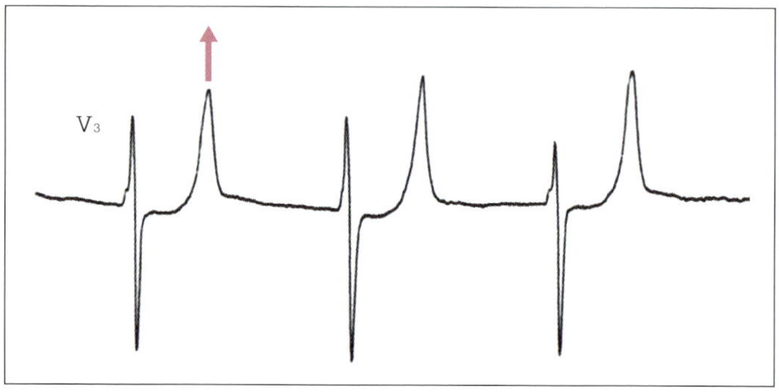


図1-4　高カリウム血症でみられるテント状T波

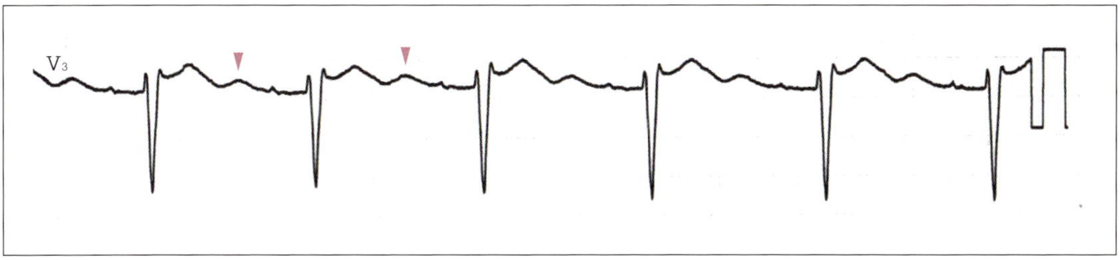


図1-5　低カリウム血症でみられる陽性U波

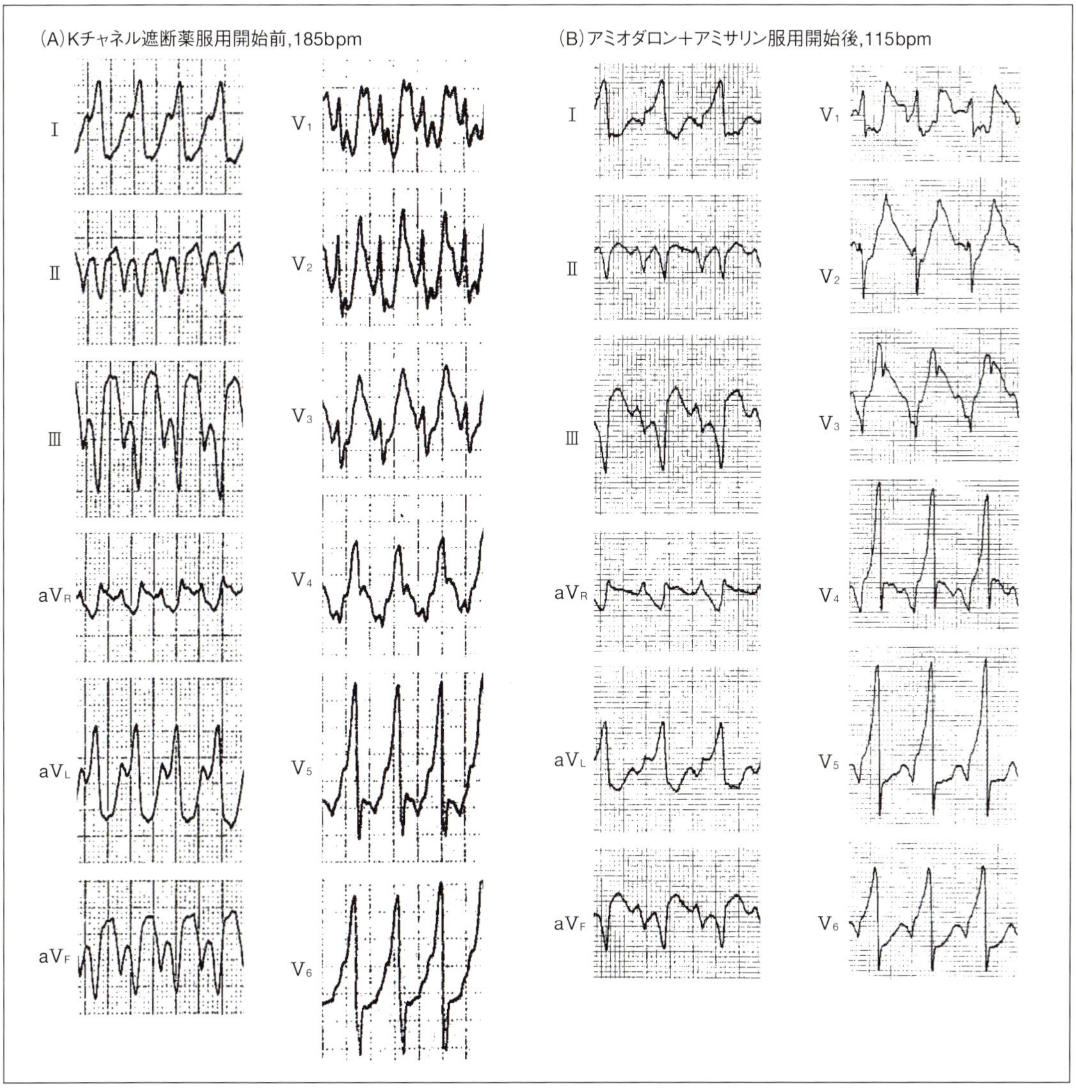


図1-6　心室頻拍(VT)発作時心電図

♦低カルシウム血症でも，再分極時にカルシウム(Ca)イオンの流入に時間がかかり，とくに ST 部分が延長するかたちでの QT 延長を認める．

♦一方，細胞内のカルシウム濃度は低いため，高カルシウム血症では細胞内外の濃度勾配が強くなり，より急速にカルシウムが細胞内に流入することで，QT 間隔が短縮する．

## 薬剤の影響

♦同様に，薬剤の影響が心電図に表現されることがある．K チャネル遮断薬で QT 時間が延長し，ナトリウム(Na)チャネル遮断薬で QRS 幅の延長をきたす(図1-6，抗不整脈薬については他章参照)．

♦血清カリウム低値も関連する病態として，ジギタリス製剤の影響がある．ジギタリスは Na-K ATPase を抑制し，細胞内 Na が増加する結果，Na-Ca ポンプの活性化により Na が細胞外に排出されて，細胞内 Ca 濃度が増加する．それにより自動能が亢進するほか，迷走神経賦活化により房室結節の伝導障害が出現する．心電図で特徴的なのは，QT の短縮と ST 部分の盆状低下で，徐拍性心房細動の際には ST 部分の判定も重要となる[6](図1-7)．

♦このほか，フェノチアジン系抗精神病薬，三環系抗うつ薬は，房室伝導障害と心室内伝導障害を生じ，過量となると，ST 低下，平低 T 波，QT 延長，増高 U 波が出現する．マクロライド系抗生物質や抗ヒスタミン薬などでも QT 延長を認めることがある．

## 脳血管疾患

♦脳血管障害時の急性期には，自律神経やカテコラミンの関与により虚血性心疾患に類似

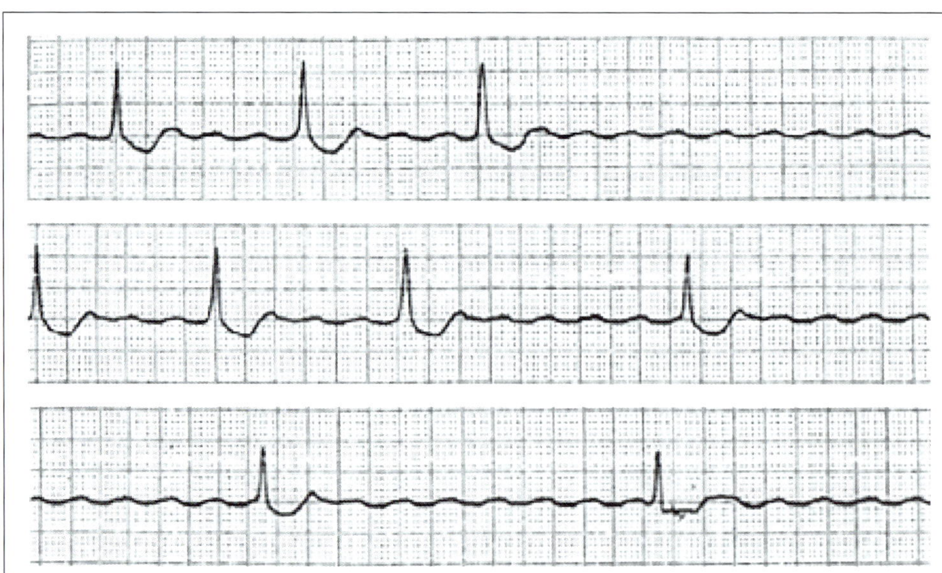

図1-7 ジギタリス服用心房細動患者でみられる高度の徐脈と ST の盆状低下

［栗田康生：循環器ナースのポイントレクチャー 不整脈Q&A（ハートナーシング2001年秋季増刊），p.276，メディカ出版，2001を一部改変］

するような陰性T波，ST変化(上昇も低下もあり)を認めることが多く，また，陽性U波，陽性Q波，QT延長などを認めることもある．とくに，くも膜下出血では，10％弱で巨大陰性T波(giant negative T)をきたすとされる．また一部では，実際に心臓壁運動異常を伴うこともあるとされる[7]．

## D 計測に伴う影響を探る

### 振戦(パーキンソン病)

◆パーキンソン病の特徴的な身体所見のひとつに企図振戦がある．何かを試みると手指が振戦をきたす症状である．心電図検査のため身体の静止を促せば促すほど振戦が強まる．その振戦は，体幹ではなく四肢に生じるため，四肢誘導にのみノイズを認めることがある(図1-8)．一方，パーキンソン症状として自律神経異常を伴うため，本来は吸気時に増加し呼気時に減少する心拍数の変動が減少するほか，QTc(補正QT間隔)延長をきたすことがある[8]．

### 歯磨きノイズ，胸を掻いていた

◆心電図モニターは混入したノイズも心拍としてカウントするため，モニター上では頻拍に見え，心拍数上限超のアラームを鳴らすことがある．しかし実際には，歯磨きや胸の掻痒感で掻いているなど，物理的な外的刺激によるノイズであることが多い．

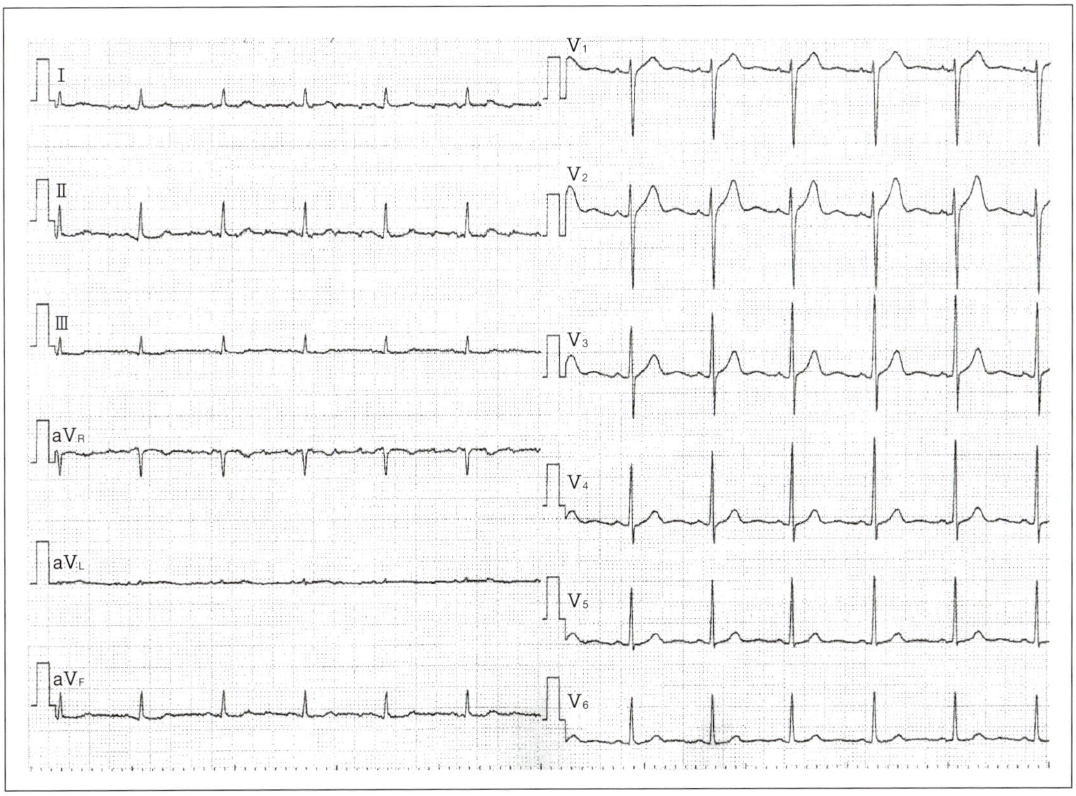


図1-8　パーキンソン病の振戦により四肢誘導のみに生じたノイズ

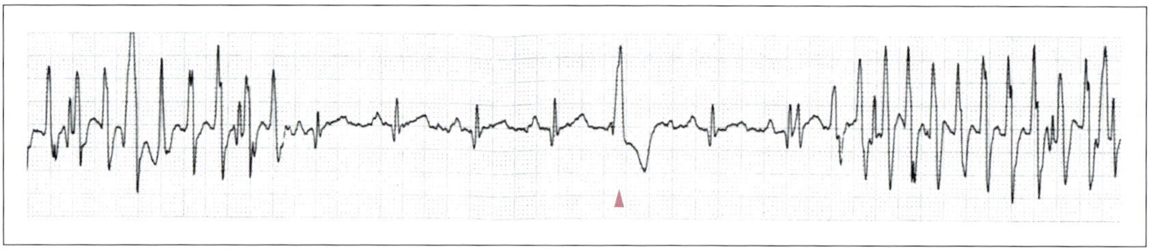

図1-9　歯磨きによる心電図上のノイズ

［栗田康生：循環器ナースのポイントレクチャー 不整脈Q&A（ハートナーシング2001年秋季増刊），p.150，メディカ出版，2001を一部改変］

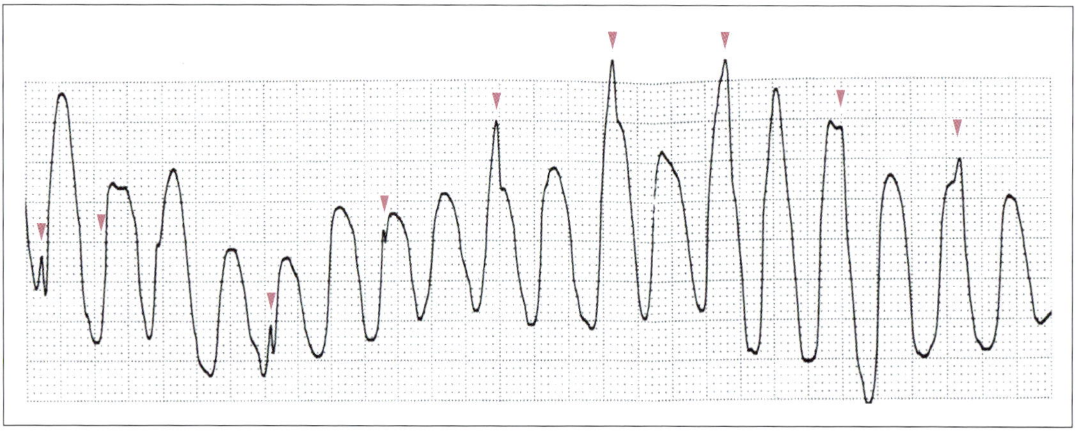

図1-10　患者の動作による心電図上のノイズ

［栗田康生：循環器ナースのポイントレクチャー 不整脈Q&A（ハートナーシング2001年秋季増刊），p.146，メディカ出版，2001を一部改変］

◆図1-9に示す心電図[6)]の中央の1拍(►)は本物の心室期外収縮であるが，前半と後半は歯磨きによる振動をノイズとしてカウントしているもので，通称「歯磨き VT」などともよばれる．ただし，歯磨きしているのはのちにわかることであって，まずは患者の病状を確認することが重要である．

◆図1-10は心室細動様のノイズ[6)]で，やはりアラームが鳴るが，よく見ると尖鋭した QRS が埋没していることがわかる．これもまずはノイズと決めつけることなく，患者の病状を先に把握することが重要である．

## おわりに

◆このように，心電図は電極を直接心臓に貼りつけていないという欠点を逆手にとり，心疾患以外の情報を得ることができる．心電図波形の変化を認めた際には，その変化の成り立ちを電極の位置関係から見直し，心臓以外の情報を得ていくことも重要である．

### 専門家の目のつけどころ

- 心電図波形から胸部などの解剖学的変化をとらえる（探る）ことができる．
- 心電図波形から電解質や薬剤の影響をとらえる（探る）ことができる．
- 心電図は，ときに，心臓以外の情報も得られる有用な検査である．

（栗田康生）

### 文　献


1）坂井建雄，河原克雅 編：人体の正常構造と機能，日本医事新報社，2008.
2）下川雅弘 ほか：健康科学，34: 89-93, 2012.
3）Walston A, et al.: Ann Intern Med, 80: 375-379, 1974.
4）Kurisu S, et al.: Am J Emerg Med, 26: 959-962, 2008.
5）Ruo W and Rupani G: Anesthesiology, 76: 306-308, 1992.
6）栗田康生：循環器ナースのポイントレクチャー 不整脈Q&A（ハートナーシング2001年秋季増刊），メディカ出版，2001.
7）本藤達也 ほか：心臓，25: 406-414, 1993.
8）石﨑文子 ほか：Brain and Nerve, 48: 443-448, 1996.

CONFIRMED

# 2 心電図波形の成因

## —P，PQ，QRSはそれぞれ心臓のどこの興奮を反映しているのか—

KT

### はじめに

◆洞房結節に始まる刺激伝導系は，途中に固有心筋の興奮を伴いながら，洞房結節→心房→房室結節→ His 束→右脚・左脚→プルキンエ系→心室と伝播していく[1]（図2-1）．正常の心電図波形で，波形として認識できるものは，P 波，QRS 波，T 波である．この心電図波形は，心筋細胞（正しくは固有心筋細胞）がもっている電気的なエネルギーを一気に放電（脱分極）したときの力と，次の準備のためのエネルギーを充電（再分極）する力が1本の線の上に描かれたものである．心房・心室の固有心筋量と比較し，刺激伝導系を形成する特殊心筋の量はかなり少ない．

## A P波

◆P 波は心房固有心筋の興奮（脱分極）を表す波形である．洞調律中の心房興奮伝導様式を図2-2に示す．高位右房に存在する洞房結節から始まる興奮により，まず右房が興奮し，遅れて（およそ0.04秒遅れて）左房の興奮が開始される．このように左右心房の興奮時期には“ずれ”が生じ，P 波の前半は右房の興奮に相当し，後半は左房の興奮によるものである．右房から左房へと興奮が伝わるため伝導に時間がかかり，P 波幅の正常値は0.06秒から0.10秒（高さは1.0～2.5 mm）と，実は QRS 幅の正常値である0.10秒以下とほとんど同等か，ときにはそれよりも幅広い．後述するが，心室の刺激伝導系は，心室中隔から左右の脚に一斉に興奮が伝播する．そのため，体積では明らかに心室の方が大きく，興奮

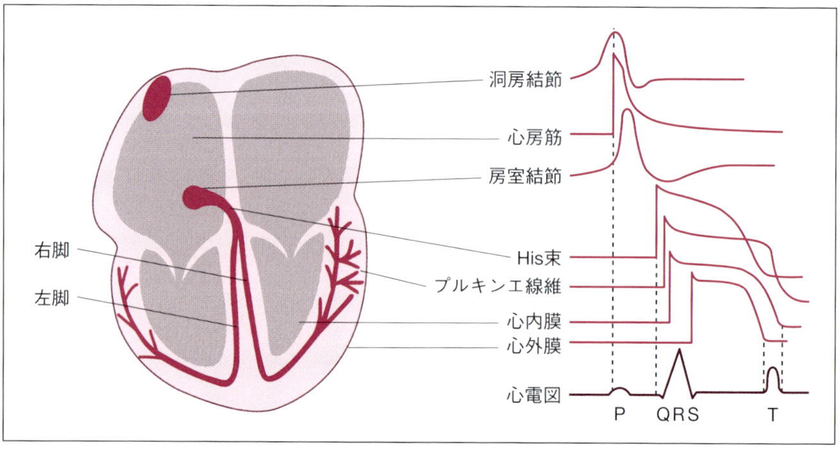


図2-1　心臓各部位の活動電位波形と心電図の関係

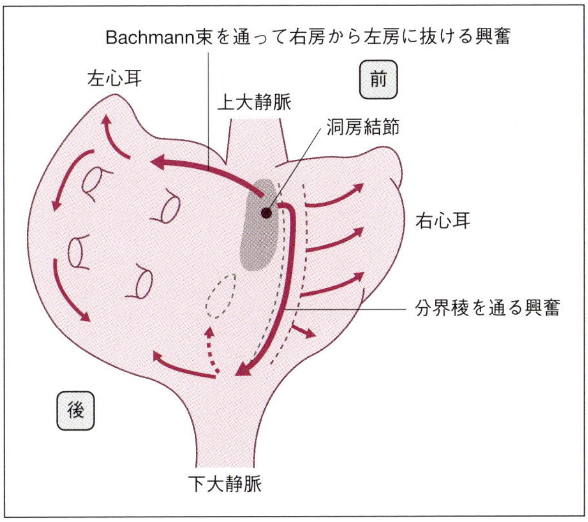


**図2-2　洞調律での心房内興奮伝導様式**

［山下武志: 心筋細胞の電気生理学, p.71, メディカル・サイエンス・インターナショナル, 2002を一部改変］

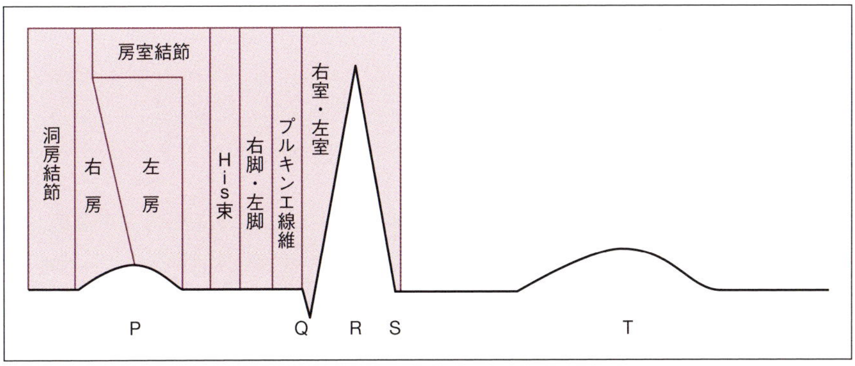


**図2-3　P, PQ, QRSの構成要素**

するのに要する時間は長そうだが，実際には心房が興奮するのにかかる時間とほとんど同等かそれより短くなるのである．また心房と心室では，刺激伝導系の伝導速度に関して心室の方が速いことも理由のひとつとなっている．

◆P 波は電気的な興奮を表現したものだが，心房に障害がなければ同時に機械的な興奮（心房収縮）を表現することにもなる．さらに，P 波を詳細に解析することで，心房の形態的な変化を予想することもできる．たとえば，P 波幅が正常より幅広い場合は，心房の興奮伝導時間が長いということであり，心房拡大・心房負荷が予想される．P 波高が正常より低い場合は，心房電位の低下が示唆され，心房収縮が弱いことが予想される．

◆図2-3に心臓の各部位の興奮とそれに一致する波形を示した．このなかで注目してほしいのは，洞房結節の興奮は電位が非常に微小であるため，心電図波形としては見えないということである．このように，洞房結節と房室結節を形成する特殊心筋は心筋細胞の数が少なく，また脱分極もゆるやかで周波数も低いため，体表面心電図上では興奮を波形として表すことができない．

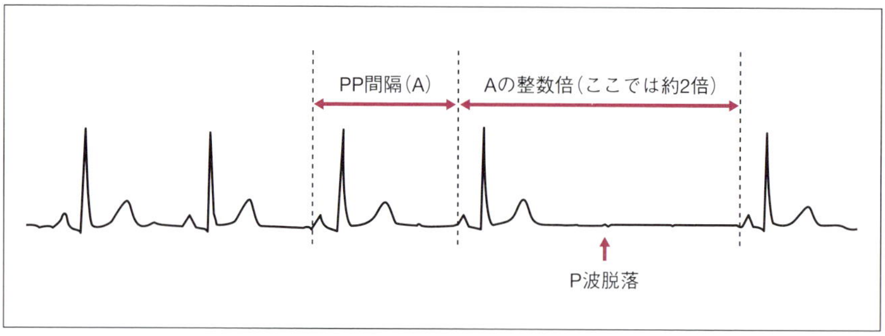


図2-4　洞房ブロック
［髙橋尚彦：不整脈．シンプル循環器学，犀川哲典・小野克重 編，p.300，南江堂，2015を一部改変］

◆ただし，P 波が出現する直前の平坦(flat)部は，洞房結節が興奮している時相であると考えることができる．洞房ブロックの際には，洞房結節は興奮しているが，その興奮が心房へ伝播していないため，洞調律の整数倍(通常は2倍)のポーズが生じる．しかし，このときもやはり洞房結節の興奮は心電図に反映されていない[1] (図2-4).

◆八木らは心内において，カテーテル電極を洞結節領域に直接押しあてることで洞房結節電位を記録することに成功した[2]．そこまでしないと洞房結節電位は確認できないのである．

## B PQ部分

◆PQ 部分(PQ segment)は，右房の興奮の開始から心室筋が興奮を開始するまでの房室伝導時間を表す．これには，両心房の興奮・房室結節の伝導時間と，His 束・左右の脚→プルキンエ線維(Purkinje 線維)に興奮が伝導するまでの時間が含まれるが，そのほとんどを占めるのは伝導の遅い房室結節を伝導する時間である．PQ 時間は，正常では0.12～0.2秒である．P 波はⅡ誘導や $V_1$ 誘導において最もきれいな波形が記録されることが多いため，通常これらの誘導を用いて測定する．

◆図2-3に示すように，PQ 部分のなかで P 波の終わりから QRS 波の始まりまでのあいだ(PQ segment)は平坦(flat)となっている．His 束および右脚・左脚・プルキンエ線維の興奮が表れてほしい時相だが，やはり洞房結節と同様に，刺激伝導系の電位は微小であるため，体表面心電図の波形としては表れていない．

◆また，PQ segment は心房筋の再分極の時相にもあたる．心室筋と同じく，心房筋も脱分極相と再分極相があり，PQ segment では心房性 T 波としての陰性波が PQ 低下としてみられることがある．運動負荷試験の際に認められる ST 低下は，この陰性波(心房性 T 波)の影響によることがあるが，これは，運動による交感神経刺激を受けて PQ 短縮が生じ，心房性 T 波の陰性波が ST 部分にかかってしまうために起こるものである．これは運動負荷心電図検査で偽陽性の原因となることがあり，狭心症による ST 低下との鑑別が必要になる．

◆PQ 延長は房室ブロックという徐脈性不整脈につながるが，PQ の間隔が短縮するものとして，下位心房・接合部調律や，ウォルフ・パーキンソン・ホワイト症候群（WPW 症候群）がある．

## C QRS波

◆QRS 波は，心室全体の興奮を表す波形である．心室においては，心房からの刺激は房室接合部，His 束を経て右脚と左脚に伝播し，脚の末梢に分布するプルキンエ線維によって心室筋へ伝播する．プルキンエ線維の伝導速度は固有心筋の約4倍であり，電気的に絶縁されていて横方向には電気が流れない．このプルキンエ系を用いた興奮伝導は，ほぼ多発同時的に心筋を興奮させている[3]（図2-5）．心臓のポンプ機能にとってみれば，時間差をもってさまざまな部位が別々に収縮するよりも，同時に興奮してくれた方がよいからである．

◆心室筋のほとんどには0.04秒という非常に短時間内に興奮が到達するが，多発同時的とはいえ，ある程度は興奮順序がある．心室の興奮はプルキンエ線維の固有心筋への最初の開口部位である心室中隔左側から始まり，心尖部→両心室自由壁→心基部へと伝導する．また，固有心筋は心内膜側から心外膜側へ興奮が伝播する．正常な QRS 波は，この心室固有心筋の興奮ベクトルの総和である．健常人では，QRS 波の幅は0.10秒以下である．

◆刺激伝導系を形成する特殊心筋であるプルキンエ線維の電位はやはり微小であるため，その伝導は体表面心電図にはまず反映されない．

◆QRS 波は Q，R，S の3つの波から構成されているが，心電図の各誘導によって各波の出現パターンが異なり，正常パターンから逸脱した場合に疾患が潜んでいる可能性が出てくる．

### 1) Q波

◆Q 波は肢誘導では陽極から遠ざかる初期のベクトルを表す．通常，心室の興奮起点は心室中隔であるため，正常心電図においても下側壁誘導で Q 波がみられることがある．胸部誘導においても，正常心電図の $V_4$～$V_6$誘導にて中隔性 Q（septal Q）波とよばれる軽微な

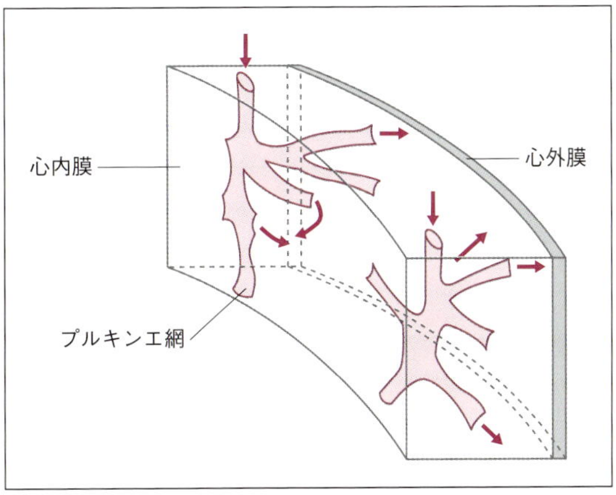


図2-5　プルキンエ系を介した興奮伝導
［山下武志: 心筋細胞の電気生理学，p.75，メディカル・サイエンス・インターナショナル，2002を一部改変］

Q 波がみられることもある．心室中隔の興奮は最初に左から右に伝播するために，$V_4$～$V_6$誘導といった左室の興奮を反映する電極にとって，遠ざかる初期ベクトルとして記録されるためである．$V_3$誘導にまで Q 波出現が及ぶことは少なく，その際は異常所見と認識するべきである．異常 Q 波の定義は，幅が0.04秒以上，振幅が R 波の1/4以上となっているが，Ⅲ誘導のみにみられる場合は要注意で，他の下壁誘導に異常 Q 波があるかどうかがポイントとなってくる．

### 2) R 波

◆R 波高は最大 QRS ベクトルの方向に依存する．通常，左室肥大の診断には $V_5$誘導の R 波の振幅が用いられ，26mm 以上であることがその診断につながる．なお，$V_1$誘導ではしばしば QS 波形を呈するが，$V_2$および $V_3$誘導で QS を呈することはまれであり，とくに $V_3$誘導での R 波高が3mm 以下の場合は R 波増高不良と称する．時計方向回転や正常亜形でもみられるが，陳旧性前壁心筋梗塞などとの鑑別が必要となる．

### 3) S 波

◆S 波は肢誘導では $aV_R$ 誘導で最も顕著に認められ，Ⅲ誘導，$aV_L$ 誘導でもしばしば大きな S 波を呈する．通常は右側胸部誘導の $V_2$誘導で最も振幅が大きく，$V_3$誘導以降に向かうにつれて小さくなっていく．しかし，完全右脚ブロックの際は右室側が遅れて興奮するため，$V_4$～$V_6$誘導でその興奮を表す S 波がみられることは重要な所見である．

#### 専門家の目のつけどころ

- 体表面心電図に表される波形は，心房固有心筋・心室固有心筋の電位のみ．特殊心筋である刺激伝導系（洞房結節，房室結節，His 束→右脚・左脚→プルキンエ線維）の電位は微小であることから反映されない．
- 心房と心室の伝導速度には違いがあり，心房の方が遅い．
- 心房は右側から左側へと興奮伝播するのに対し，心室は中隔から両側に興奮伝播するために，心室の興奮伝導時間は心房のそれとほぼ同等かむしろ短い．
- とくに心室筋は，そのポンプ機能を有効に活用するために多発同時的に興奮する．

（近藤秀和　髙橋尚彦）

### 文　献


1）犀川哲典，小野克重 編：シンプル循環器学，p.269, 300, 南江堂，2015.
2）井上博，奥村謙 編：EPS 臨床心臓電気生理検査（第2版），p.92, 医学書院，2007.
3）山下武志：心筋細胞の電気生理学，p.131-134, メディカル・サイエンス・インターナショナル，2002.

CONFIRMED

# 3 活動電位から心電図波形を理解する

## はじめに

◆筆者は心電図の原則として，次の4つを考えている．

①心臓に正電位と負電位の領域ができたとき，波形が生じる
②波形の大きさは起電力に正比例し，抵抗に反比例する
③脱分極は心内膜側から始まり，再分極は心外膜側から始まる
④His-プルキンエ系はハイウェイ，固有心室筋は一般道路と考える

◆本章では，これらの心電図4原則とそれに伴う心電図波形を解説する．

## A 心臓に正電位と負電位の領域ができたとき，波形が生じる

◆心臓に正電位と負電位の領域ができたとき，正電位側から負電位側に電気ベクトルが向かう．電気ベクトルが心電計の端子側に向かっているときには心電図は陽性に振れ，電気ベクトルが心電計の端子から遠ざかるときには陰性に振れる．心電計の端子が電気ベクトル

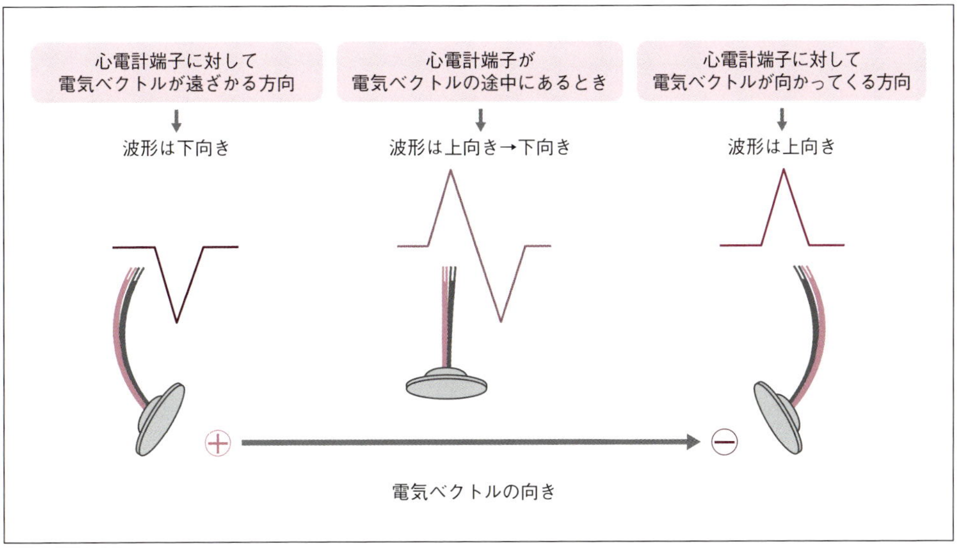


図3-1　電気ベクトルの向きと心電図の極性
電気ベクトルが心電計の端子に向かうときには心電図は陽性，端子から離れるときは陰性，心電計の端子が電気ベクトルの中間にあるときは，陽性→陰性の二相性の波形となる．

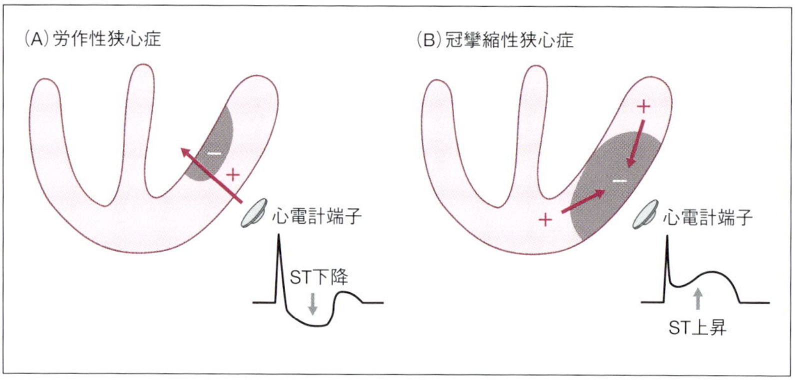


**図3-2　労作性狭心症がST下降，冠攣縮性狭心症がST上昇となる機序**

労作性狭心症では心内膜側だけが虚血状態にあるため，収縮期に電気ベクトルが心外膜側から心内膜側を向くので ST が下降する．冠攣縮性狭心症では全層性の虚血となり，収縮期に周囲の正常部から虚血部に電気ベクトルが向かうので ST が上昇する．

の中間にあるときは，電気ベクトルの前半部は心電計の端子に向かい，後半部は遠ざかるので，陽性－陰性の二相性の波形となる(図3-1)．

◆心臓に正電位と負電位の場所ができるのは，脱分極のときと再分極のときである．脱分極は心臓全体で同時に起こるわけではない．早く脱分極するところと，遅れて脱分極するところがある．早く脱分極したところは正電位となり，まだ脱分極していないところは負電位となる．同様に，再分極でも早く再分極するところと遅れて再分極するところがある．早く再分極したところは負電位となり，まだ脱分極中のところは正電位となる．心臓には心房の脱分極・再分極，心室の脱分極・再分極があるが，心房の再分極と心室の脱分極はほぼ同じタイミングで起こるので，心電図の波形は3つとなる．すなわち，心房の脱分極＝P 波，心室の脱分極＝QRS 波，心室の再分極＝T 波である．

◆ST 部分(心室の収縮期)は，心室全体が脱分極していて正電位なので，心電図は基線上にある．それでは，狭心症や心筋梗塞で ST 上昇，あるいは ST 下降が起こるのはなぜなのか？　心筋細胞が虚血になると，ATP 感受性カリウムチャネル(ATP 感受性 K チャネル)とよばれるイオンチャネルが開いて，活動電位持続時間が短縮する．すなわち，心室の収縮期にも虚血部分では負電位となるのである．

◆労作性狭心症のときは，心内膜側だけが虚血になるので，心室の収縮期に心外膜側は正電位，心内膜側は負電位となり，心外膜側から心内膜側に電気ベクトルが向かう．したがって，虚血部位における心電図は電気ベクトルが端子から離れることになるので陰性に振れ，ST が下降する(図3-2 A)．

◆冠攣縮性狭心症(異型狭心症，Prinzmetal 狭心症，安静時狭心症ともいう)では心筋が全層性に虚血になる．そうすると，心室の収縮期に垂直方向には電気ベクトルを生じないが，周囲の非虚血部は正電位，虚血部は負電位となり，周囲から虚血部に向かう電気ベクトルが生じる．このため，虚血部の心電図端子に電気ベクトルが向かうため心電図は陽性に振れ，ST が上昇する(図3-2 B)．

## B 波形の大きさは起電力に正比例し，抵抗に反比例する

◆起電力は，心筋細胞1個の起電力が同じだと仮定すると，細胞の数に比例する．したがって，細胞の数が多いところの興奮は大きな波形，細胞の数の少ないところの興奮は小さな波形となる．心室興奮による QRS 波が心房興奮による P 波よりも振幅が大きいのは，このためである．心筋梗塞で心筋細胞数が減少すると R 波が減高するのもこれで説明できる．

◆心臓全体では3,000億個くらいの細胞があると推定されている．これに対して，洞結節の細胞は1万個以下で，起電力が小さく，体表面心電図ではとらえることができない．房室結節，His 束，プルキンエ線維(Purkinje 線維)も細胞数が少ないので，体表面心電図ではとらえることができず，PQ (PR)部分は基線上となるのである．

◆心肥大では，心筋細胞1個の起電力が大きくなるので，細胞数が変わらなくても起電力が大きくなり，QRS の振幅が大きくなる．心肥大の診断に Sokolow の電位基準があるのはこのためである．

◆次に抵抗について考える．抵抗は，心臓と心電計端子間で生じる抵抗である．抵抗が大きいのは，空気・水・脂肪である．抵抗が大きくなると心電図の振幅が小さくなる．太った人では QRS 波が低電位となり，痩せた人では高電位となる．心嚢水がたまると全誘導で低電位となり，心不全などで下肢の浮腫があると肢誘導が低電位となる．それでは，$V_4$～$V_6$の左側胸部誘導だけで低電位となっている場合はどのような状態を考えたらよいのだろうか？　それは左肺の気胸で空気がたまっている状態である．

## C 脱分極は心内膜側から始まり，再分極は心外膜側から始まる

◆脱分極と再分極は心筋壁のどちら側から起こるのだろうか？　少し見方を変えて考えてみよう．

◆図3-3は心室を輪切りにしたものである．心内膜側から収縮が起こると図3-3 A の左のようになり，心外膜側から収縮が起こると図3-3 A の右のようになる．どちらが効率的だと思うだろうか？　それは図3-3 A 左の心内膜側から収縮が起こるケースであろう．実際，生体ではこのようになっている．これは，プルキンエ線維が心内膜表面にネットワークを張り巡らせており，電気的興奮が心内膜側に最初に到達するためである．

◆それでは，再分極はどちらから起こるのだろうか？　これも心室の輪切りを使って考えてみよう(図3-3 B)．もし再分極も心内膜側から起こると，図3-3 B の左のようになり，心外膜側がまだ収縮しているので心内膜側の弛緩が途中で邪魔されてしまう．一方，もし再分極が心外膜側から起こると図3-3 B の右のようになり，邪魔するものがないので心外膜側の弛緩は一気に進む．どちらが効率的か考えると，図3-3 B の右の心外膜側から再分極が起こるケースであろう．生体はやはりそのようにつくられている．これは，心外膜側心筋細胞では K チャネルの発現が多く，活動電位持続時間が短いためである．

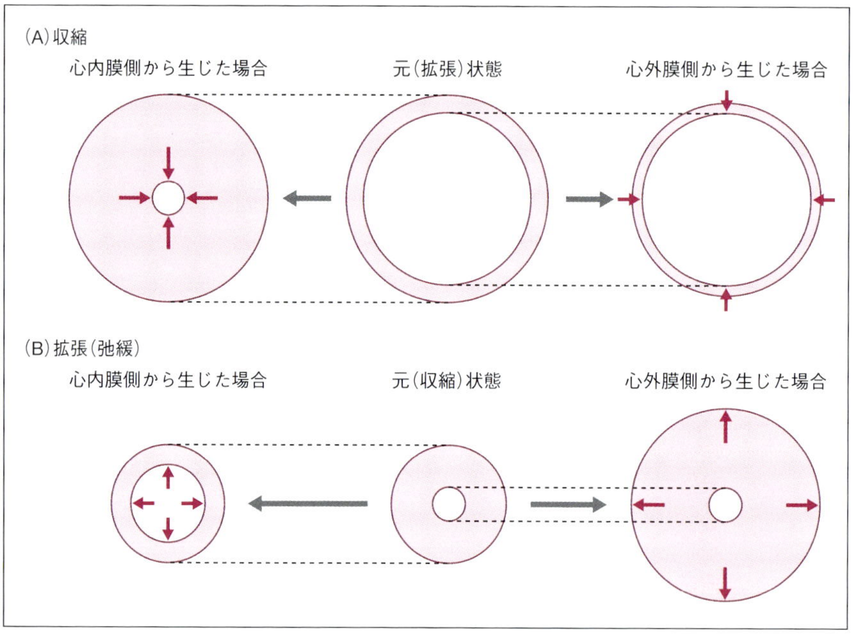


図3-3　収縮・弛緩が心内膜側あるいは心外膜側から生じた場合

(A) は収縮，(B) は弛緩が，心内膜側から（左），あるいは心外膜側から（右）生じた場合の想定図である．収縮は心内膜側から生じた方が効率的で，弛緩は心外膜側から生じた方が効率的である．

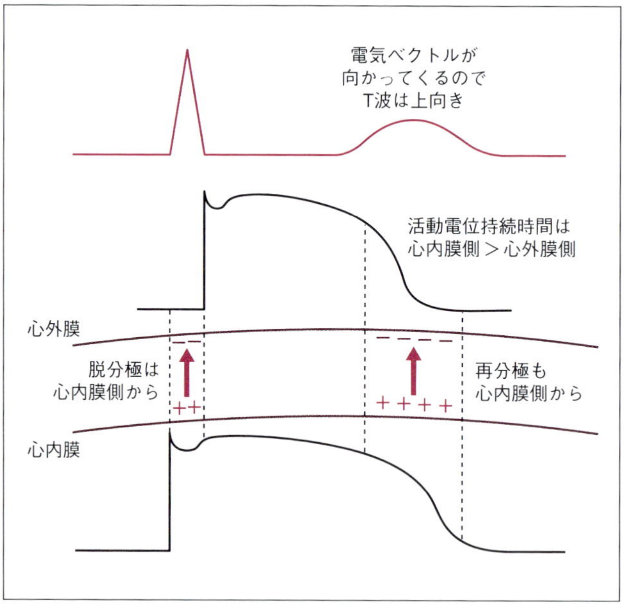


図3-4　QRS波とT波の極性は原則同じ

収縮（脱分極）は心内膜側から起こるので，収縮の初期には電気ベクトルは心内膜側から心外膜側へ向く．弛緩（再分極）は心外膜側から起こるので，再分極の初期には電気ベクトルはやはり心内膜側から心外膜側へ向く．したがって，収縮時と弛緩期の電気ベクトルの向きが同じなので，QRS 波と T 波の極性は同じになる．

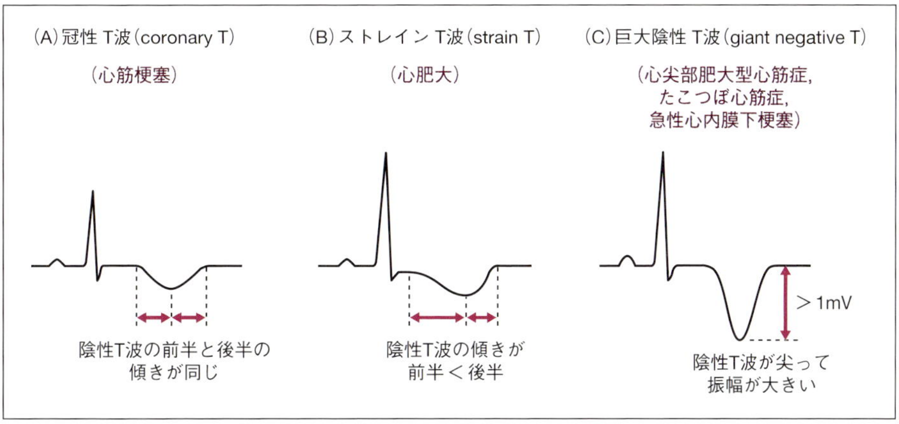


**図3-5　疾患によって特徴のある陰性T波**

心筋梗塞後の陰性 T 波は左右対称の冠性 T 波，心肥大の陰性 T 波は左右非対称のストレイン T 波，急性心内膜下梗塞・心尖部肥大型心筋症・たこつぼ心筋症では振幅が1mV 以上の巨大陰性 T 波が特徴である．

◆それでは，このとき T 波の極性はどうなるのか？ 図3-4を使って考えてみよう．心筋直上に心電計の端子があると仮定すると，脱分極初期は心内膜側が正電位，心外膜側が負電位となり，電気ベクトルが心内膜側から心外膜側，すなわち心電計の端子に向かうので，QRS 波は陽性に振れる．再分極初期には心外膜側が先に再分極するので負電位，心内膜側はまだ脱分極中なので正電位となる．電気ベクトルは心内膜側から心外膜側，つまり脱分極時と同じように心電計端子に向かうので，T 波も陽性に振れる．すなわち，QRS 波と T 波の極性は同じ方向を向くのが心電図の鉄則となる．ただし，右側胸部誘導ではこの鉄則どおりにならないことが多いので，肢誘導および左側胸部誘導では QRS 波と T 波が同じ極性を向くのが鉄則と考えよう．もし，この鉄則に合わないときは何か異常があると考える．その異常とは，心筋梗塞，心肥大，心筋症，たこつぼ心筋症，脳血管障害，低カリウム血症，などである．

◆これらの疾患の T 波の異常には，心電図の形に特徴があるものがある(図3-5)．それらはおさえておきたいものである．心筋梗塞後の T 波は冠性 T 波(coronary T)とよばれ，左右対称の陰性 T 波となる．心肥大の T 波はストレイン T 波(strain T)とよばれ，下行脚(左側)の傾斜が緩やかで上行脚(右側)の傾斜が急な左右非対称の陰性 T 波となる．心筋梗塞のなかでも心内膜下梗塞，心筋症のなかでも，心尖部肥大型心筋症・たこつぼ心筋症の場合は，巨大陰性 T 波(giant negative T)がみられる．巨大というのは，振幅が1 mV 以上が一応のめやすとなる．

## D His-プルキンエ系はハイウェイ，固有心筋は一般道路

◆心臓のなかで最も伝導速度が速いのが His-プルキンエ系である．His-プルキンエ系は周囲が線維性組織で絶縁されており，すぐ隣に固有心筋(心室筋)があっても電気シグナルを伝えることができない．電気シグナルはプルキンエ線維の最後で心室筋心内膜側と接するところで初めて心室筋に伝達される．あたかも，首都高速道路の下を国道1号線が走っているのに降りられないようなイメージである．そこで，His-プルキンエ線維はハイウェイ，固有心筋は一般道路に例えるとイメージしやすい(図3-6)．電気シグナルがハイウェイ，

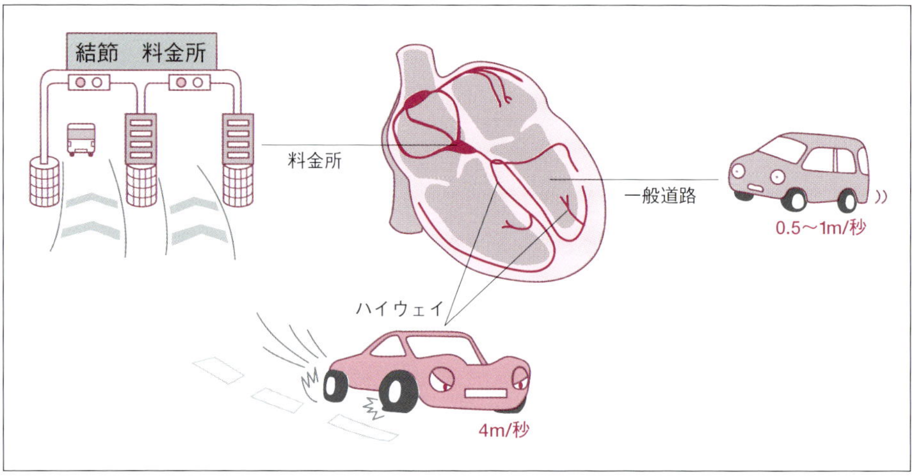


図3-6　心臓電気現象の高速道路理論
His-プルキンエ系はハイウェイ，固有心室筋は一般道路，房室結節は料金所に例えられる．

すなわち His-プルキンエ線維を通るときは心室全体に興奮が素早く伝達されるので，幅の狭い QRS 波(narrow QRS)となる．電気シグナルがハイウェイを通らず一般道路，すなわち固有心筋を通って伝達されると，心室が興奮するのに時間がかかって，幅の広い QRS 波(wide QRS)となる．上室(心房など)で起きた興奮は原則的には房室結節(料金所)を通って His-プルキンエ系に入り，心室に興奮を伝達するので narrow QRS となる．心室で始まった興奮は一般道路を通って心室に興奮を伝達するので wide QRS となる．

◆ この原則にも例外がある．上室性なのに wide QRS ということはあるが，逆に心室性なのに narrow QRS という例外はない．上室性なのに wide QRS という場合は，ウォルフ・パーキンソン・ホワイト症候群(WPW 症候群)，脚ブロック，変行伝導(機能的な右脚ブロック)，非特異的心室内伝導障害，心肥大，電解質異常などが生じている．つまり，もともとハイウェイに異常があるか，一般道路に降りてから交通渋滞で伝導が極端に遅いか，といった原因が考えられる．

◆ これらの心電図の4原則は汎用性が高いので，覚えておくと何かと役に立つ．

## 専門家の目のつけどころ

- 固有心筋(心房筋・心室筋)は一般道路，His-プルキンエ系はハイウェイ，洞結節・房室結節は料金所．
- 心電計端子に電気ベクトルが近づくときは心電図は陽性，遠ざかるときは陰性．
- 脱分極は心内膜側から，再分極は心外膜側から．
- QRS 波と T 波の極性は同じが原則．

(古川哲史)

CONFIRMED

# 4 あいまいなBrugada波形を浮き立たせる

A

## はじめに

◆Brugada 症候群は，恒常的 ST 上昇と右脚ブロックを呈する突然死症候群として，1992 年に Brugada らにより初めて報告された[1]．しかし現在では，ST 上昇は変動し，まったく正常化することもあること，また，右脚ブロックをかならずしも合併しないことも知られている．

◆2002年の consensus report では，$V_1$～$V_3$誘導で2mm 以上の J 点を示し，ST が陰性 T 波に移行する所見を coved 型（タイプ1）とし，ST の終末部が1mm 以上の上昇を示す所見をタイプ2，1mm 未満の上昇を示す所見をタイプ3と定義している．2005年の second consensus conference では，タイプ3は ST 上昇が1mm 未満で，coved 型または saddle back 型のいずれかを示す場合とされた．

◆Brugada 症候群の診断は，このタイプ1の心電図を $V_1$～$V_3$誘導で1つ以上に認め，加えて，①多形性心室頻拍・心室細動，②45歳以下の突然死の家族歴，③典型的タイプ1心電図を示す家族例の存在，④電気生理学的検査における多形性心室頻拍・心室細動の誘発性，⑤失神や夜間の瀕死期呼吸，のうち1つ以上を認めるものとしている．また，タイプ1心電図が高位肋間からの記録や薬剤投与で誘発されたものも診断的意義を有する．

◆心停止からの蘇生例では，その後の再発率が年間10％程度と高いため，国内外のガイドラインで植込み型除細動器（ICD）の絶対適応とされている．しかし，実際には，失神の既往があり，若年性突然死や Brugada 症候群の家族歴を有する例でも，心電図所見が典型的でない“あいまいな Brugada 波形”を呈している症例に遭遇することがしばしばで，Brugada 症候群の確定診断や，ひいては ICD 適応判断に苦慮する場面に遭遇する．本章では，あいまいさを示す Brugada 症候群を診断するための，いくつかの手法について述べる．

## A Brugada型心電図の発生機序

◆通常では，心筋の脱分極は心内膜側細胞で早期に生じ，再分極は心外膜側が早期に終了するために，活動電位持続時間は心内膜側の心筋細胞の方が長い．右室流出路の心外膜細胞では，一過性外向きカリウム（K）電流チャネル（$I_{to}$ チャネル）が豊富に発現しており，活動電位第1相にノッチ（notch）を形成し，体表面心電図に J 波を生じる．

◆Brugada 症候群に特徴的な coved 型所見は，この $I_{to}$ 電流の増加によるノッチの増大と，外向き K 電流の増加または内向き電流（Na 電流や Ca 電流）の減少から生じた活動電位第3相のドーム形成の遅れによる，心外膜側細胞の活動電位持続時間の延長がもたらす，J 波とこれに続く陰性 T 波へ移行する ST からなる．一方，saddle back 型では，J 波の増大とドームの低下による ST の上昇が認められる．

## B 迷走神経の亢進

◆ Brugada 症候群では，夜間睡眠中，満腹時，飲酒後，運動直後に発作が多いことが知られており，これは副交感神経活動の亢進の関与によって説明されている．したがって，頻回の心電図記録やホルター心電図検査により，ST 変化の日差変動（図4-1）や日内変動が確認できる．外来での12誘導ホルター心電図もこのために有用である．

◆ 短時間に大量の食事を摂取させ満腹にすることで副交感神経を亢進させると，coved 型心電図が誘発できる（full stomach test）．そのプロトコールは，朝食抜きで大量の昼食（ハンバーガー，ピザ，麺，おにぎり，寿司，てんぷらなどが望ましい）を20分以内に炭酸飲料とともに摂取し，食前と食後30分以内に心電図検査を行うというものである[2)]．

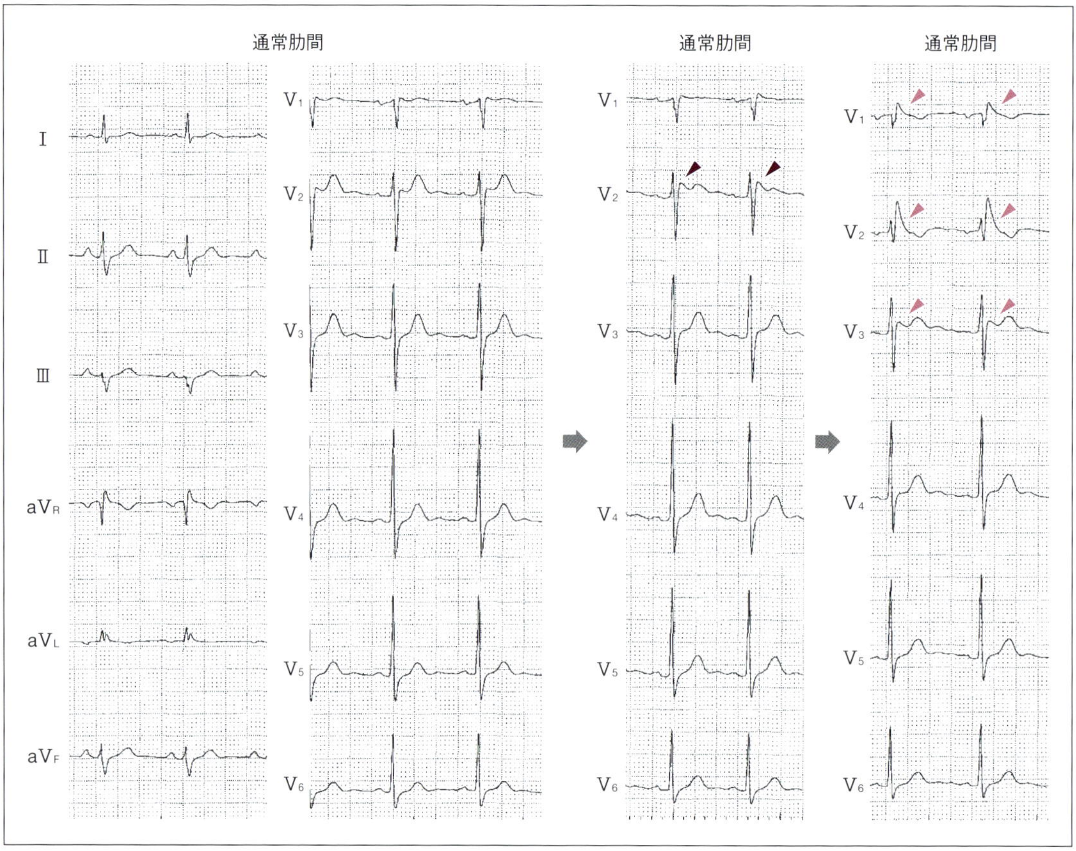


図4-1　日差変動によるBrugada型心電図の顕在化
記録はすべて通常肋間記録であるが，日により正常，saddle back 型，coved 型に変化している．

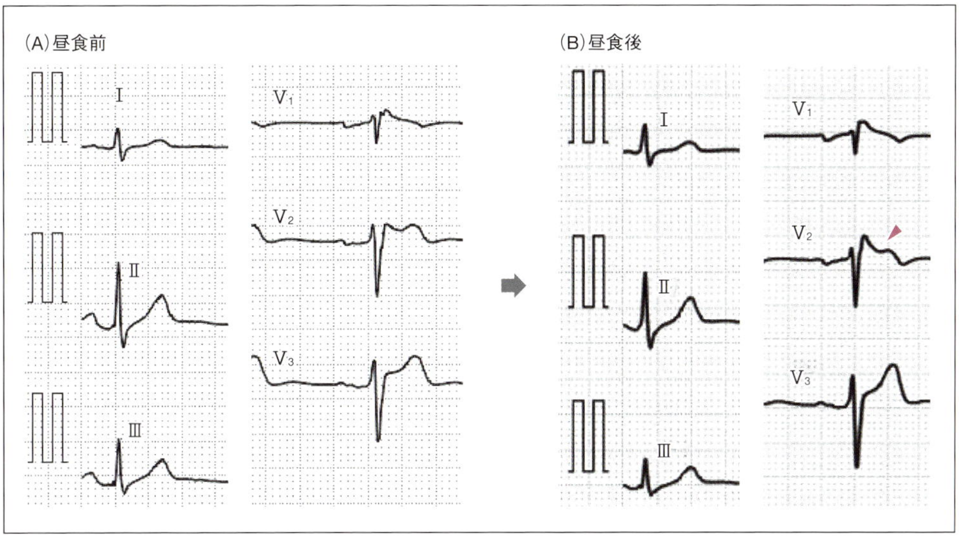


**図4-2　昼食前後の心電図変化(1肋間高位記録)**
同日の昼食前後でとられた心電図．昼食前後で$V_2$誘導の心電図波形が変化した．

◆ 実際に昼食前後で心電図が変化した症例を図4-2に示した．

◆ トレッドミル運動負荷心電図検査では，運動中止後の回復期の1～4分の時点で迷走神経の緊張が亢進する．このときに coved 型心電図が出現し，これが診断に有用であるとともに，$V_1$～$V_3$誘導で0.05mV 以上の ST 上昇を認める場合，Brugada 症候群例では心イベントの独立予測因子となる[3] (図4-3)．

◆ また，発熱時に心電図変化や失神，心室細動などの症状が増悪する例があり，これは発熱時の Na チャネル電流の減少が背景にあるとされている(p.29，図4-4)．逆に，イソプロテレノールなどのカテコラミン刺激により Brugada 型心電図変化は改善する(p.30，図4-5)．

## C 第2肋間，深吸気

◆ Brugada 症候群の心電図変化は右室流出路で顕著となるため，高位肋間で coved 型心電図が顕在化する症例がある．1肋間上でなく2肋間上で顕在化する例もあり，$V_1$，$V_2$誘導だけでなく $V_3$誘導で ST 上昇が見られる場合があるので，$V_1$～$V_3$誘導を通常肋間，1肋間高位，2肋間高位で記録する(p.30，図4-6)．

◆ 深吸気もタイプ1心電図を顕在化させる有用な方法である．これは，深吸気時は高位肋間からの心電図を記録した条件に近いためと考えられる[4] (p.31，図4-7)．

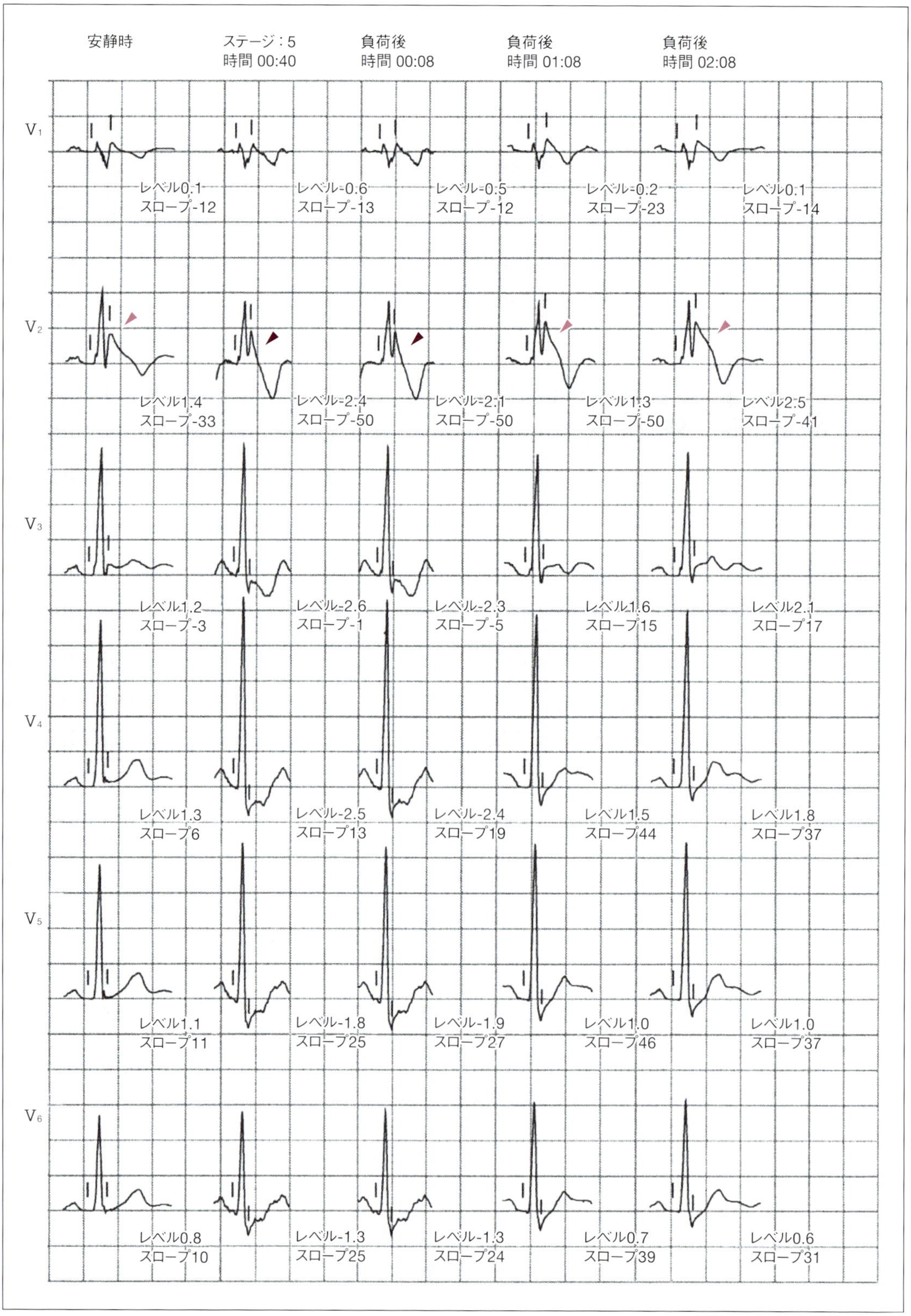


**図4-3　運動負荷によるBrugada型心電図の改善と回復期の再顕在化**

安静時には$V_2$誘導で coved 型 ST 上昇を認め，運動開始とともに ST は低下し，運動終了後に再上昇した．

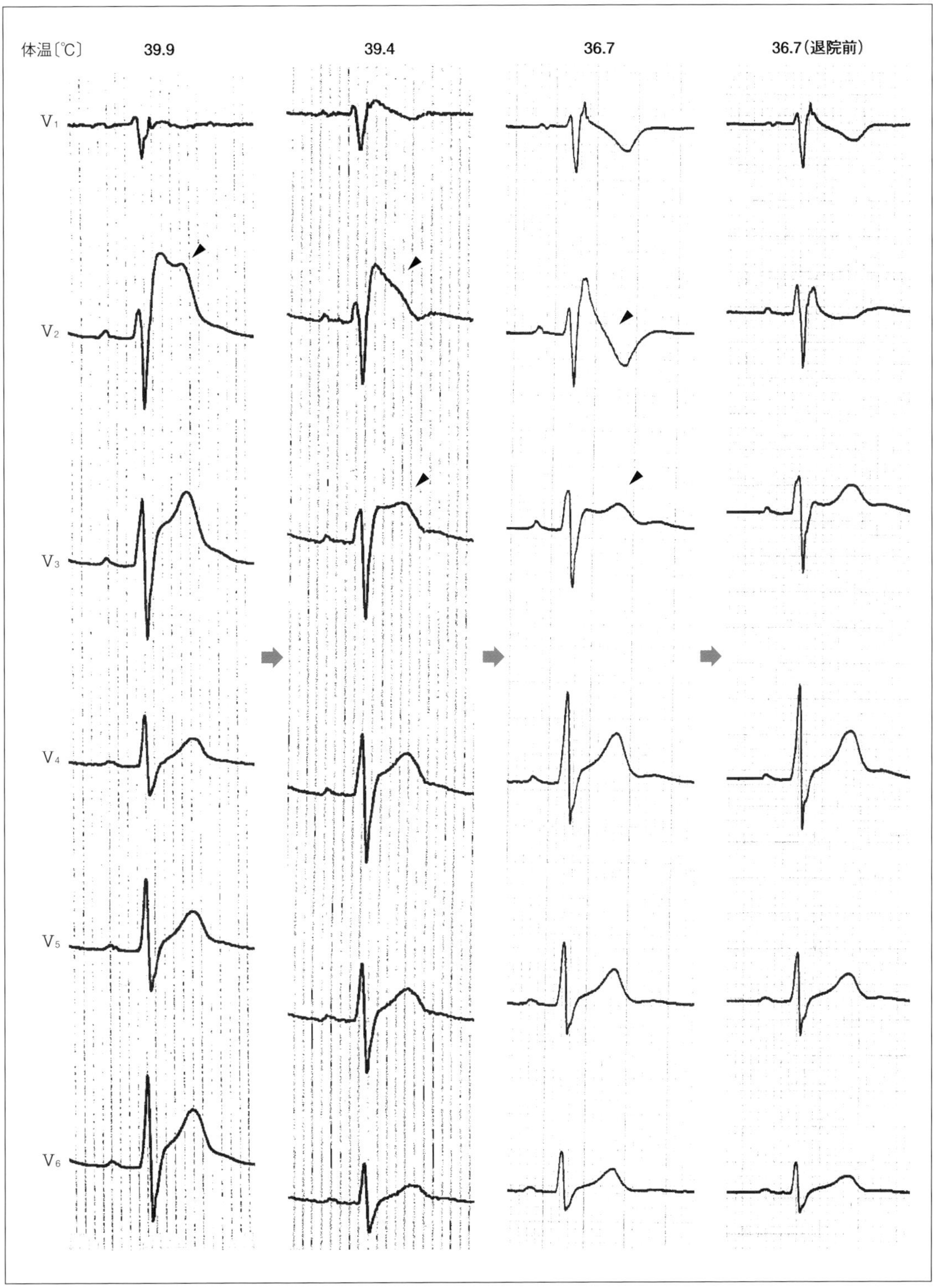


**図4-4 発熱によるBrugada型心電図の顕在化（1肋間高位記録）**

発熱時に失神を主訴に救急外来を受診した症例の心電図変化を示す．来院時$V_2$誘導で著明な ST 上昇を認め coved 型に変化，その後解熱とともに改善した．

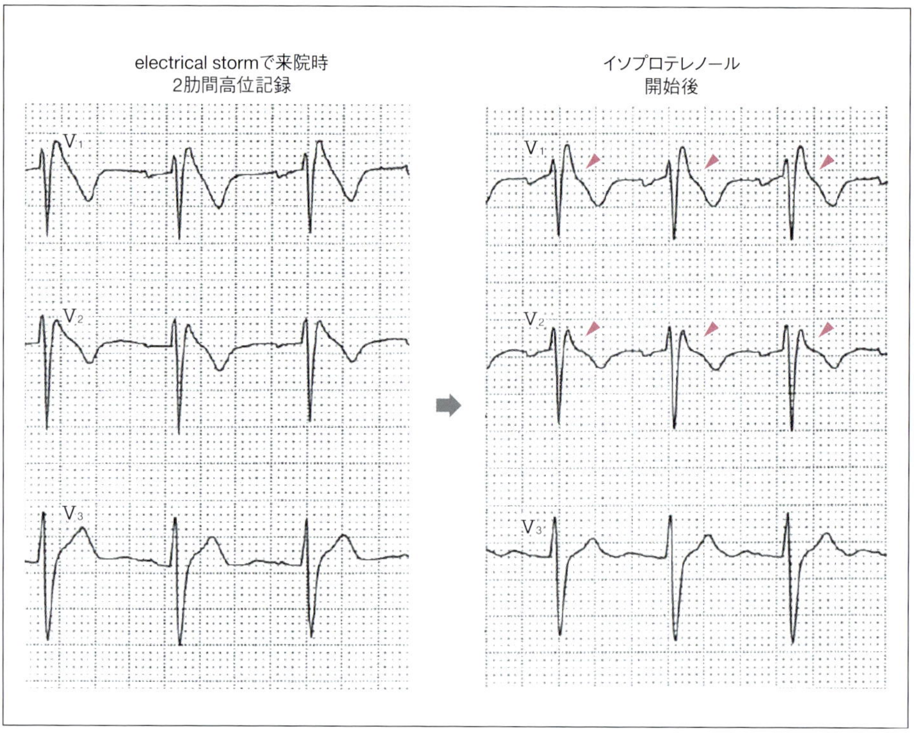


**図4-5　イソプロテレノールによるBrugada型心電図の改善**

植込み型除細動器（ICD）植込み後に electrical storm で来院した症例の来院時心電図とイソプロテレノール開始後の心電図を示す．イソプロテレノール開始後，心拍数の上昇と ST 部分の低下が見られた．

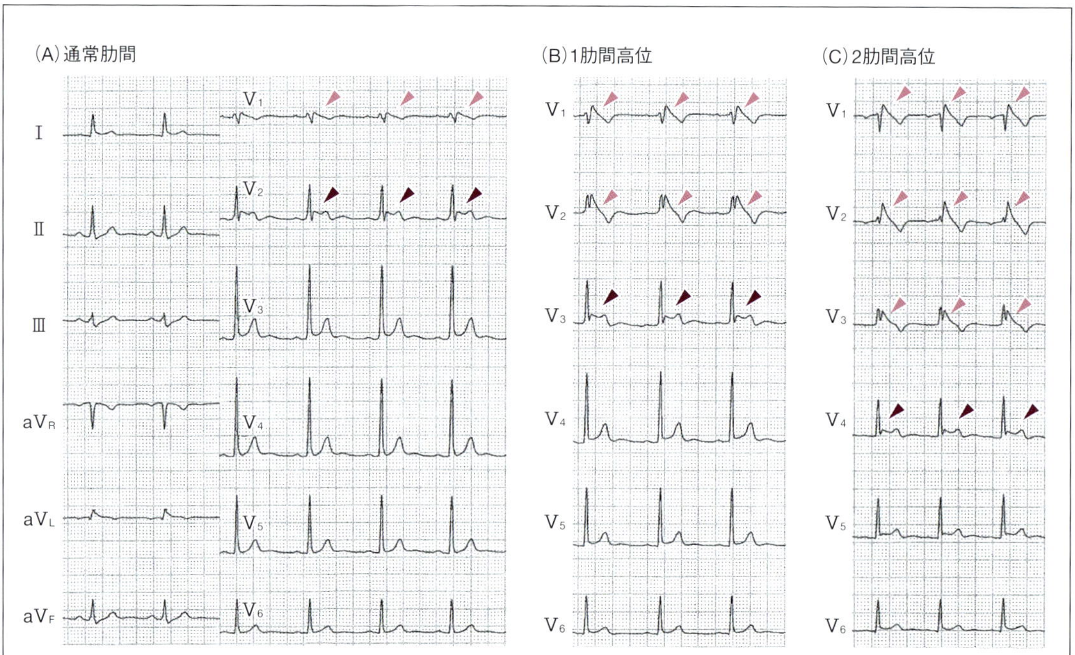


**図4-6　高位肋間記録によるBrugada型心電図の顕在化**

通常肋間記録では$V_2$誘導で saddle back 型 ST 上昇を認めたのみであったが（A），高位肋間では coved 型心電図変化が出現した（B, C）．

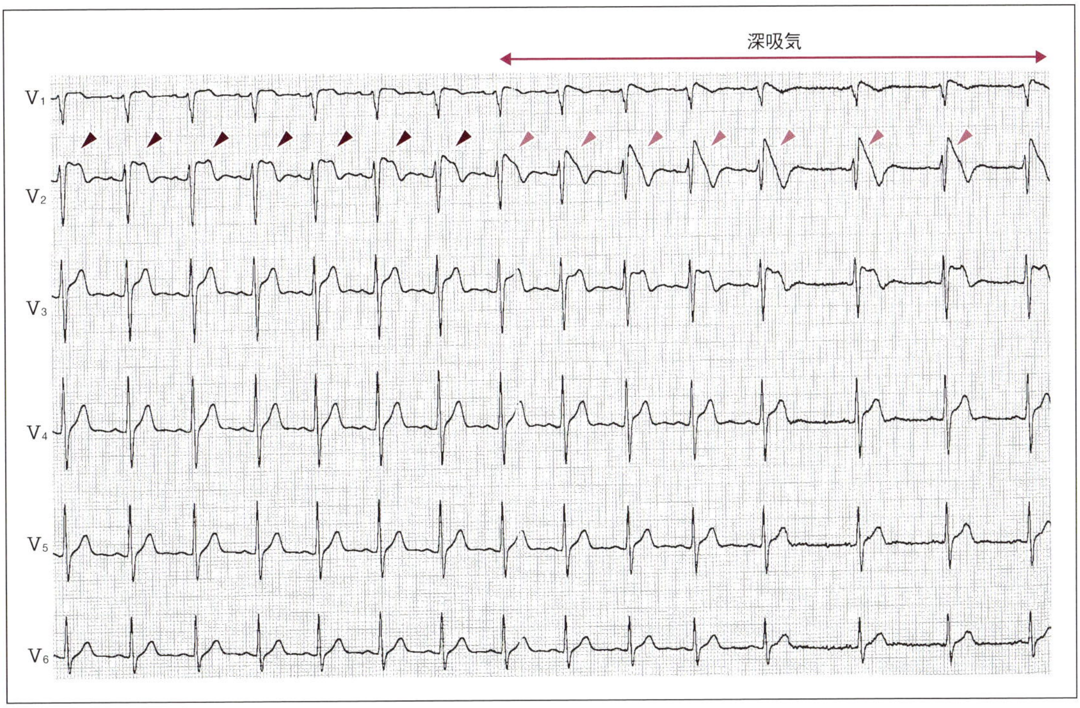


**図4-7　深吸気によるBrugada型心電図の顕在化**

深吸気により$V_2$誘導が saddle back 型から coved 型に変化した.

## D Naチャネル遮断薬

◆ さまざまな抗不整脈薬(Na チャネル遮断薬, Ca チャネル拮抗薬, β 遮断薬)や向精神薬が Brugada 型心電図を顕在化させることが報告されている. 診断目的の Brugada 型心電図の顕在化には, Vaughan Williams 分類のⅠa 群またはⅠc 群の Na チャネル遮断薬が用いられる. これらの薬物負荷によりタイプ1の心電図波形が出現した場合に, 陽性と判定される.

◆ わが国ではピルシカイニド(1 mg/kg/10分), 海外ではアジマリン(1 mg/kg/5分)が頻用されるが, フレカイニド(2 mg/kg/10分)やプロカインアミド(10 mg/kg/10分)が用いられることもある(表4-1). Brugada 症候群の患者であれば, Na チャネル遮断薬投与後に60～90%の例で ST が上昇する.

◆ 注意すべき点として, Na チャネル遮断薬の投与により, ときに心室細動を含む心室性不整脈が出現することがあり, 体外式除細動器や救命カートを準備したうえで検査を行う必要がある. また, 検査終了後の観察期間は薬物の半減期に依存する. ST 上昇の改善を急ぐ場合は, イソプロテレノールの点滴静注が有効である.

**表4-1　Brugada型心電図を顕在化させるために用いられるNaチャネル遮断薬**

| 薬剤　一般名（商品名） | 用量用法 | 半減期 |
|---|---|---|
| アジマリン* | 1 mg/kg/5分 静注 | 数分 |
| フレカイニド（タンボコール®） | 2 mg/kg/10分 静注　または　400 mg 経口 | 20時間 |
| プロカインアミド（アミサリン®） | 10 mg/kg/10分 静注 | 3～4時間 |
| ピルシカイニド（サンリズム®） | 1 mg/kg/10分 静注 | 4～5時間 |

*　わが国では現在，使用不可能.

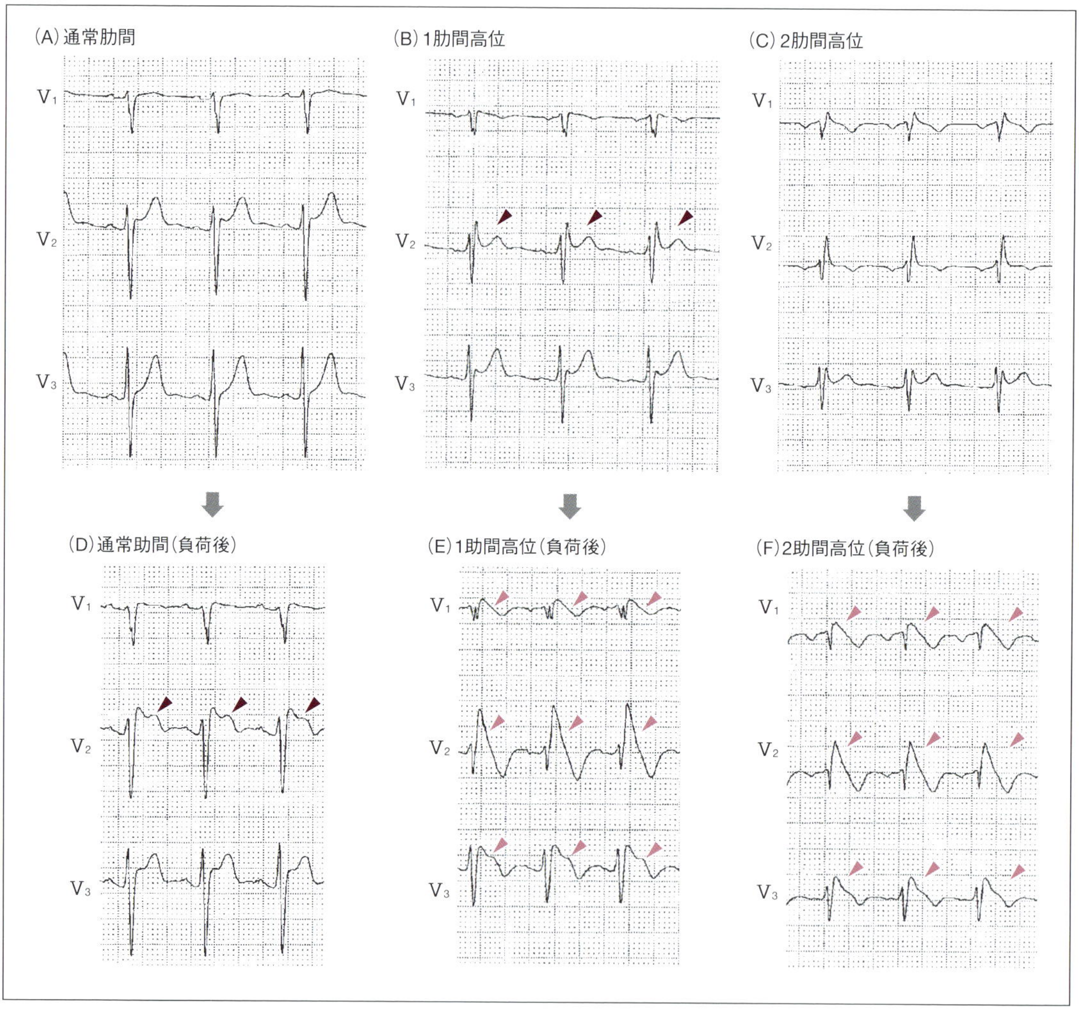


**図4-8　ピルシカイニド（サンリズム®）負荷試験によるBrugada型心電図の顕在化**

ピルシカイニド（サンリズム®; 1mg/kg/10分）の投与により Brugada 型心電図の顕在化した症例．通常肋間（A，D）では saddle back 型の ST 上昇が，高位肋間（B，C，E，F）では coved 型心電図変化が出現した．

◆原則としてピルシカイニド負荷試験は入院にて行い，陽性となった場合は12誘導モニター心電計を装着し，イソプロテレノールの点滴静注を数時間行う．中止後も心電図変化が改善したことを確認し，一晩経過観察する必要がある．なお，すでにタイプ1を示している症例には，診断のための薬物負荷は原則として必要がない．図4-8に典型的なピルシカイニド負荷試験陽性例の心電図を提示した．

## E 脚ブロックのとき

◆Brugada 症候群において $V_1$，$V_2$誘導に出現する典型的な波形は，当初，右脚ブロックとされたが，この特徴的な心電図所見は真の右脚ブロックではなく J 波によるものと考えられている．ところが，Brugada 症候群に完全右脚ブロックが新たに合併する例が知られるようになった．この場合，完全右脚ブロックを合併すると，Brugada 症候群の特徴的な心電図所見は完全にマスクされる．これは，従来は予後良好とされていた完全右脚ブロックのなかに突然死をきたしうる Brugada 症候群が混在する可能性を示しており，その鑑別はきわめて重要である．

◆完全右脚ブロックの背後に含まれる Brugada 症候群を診断する方法として，以下のような手段がある（表4-2）．①経時的な心電図で偶然に，または薬物負荷により，$V_1$～$V_3$誘導で完全右脚ブロックでは説明されない ST 上昇を示す場合（図4-9），②心房同期右室ペーシングにより人工的に右脚ブロックを解除し，正常な QRS を作成したときの $V_1$，$V_2$誘導の coved 型所見の確認，などがある．

◆また，すでに診断されている Brugada 症候群の経過観察中に完全右脚ブロックが合併した場合や，完全右脚ブロックが偶然に自然消失したときの心電図も背後の Brugada 症候群の診断を可能にする[5]．

表4-2　完全右脚ブロック症例における Brugada 型心電図の証明方法

| 方 法 | 条 件 |
|---|---|
| 右脚ブロックの自然解除 | ・12誘導ホルター心電図<br>・12誘導モニター心電図<br>・心臓電気生理検査 |
| 心房同期右室ペーシング | ・心臓電気生理検査<br>・dual chamber デバイス植込み例 |
| ST 部分の異常な上昇 | ・自然発生時<br>・薬物負荷時 |

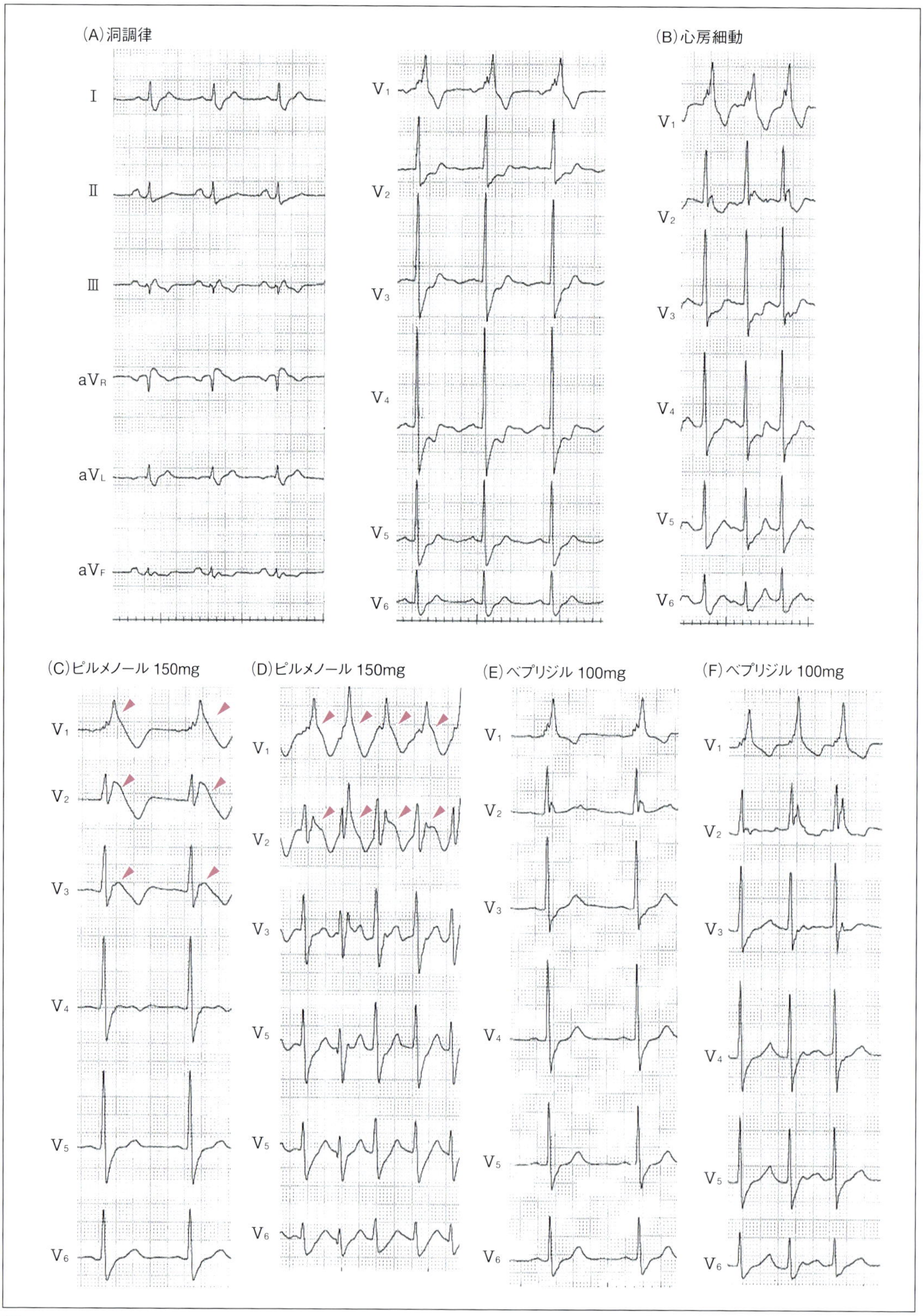


**図4-9　完全右脚ブロック症例に合併した発作性心房細動に対して抗不整脈薬投与中にBrugada型心電図が顕在化した症例**

洞調律(A)および心房細動中(B)は完全右脚ブロック所見のみであったが，ピルメノールの投与によりBrugada型心電図が顕在化した(C，D)．ピルメノールを中止しベプリジルに変更したところ心電図変化は改善した(E，F)．

表4-3　Brugada型心電図を顕在化させる方法

| 方　法 | 有効性 | 簡便性* |
|---|---|---|
| 高位肋間記録 | +++ | ◎ |
| 深吸気 | ++ | ◎ |
| 立位 | + | ◎ |
| Naチャネル遮断薬 | +++ | △ |
| full stomach test | ++ | △ |
| 温熱試験 | + | × |
| 運動負荷 | + | ○ |

＊　簡便性については，外来で施行可能なものを◎または○，入院を要するものを△，施行可能な施設に限られるものを×とした．

## おわりに

♦ Brugada症候群の患者はつねに典型的なタイプ1心電図を呈しているとは限らない．日内変動，日差変動によりその心電図変化は正常化することもある．繰り返し心電図をとることも大事であるが，顕在化させるいくつかの方法が知られている(表4-3)．以上，臨床現場において役立つと思われる手法と心電図について呈示した．

### 専門家の目のつけどころ

- Brugada症候群の患者の心電図は，日内，日差，季節変動を示し，ときに正常化する．
- また，完全右脚ブロックがあるとBrugada波形は完全にマスクされることがある．
- あいまいなBrugada波形を顕在化させるための手法がいくつか存在する．

(相澤義泰)

### 文　献


1) Brugada P and Brugada J: J Am Coll Cardiol, 20: 1391-1396, 1992.
2) Ikeda T, et al.: J Cardiovasc Electrophysiol, 17: 602-607, 2006.
3) Makimoto H, et al.: J Am Coll Cardiol, 56: 1576-1584, 2010.
4) Yamawake N, et al.: Circ J, 78: 360-365, 2014.
5) Aizawa Y, et al.: Circulation, 128: 1048-1054, 2013.

# II

# 病気や病態を鑑別する

CONFIRMED

# 5 病態から考えるたこつぼ症候群と急性前壁梗塞の心電図学的鑑別

K

## はじめに

◆たこつぼ症候群は，1990年にわが国で初めて佐藤らによって報告[1]され，以来約25年が経ち，欧米各地からも症例が報告されるようになり，今や世界で広く知れ渡るようになった疾患である．

◆たこつぼ症候群は，左室収縮末期像が“たこつぼ”に似ていることからこの名がつけられ，冠動脈の支配領域では説明できない左室心尖部を中心とした一過性の収縮低下を呈する疾患である．精神的・身体的ストレスを契機に閉経後の高齢女性で発症する例が多いが，明らかな誘因なく発症する例も少なくない．冠動脈に有意狭窄病変を認めず，多くの例は，急性期の壁運動異常は数日で改善し，数週間後にはほぼ正常化し，予後は良好である．ところが，なかには心不全，致死性不整脈，左室内血栓，心破裂などを合併する例もあり，急性期の合併症には注意する必要がある．

◆たこつぼ症候群の症状(胸部症状，動悸，息苦しさなど)や心電図変化は急性冠症候群と類似し，両者の判別は治療方針の決定および予後予測において重要である．とくに，たこつぼ症候群の急性期心電図は急性前壁梗塞と類似し，再灌流療法の適応を決定するうえで判断に迷うことが少なくない．本章では，急性期のたこつぼ症候群と急性前壁梗塞の心電図学的鑑別を両者の病態の違いから考えてみる．

## A たこつぼ症候群と急性前壁梗塞の心電図所見の比較

◆図5-1は，たこつぼ症候群と急性前壁梗塞の心電図である．一見するとよく似ている両者の心電図をどう判別するか？　本章では，実際に心電図診断を解説していく．

◆筆者らは，発症6時間以内に入院し，前胸部誘導の2誘導以上で ST 上昇を認めるたこつぼ症候群(apical ballooning type) 33例と急性前壁梗塞342例で急性期心電図所見を比較検討した[2]．その結果も含めて心電図所見を概説する(ただし，たこつぼ症候群では亜型も報告されているが，ここでは apical ballooning type について言及する)．

### 異常Q波

◆図5-1に示す心電図では，急性前壁梗塞は $V_1$ 誘導で異常 Q 波を認め，$V_2$～$V_3$ 誘導で R 波が減高している．一方，たこつぼ症候群では $V_1$～$V_3$ 誘導で R 波が減高しているが，異常 Q 波は認めない．たこつぼ症候群は，急性前壁梗塞に比べると心筋壊死量が少なく，

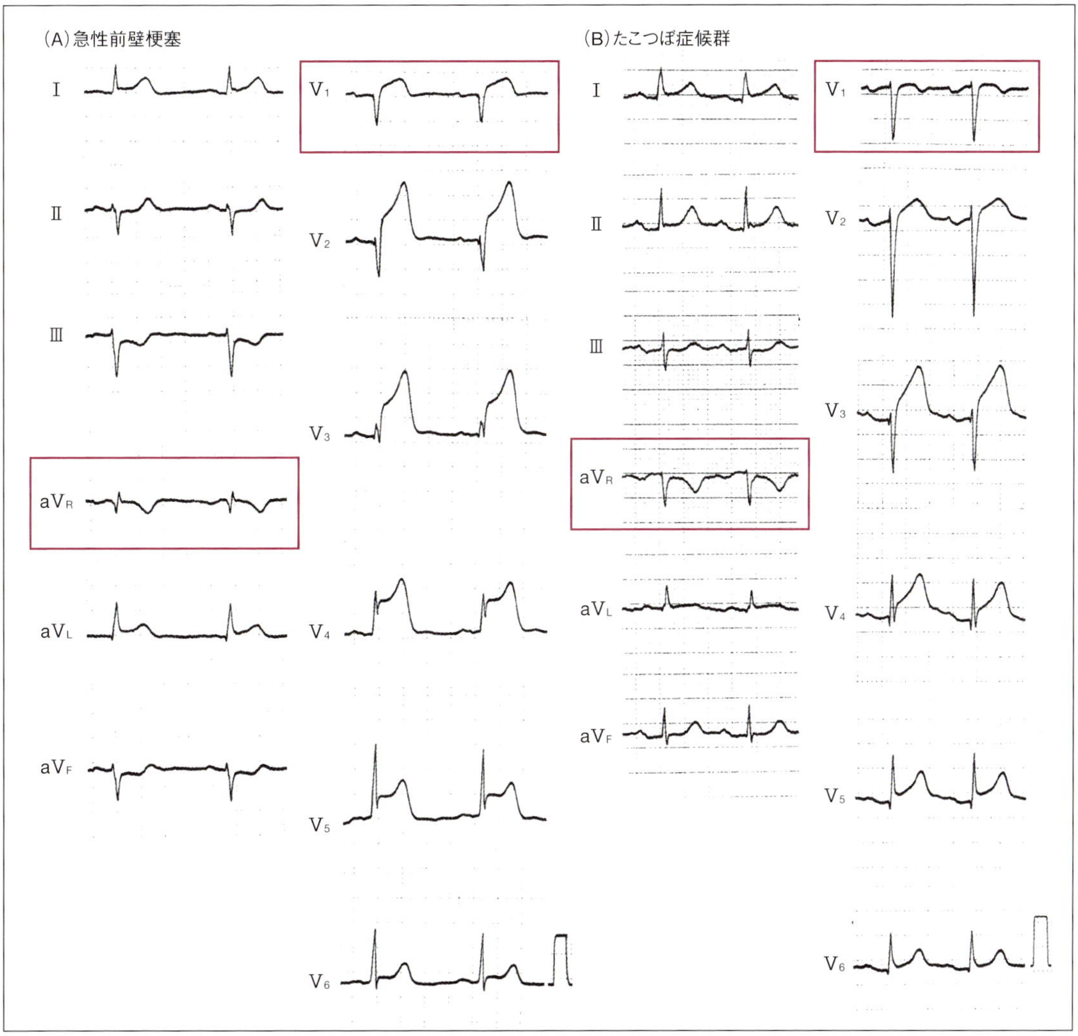


**図5-1　たこつぼ症候群と急性前壁梗塞の急性期心電図の比較**

［Kosuge M, et al.: J Am Coll Cardiol, 55: 2514-2516, 2010を一部改変］

急性期の心電図では高度な心筋傷害を反映する異常Q波を認める頻度が少ないという報告が多い．筆者らの検討[2)]でも，たこつぼ症候群は急性前壁梗塞と比べ，異常Q波を認めない例が高率であった(42% vs. 26%，$p = 0.048$)．しかし，たこつぼ症候群のうち58%の症例では異常Q波を認めており，異常Q波の有無だけで鑑別することはできない．

◆また，急性前壁梗塞で異常Q波を認めるか否かは，発症からの経過時間やその症例の梗塞の進展の速さ(心筋壊死の進行するスピード)に影響される．梗塞前狭心症によるプレコンディショニング効果を認める例や側副路の発達した例では，異常Q波の出現するスピードは遅い．異常Q波に関して，たこつぼ症候群と急性前壁梗塞で大きく異なる点は，たこつぼ症候群では急性期に異常Q波を認めたとしても数日ですみやかにQ波が退行し，R波が再生することであり，気絶心筋との関連が示唆される．

## 最大QTc

◆図5-1を見ると，急性前壁梗塞に比べ，たこつぼ症候群では補正 QT 間隔(QTc)が延長していることがわかる．このように，たこつぼ症候群では急性前壁梗塞に比べ，最大 QTc は延長する．筆者らの検討[2)]では，平均最大 QTc は，たこつぼ症候群で567ms，急性前壁梗塞で489ms であった($p<0.001$)．

◆たこつぼ症候群も急性前壁梗塞も急性期の心拍数は速く(心拍数はたこつぼ症候群の方が速い)，最大 QTc の正確な計測はかならずしも容易ではない．たこつぼ症候群では確かに“QT 時間が延長している”という印象はもつが，診断・治療が一刻を争う救急現場での診断に QTc を活用するには難しい面があると考える．QTc 延長がたこつぼ症候群の診断に活用できるのは，むしろ亜急性期の陰性 T 波が深くなる時期である．たこつぼ症候群ではこの時期に巨大陰性 T 波(giant negative T)を呈し，計測するまでもなく一見して QTc が著明に延長しているとわかる．

## 対側性変化

◆図5-1で，急性前壁梗塞では対側性変化としての下壁誘導の ST 低下を認めるが，たこつぼ症候群では認めない．たこつぼ症候群は急性前壁梗塞に比べ，対側性変化である下壁誘導の ST 低下を認めることが少ないとされる．筆者らの検討[2)]でも，対側性変化(下壁誘導の ST 低下)を認めない例は，たこつぼ症候群で94%，急性前壁梗塞は51% であり($p=0.048$)，下壁誘導で ST 低下を認める場合に，たこつぼ症候群の確率は低い．左室心基部で ST が上昇すると，対側性変化として下壁誘導では ST が低下する．たこつぼ症候群では，心基部は過収縮を呈し ST 上昇を認めないので，対側性変化も認めない．

◆しかし，ここで注意しなくてはならないのは，急性前壁梗塞のなかでも左前下行枝の遠位部閉塞例では心基部で ST 上昇を認めないので，たこつぼ症候群と同様に対側性変化を認めないことである(図5-2)．実際に筆者らの検討[2)]でも，急性前壁梗塞の約半数の例は対側性変化を認めなかった．つまり，たこつぼ症候群の診断で対側性変化がないことは，感

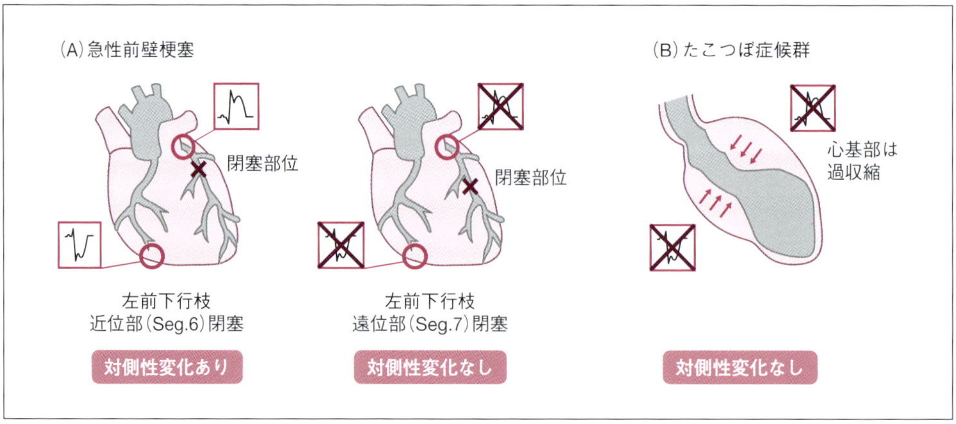


図5-2　対側性変化

左室心基部で ST が上昇すると対側性変化として下壁誘導では ST が低下する．たこつぼ症候群では，心基部は過収縮を呈し ST 上昇を認めないので，対側性変化も認めない．しかし，急性前壁梗塞のなかで左前下行枝の遠位部閉塞例では，心基部で ST 上昇を認めないので，たこつぼ症候群と同様に対側性変化を認めない．

度は高いが特異度の低い指標である．たこつぼ症候群との鑑別が難しいのは，急性前壁梗塞のなかでも左前下行枝の遠位部閉塞例である．

## ST上昇度

♦ 図5-1で，急性前壁梗塞に比べ，たこつぼ症候群は ST 上昇が軽度である．たこつぼ症候群は急性前壁梗塞に比べ，最大 ST 上昇度は軽度であることが報告されている．これは，たこつぼ症候群では急性前壁梗塞に比べ，心筋壊死量が少なく，心筋傷害度が軽度であるためという考え方も成り立つが，急性期左室駆出率(LVEF)で評価した壁運動低下の程度に両者で差はないことを考えると，理由は明らかでない．そもそもなぜたこつぼ症候群で ST が上昇するのか？ その機序自体が明らかでない．

♦ 筆者らの検討[2]では，平均最大 ST 上昇度は，たこつぼ症候群は4.5mm，急性前壁梗塞は7.0mm であった($p<0.001$)．しかし，最大 ST 上昇度だけで両者を判別するのは難しい．急性前壁梗塞での最大 ST 上昇度は，発症からの経過時間やその症例の心筋傷害度に影響される．梗塞前狭心症によるプレコンディショニング効果を認める例や側副路の発達した例では，ST 上昇は軽度になる．

## ST上昇の分布

♦ たこつぼ症候群と急性前壁梗塞の心電図所見で最も大きな違いは，ST 上昇の分布にあり(図5-3)，これが両者の判別に最も有用であった(ここで重要なのは肢誘導を Cabrera 配列に並べ替えることである；図5-4)．たこつぼ症候群の心電図の特徴は，$-aV_R$ 誘導で

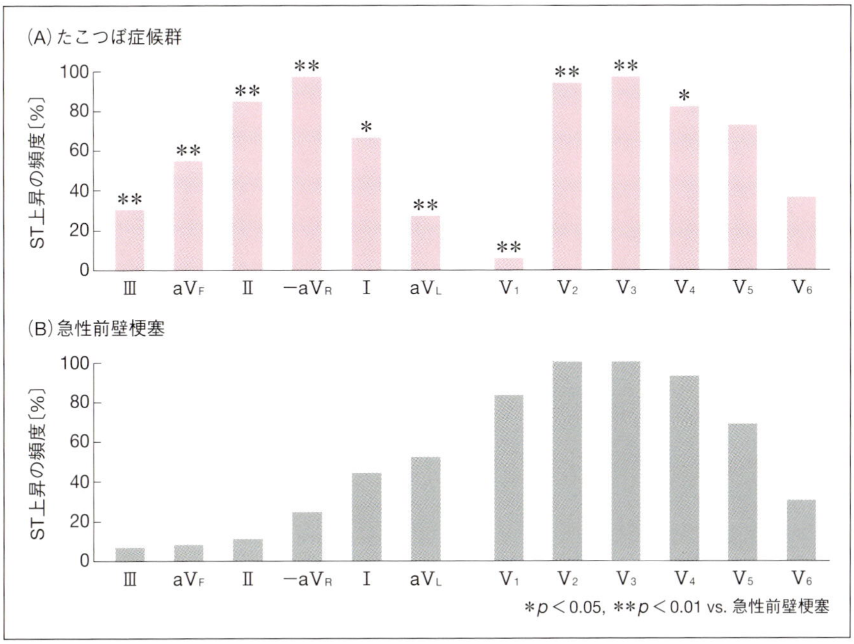


図5-3 たこつぼ症候群と急性前壁梗塞のST上昇の分布の違い

肢誘導は Cabrera 配列で表示していることに注意．ST 上昇は，前胸部誘導では＞1.0mm，肢誘導では＞0.5mm の場合に有意とした．

［Kosuge M, et al.: J Am Coll Cardiol, 55: 2514-2516, 2010を一部改変］

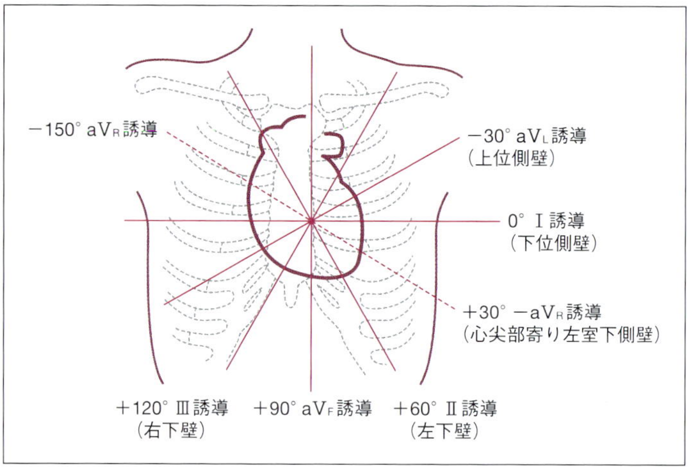


**図5-4　Cabrera配列**

心電図で，前胸部誘導の表示（$V_1$〜$V_6$誘導）は，右前胸部（$V_1$誘導）から心室中隔部（$V_3$誘導）を経て左側（$V_5$〜$V_6$誘導）へと順序よく配列している．しかし，肢誘導の配列順序は，心臓の解剖学的部位と関係がなく，心電図から対応する心臓の解剖学的部位を推測するのが難しい．そのため肢誘導の配列を，肢誘導が対応する心臓の解剖学的部位に従って左方から右方に向かって，$aV_L$誘導，Ⅰ誘導，$-aV_R$誘導（$aV_R$の波形を上下逆転させた波形），Ⅱ誘導，$aV_F$誘導，Ⅲ誘導の順番に並べ替えたのがCabrera配列（Cabrera sequence）である．日本循環器学会の「非ST上昇型急性冠症候群の診療に関するガイドライン（2012年改訂版）」でも，肢誘導をCabrera配列で考えることが推奨されている．Cabrera配列によると，$aV_L$誘導は左室の上位側壁，Ⅰ誘導は左室の下位側壁，$-aV_R$誘導は心尖部寄りの左室下側壁，Ⅱ誘導は左方寄りの左室下壁，Ⅲ誘導は右方寄りの左室下壁に面すると考えられる．“Ⅱ，Ⅲ，$aV_F$誘導は下壁誘導，Ⅰ，$aV_L$誘導は側壁誘導”と暗記するのではなく，各誘導が心臓のどの部位に面しているかを理解して心電図を読むと理解が深まる．Menown IB and Adgey AA: Heart, 83: 657-660, 2000を参考に作成．

ST上昇（$aV_R$誘導のST低下に相当）を認め，$V_1$誘導でST上昇を認めないことであった[2]．この2つの条件を満たした場合に，たこつぼ症候群と診断すると，その感度は91%，特異度は96%であり，心電図指標のなかで最も良好な判別能であった．この機序は，次のように推測される．

### 1）たこつぼ症候群のST上昇

◆たこつぼ症候群では，$-aV_R$誘導（$aV_R$誘導を上下反転させた誘導）でST上昇を最も高率に認める．$-aV_R$誘導は心尖部寄りの左室下側壁に面した誘導であり，心尖部を中心とした壁運動異常を反映していることが推測される．たこつぼ症候群では，$V_1$誘導でST上昇を認める頻度はわずか6%であった．この機序として，たこつぼ症候群では，①壁運動異常が左室上位後側壁にまで及び，このため左室上位後側壁でSTが上昇し，対側に位置する$V_1$誘導では対側性変化としてSTが低下する，②$V_1$誘導は右室前面・心室中隔の上位心基部寄りに面し，これらの部位にまで壁運動異常が及ぶ頻度は少ない，③たこつぼ症候群は高齢女性が多く，一般的に前胸部誘導のSTレベルは男性に比べ女性は低い，などの理由があげられる．

### 2）急性前壁梗塞のST上昇

◆急性前壁梗塞では，ST上昇は前壁中隔に面する$V_2$〜$V_4$誘導を中心に分布し，左前下行枝の灌流域を反映していると考えられる．急性前壁梗塞では，$-aV_R$誘導でST上昇を認める頻度は少ない．左前下行枝の灌流域が$-aV_R$誘導の面する部位にまで及ぶ頻度が少ないためと考えられる.

◆ たこつぼ症候群も急性前壁梗塞も，壁運動異常を示す部位に面した誘導でSTが上昇すると考えられる．図5-5に示すように，たこつぼ症候群と急性前壁梗塞の壁運動異常の部位は異なり，これがST上昇の分布の違いに反映されると考えられる.

### 3) 鑑別指標としてのST変化

◆ $aV_R$誘導でST低下を認め，$V_1$誘導でST上昇を認めない症例を，たこつぼ症候群と診断した場合の正の予測率は67％と，かならずしも高くないことに注意が必要である．つまり，この所見を認めた場合に，たこつぼ症候群である確率は約2/3にとどまり，3例に1例は急性前壁梗塞ということになる．急性前壁梗塞で，左前下行枝が前壁だけでなく下壁までも灌流し(wrapped LAD)，その遠位部で閉塞した場合に，壁運動異常の形態はたこつぼ症候群と類似し，心電図学的に鑑別は難しい(心臓超音波検査でも鑑別は難しい).

◆ この指標の臨床的意義は，負の予測率が99％と良好なことである．$aV_R$誘導のST低下を認めない場合，すなわち$aV_R$誘導のSTが基線上かST上昇を認める場合，あるいは$V_1$誘導のST上昇が明らかな場合は，たこつぼ症候群の確率は低く，急性前壁梗塞を強く疑う.

◆ たこつぼ症候群と急性前壁梗塞の心電図学的鑑別に関する報告は少なくない．しかし，多

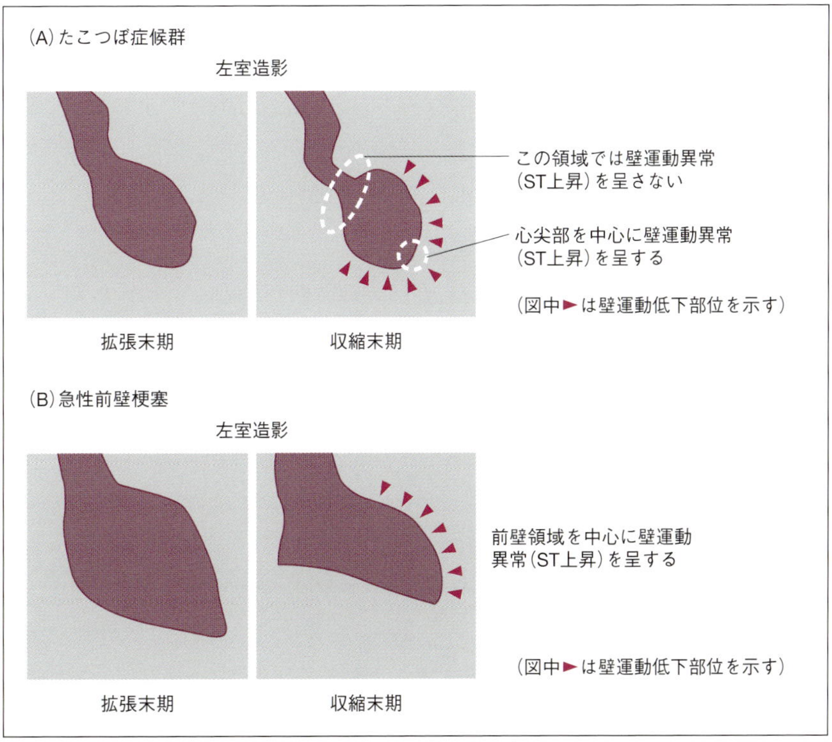


図5-5　たこつぼ症候群と急性前壁梗塞の壁運動異常の違い
[小菅雅美，木村一雄 編：心電図で見方が変わる急性冠症候群，p32, 34, 文光堂，2015を一部改変]

くの報告では感度と特異度しか検討されていない．実際の臨床現場で診断・治療法の選択の際には，感度や特異度だけでなく，正の的中率，負の的中率も重要であり，心電図診断に関する報告ではこの点に留意する必要がある．

## B たこつぼ症候群の鑑別における注意点

◆たこつぼ症候群の心電図診断に際しては，下記の点に注意する必要がある．

### 心電図記録時間を考慮する

◆たこつぼ症候群の心電図は，典型例においては，経時的変化が下記のように4つの phase に分かれる．

Phase 1：発症後，前胸部誘導を中心に ST が上昇する．
Phase 2：ST 上昇が軽減し，QT 延長を伴い，陰性 T 波が深くなる(2～3日後に最大となる)．
Phase 3：その後，数日間にわたり，いったん陰性 T 波が浅くなる(ST 上昇を認める例もある)．
Phase 4：再び陰性 T 波が深くなり，数カ月間持続する(1年以上持続する例もある)．

◆たこつぼ症候群の心電図は経時的に変化するので，発症からの経過時間を考慮して心電図を読む必要がある．前述の筆者らの報告[2)]は，あくまでも発症6時間以内の ST 上昇を認める(陰性 T 波を認めない)時期の心電図診断基準であることに注意してほしい．

◆さらに，たこつぼ症候群患者には高齢女性が多く，発症時期が不明な例も実際には少なくない．典型的な心電図変化を示す例では，心電図所見から逆に発症時期を推定することも可能である．たとえば，入院時に QT 延長を伴う深い陰性 T 波を認める場合は，発症から数日が経過していると推測できる．

### たこつぼ症候群のタイプを考慮する

◆たこつぼ症候群では，左室壁運動異常の範囲が症例により異なり，左室心尖部に限局する例から左室全体に広範に及ぶ例まである．本章では，古典的たこつぼ症候群(apical ballooning type)について言及したが，最近では，亜型や右室にまで及ぶ例も報告されている．さらに，左室壁運動異常の程度も一様ではない．たこつぼ症候群の心電図所見は，左室壁運動異常の部位，拡がり，程度により異なるため，その診断はかならずしも容易ではない．

### 治療法と検査法のリスクを検討する

◆たこつぼ症候群と急性前壁梗塞の鑑別でとくに問題となるのは，再灌流療法として血栓溶解療法を選択した場合である．たこつぼ症候群には高齢女性が多いため，急性前壁梗塞と誤って診断し，血栓溶解療法を施行すると，出血性リスクが増加する(ただし，わが国では緊急冠インターベンションを施行可能な施設が多く，血栓溶解療法はほとんど行われていない)．

◆たこつぼ症候群の確定診断には，冠動脈病変の評価が必須である．このため，たこつぼ症候群が疑われる患者で緊急心臓カテーテル検査を施行するのは，リスクがなければ妥当と考える．しかし実際には，たこつぼ症候群の患者は全身状態が不良な例や，併存疾患により心臓カテーテル検査の施行が難しい例やリスクを伴う例が少なくない．そのような例では，病歴や心電図を含む非侵襲的診断法からたこつぼ症候群の確率が高いと判断されるならば，冠動脈 CT 検査で代替的に冠動脈病変の評価を行ったり，症例によっては保存的に経過をみたりするという選択肢もあろう．たこつぼ症候群である可能性と心臓カテーテル検査施行のリスクを検討したうえで，診断・治療法を決定する必要がある．

## おわりに

◆最近では，たこつぼ症候群に対する認識が高まったこともあり，患者数は確実に増加してきている．さらに，本疾患は診療科の別なくして発症しうるため，循環器専門医以外の医師が診察することも少なくない．心電図は，非侵襲的かつ簡便で，胸痛患者の診断で最初に行われる検査である．前述のように心電図での診断には限界があるが，臨床現場では，まずは心電図で診断する必要があり，心電図から得られる情報を最大限に診断に活かすことが重要である．たこつぼ症候群の発症機序や病態についてはいまだ解明されていない点も多く，診断・治療に関しても議論がなされている状況であり，心電図診断についても今後のさらなる検討が待たれる．

### 専門家の目のつけどころ

急性期心電図で，たこつぼ症候群(apical ballooning type)は急性前壁梗塞に比べ，

①異常 Q 波の出現が少なく，最大 QTc が延長し，ST 上昇は軽度である．しかし，これらの指標で両者を判別するのは難しい．

②対側性変化の下壁誘導の ST 低下を認めることが少ない．しかし，この指標は，感度は高いが特異度の低い指標であり，左前下行枝遠位部閉塞例との鑑別は難しい．

③$-aV_R$ 誘導で ST 上昇($aV_R$ 誘導の ST 低下に相当)を認め，$V_1$ 誘導で ST 上昇を認めないことが特徴である．この指標は，感度・特異度が高く両者の判別に有用である．しかし，この指標の正の予測率はかならずしも高くない．

たこつぼ症候群の心電図は，発症からの経過時間や左室壁運動異常の部位，拡がり，程度により異なり，この点を考慮して診断する必要がある．

(小菅雅美)

### 文献

1) 佐藤 光 ほか: 多枝spasmにより特異な左心室造影「ツボ型」を示したstunned myocardium. 臨床からみた心筋細胞障害－虚血から心不全まで, 児玉和久 ほか 編, p.56-64, 科学評論社, 1990.
2) Kosuge M, et al.: J Am Coll Cardiol, 55: 2514-2516, 2010.
3) 小菅雅美, 木村一雄 編: 心電図で見方が変わる急性冠症候群, p32, 34, 文光堂, 2015.

CONFIRMED

# 6 冠動脈病変をどこまで読めるか？

K

## はじめに

◆救急担当の研修医から「胸痛の患者さんで ST が上がっています！」と緊急連絡．駆けつけてバイタルと心電図を確認し，心エコーをあてながら問診をとり，冠動脈の病変を予想しながら，緊急心臓カテーテル検査のオーダー．病変は RCA（右冠動脈）か LCX（左回旋枝）か，右室梗塞を伴うのか，LAD（左前下行枝）ならどのレベルか，まさか LMT（左冠動脈主幹部）か．循環器医としてカテーテルに慣れてくると，「心電図からカテーテルへの判断」はだんだんと早くなっていく．しかし,「カテーテル検査の結果から心電図の再検討」は疎かになっていないだろうか．

## A 心電図所見から冠動脈障害部位を推定する

◆ST 低下では心電図変化部位と心筋虚血部位は関連性が弱いのに対して，ST 上昇では変化部位が虚血障害部位に相当するため，冠動脈病変部位の検討が可能になる．通常は標準12誘導心電図で病変の検討を行うが，標準12誘導心電図では右室や左室の後側を反映する誘導がないため，ST 上昇が検出できず，虚血部位の特定が困難な場合もある．

◆日本循環器学会の「非 ST 上昇型急性冠症候群の診療に関するガイドライン（2012年改訂版）」[1]では，虚血部位が判断できない場合，急性後壁梗塞を除外するため $V_7$～$V_9$の背側部誘導を併せて記録するように勧めている（クラスⅡa）．また，$V_{4R}$ も併せて記録することにより，右側胸部誘導の変化から右室梗塞を検出できる場合がある．さらに，症状が持続して急性心筋梗塞が疑われる場合，15～30分おきに心電図を記録して心電図変化があるかを再度判断し，診断することを推奨している（クラスⅠ）．近年では，標準12誘導の記録から $V_{3R}$～$V_{5R}$ 誘導，$V_7$～$V_9$誘導をベクトル計算して，自動的に導出18誘導心電図として描出する機能をもつ心電計がある．

◆冠動脈の走行には個人差があるので，たとえ同じ心電図であったとしても同じ部位に病変があるとは限らないが，心電図変化を頭のなかで組み合わせて，冠動脈障害部位を想定し，カテーテル治療の難易度やリスクを予測する．

◆$V_1$～$V_9$の胸部誘導は，おもに心臓水平面での電気軸を反映する．図6-1は体表面上の心筋電極位置を示している．また，図6-2は CT での心臓断面を示したものである．これらの図から，心臓後壁側の誘導として $V_7$～$V_9$が相当しているのがわかる．

◆また，肢誘導は前額面での電気軸を反映する．肢誘導を並び替えた Cabrera 配列（図6-3）

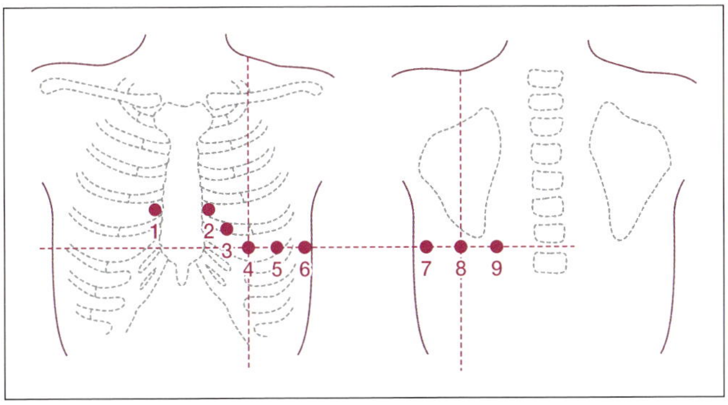


**図6-1　背側部誘導（$V_7$～$V_9$誘導）**

$V_7$～$V_9$誘導の電極は$V_4$誘導と同じ高さで，$V_7$誘導は後腋下線との交点，$V_8$誘導は左肩甲骨中線との交点，$V_9$誘導は脊椎左縁との交点につける．Agarwal JB, et al.: Am J Cardiol, 83: 323-326, 1999を参考に作成．

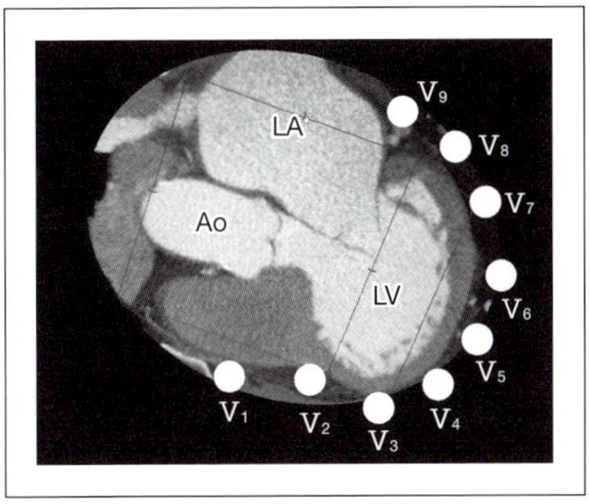


**図6-2　CTで見た，胸部誘導で作る心臓断面のイメージ**

LA：左房，LV：左室，Ao：大動脈

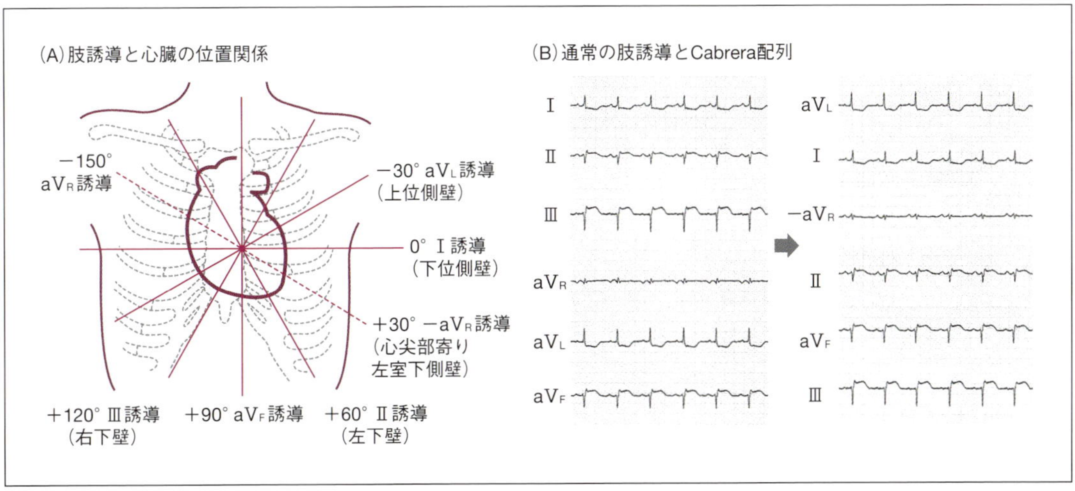


**図6-3　肢誘導と心臓の位置関係とCabrera配列**

(A)肢誘導は，$aV_L$誘導，Ⅰ誘導，$-aV_R$誘導，Ⅱ誘導，$aV_F$誘導，Ⅲ誘導の順（Cabrera配列）に配列し直すと，心臓との位置関係が反映され，理解しやすくなる．Menown IB and Adgey AA: Heart, 83: 657-660, 2000を参考に作成．(B)左が通常の肢誘導，右がCabrera配列に並び替えたもの．並び替えによって，空間的にⅢ誘導～$aV_F$誘導～Ⅱ誘導の連続する下壁領域でSTが上昇していることが理解できる．

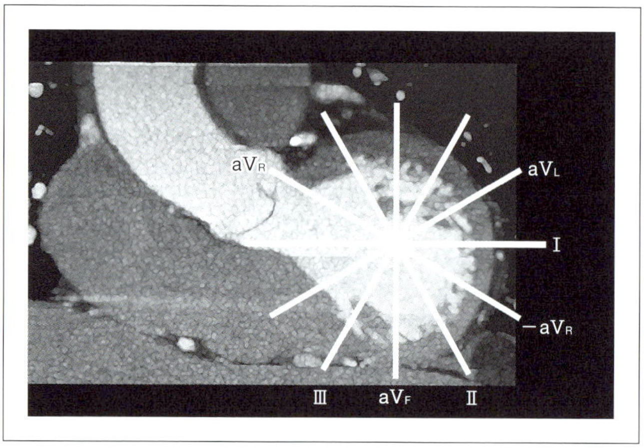


図6-4　CTで見た，肢誘導で作る前額面のイメージ

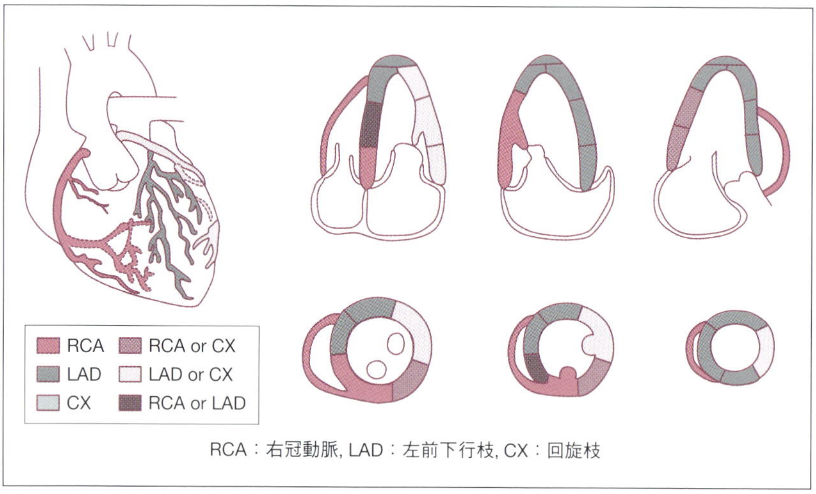


図6-5　一般的な冠動脈走行とその支配域

［American Society of Echocardiography (ASE)：Recomendations for Cardiac Chamber Quantification by Echocardiography in Adults: An Update from the American Society of Echocardiography and the European Association of Cardiovascular Imaging. JASE. p.13, 2015を一部改変］

は，空間的な位置関係を順番に反映しており，障害部位の理解につながる．図6-4はCT断面で左室と肢誘導の関係を示している．

◆図6-1から図6-4までに示した心臓水平面，垂直面での心電図変化と，冠動脈走行の解剖を統合して，冠動脈障害部位を推測する．一般的な冠動脈走行と，その際の栄養領域について図6-5に示す．

## B 心電図から冠動脈病変を読み解く

◆以降は症例をもとに，心電図所見を検討していく．

## Ⅱ，Ⅲ，$aV_F$誘導でのST上昇．どの冠動脈病変？

CASE 1

95歳男性．

階段を上ったのちに失神し，その後も心窩部不快感が継続するとのことで，4時間後に当院へ搬送された．来院時の血圧は90 mmHg 台と低値であり，患者は残存する心窩部不快感を訴えていた．来院時の心電図を図6-6に示す．

◆ Ⅱ，Ⅲ，$aV_F$ 誘導，導出 $V_7$～$V_9$誘導，導出 $V_{4R}$～$V_{5R}$ 誘導での ST 上昇，また，$V_1$～$V_6$での ST 低下を認める．ST 上昇の範囲から，下壁および後壁梗塞，また，右側胸部誘導での ST 上昇から，右室梗塞を合併しているものと診断した．$V_1$～$V_6$での ST 低下は後壁障害の鏡像変化と考えた．

◆ 下壁心筋梗塞では責任病変として，①右冠動脈，もしくは，②左回旋枝，③心尖部を回り込む大きな LAD の末梢病変の3つの可能性があるが，本例では $V_{4R}$～$V_{5R}$ で ST 上昇を，$V_1$～$V_6$で ST 低下を認め，また左房負荷所見を認め，血圧も低下していることから，右室から下壁後壁にかけた比較的広範な梗塞と考えられる．右室枝が障害部位に含まれているのであれば，冠動脈障害部位は右冠動脈で，右室枝を出す前の比較的近位部の病変と

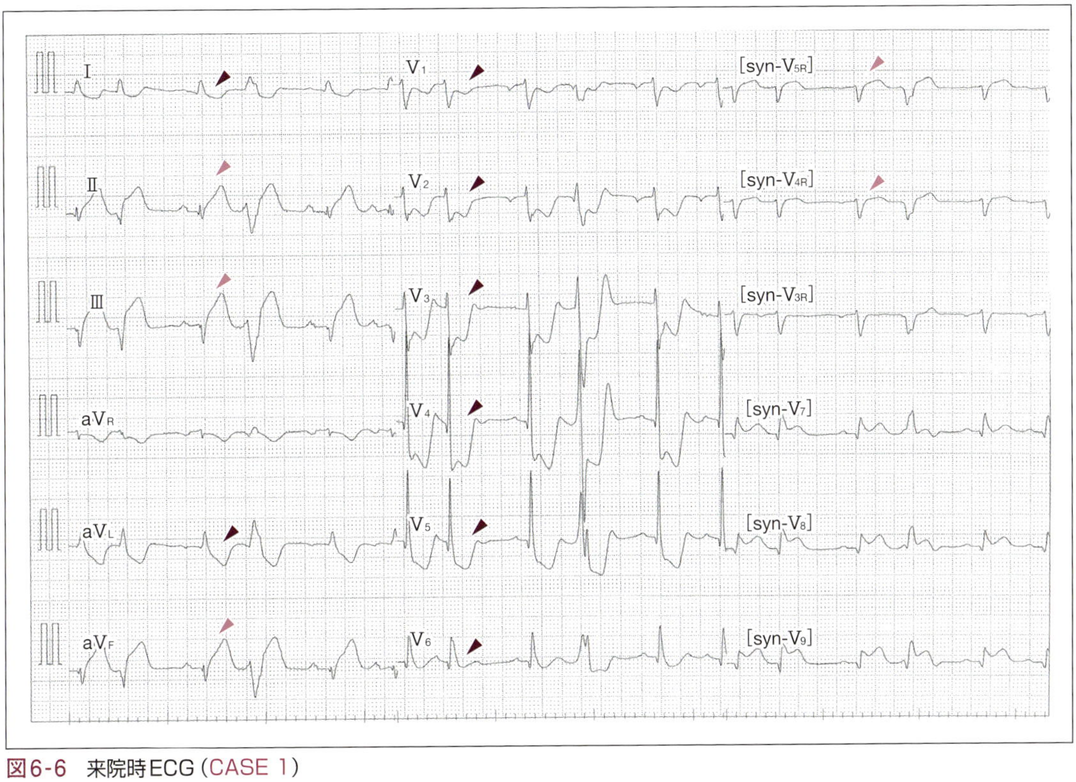


図6-6　来院時ECG（CASE 1）

ST 上昇（►）と ST 下降（►）がみられる．

推測される．

◆この症例の冠動脈造影の結果，冠動脈病変は右室枝を出す前の RCA#1で完全閉塞だった．徐脈やショックに備えるため，V シースを確保してから冠動脈形成術を行い，術後はショックや不整脈をきたすことなく退院となった．

◆なお，心室期外収縮が多発しており，QRS 波形が洞調律波形と類似していることから，梗塞の近傍に起源を有するものと推測される．心室頻拍が本例の失神の原因となった可能性もあるが，そのほか，急激な血圧低下，一過性の高度房室ブロックや，さらには迷走神経反射によるものであった可能性も疑われる．また，大動脈解離で右冠動脈入口部が巻き込まれ，胸痛・失神と同時に右冠動脈領域の心筋梗塞を起こすことがあるため，鑑別する重要疾患として忘れてはならない．

## Ⅱ，Ⅲ，$aV_F$誘導でのST上昇，LCX/RCAどちらの病変？

CASE 2　82歳女性．

胸痛を訴えて来院した症例である．この症例の来院時の心電図を図6-7に示す．

◆Ⅱ，Ⅲ，$aV_F$ 誘導で ST 上昇を認め，下壁の心筋梗塞の所見と考える．下壁梗塞では p.49の CASE 1と同様，①右冠動脈，②左回旋枝（右冠動脈が低形成），③前下行枝末梢（心尖部を回り込む）が病変部位として考えられる．臨床的には心エコー所見から障害部位を診断するが，ここでは心電図所見をもう少し詳しく分析してみたい．

◆心電図変化としては，右冠動脈障害では右下壁がおもに障害されるため，ST 上昇度においては，$aV_F$，Ⅱ誘導に比較してⅢ誘導でより高度になる．また，Ⅰ，$aV_L$ 誘導で鏡像変化の ST 低下を見落としてはならない．左回旋枝障害の場合，Ⅱ誘導での ST 上昇度は $aV_F$，Ⅲ誘導より高度で，閉塞部位が近位部であれば，Ⅰ，$aV_L$ 誘導で ST 上昇，ならびに $V_5$～$V_9$誘導で ST 上昇を認めることがあるが，遠位部 LCX#15の障害のみであれば，側壁・後壁（$V_5$～$V_9$誘導）での ST 上昇は認めないこともある．

◆下壁誘導とともに $V_5$～$V_6$誘導の ST 上昇をきたすと，そうでない例に比べて梗塞サイズが大きいことが報告されている．また，$V_5$～$V_6$誘導での ST 上昇例では，Ⅲ誘導と $V_6$誘導の ST 上昇度がⅢ＞ $V_6$ならば右冠動脈閉塞（96％），Ⅲ≦ $V_6$ならば左回旋枝閉塞（96％）を示すと報告[3]されており，鑑別方法として有用性が高い．

◆本症例ではⅢ誘導の ST 上昇がⅡ誘導より高度であり，$V_{4R}$ 誘導の ST 上昇を認めず，右冠動脈の遠位部病変が推測され，また，$V_2$～$V_6$誘導で軽度の ST 低下を認めており，右冠動脈が後壁の一部を灌流していることが推定された．

◆冠動脈造影では，左回旋枝は低形成で RCA#3の閉塞を認め，PCI を施行した．血行再建

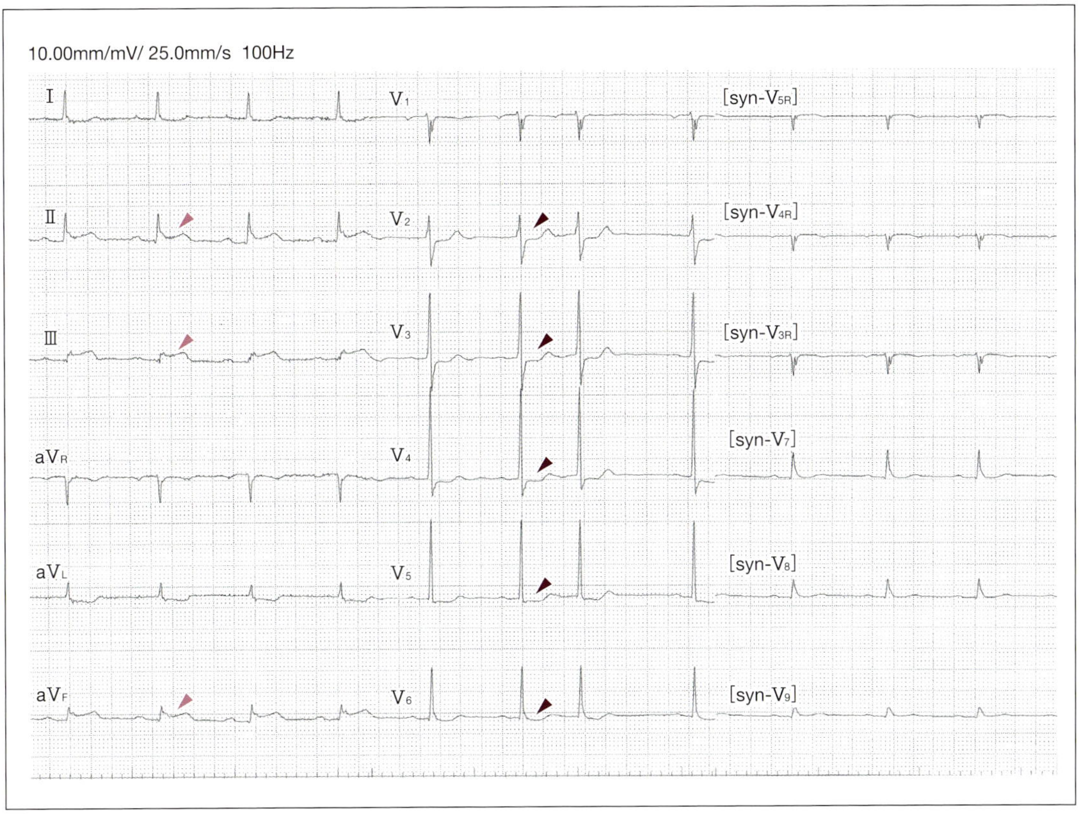


図6-7 来院時ECG（CASE 2）
Ⅱ，Ⅲ，aVF 誘導で ST 上昇（►），$V_2$～$V_6$誘導で ST 低下（►）を認める．

にて大きく後壁を灌流する右冠動脈末梢の血流が回復された．

## 前胸部誘導でのST上昇，…LADのどのレベル？

CASE 3 64歳男性．

ニトロール®で今まで軽快していた胸痛が改善しないとのことで救急搬送となった．この症例の来院時の心電図を図6-8に示す．

◆ $V_1$～$V_6$誘導までの ST 上昇が顕著で，前壁中隔領域の障害であり，LAD の ST 上昇型心筋梗塞と考えられる．さらに，Ⅰ，aVL 誘導でもわずかに ST 上昇を認めており，側壁も障害部位に含まれ，対角枝も閉塞部位に含まれていることが予想され，近位部病変と見込まれた．Ⅲ，aVF 誘導での軽度の ST 低下は高位側壁梗塞の鏡像変化と考える．

◆ 冠動脈造影では，LAD#6の造影遅延を伴う99％ 狭窄であり，対角枝を派生する前の LAD 近位部病変だった．

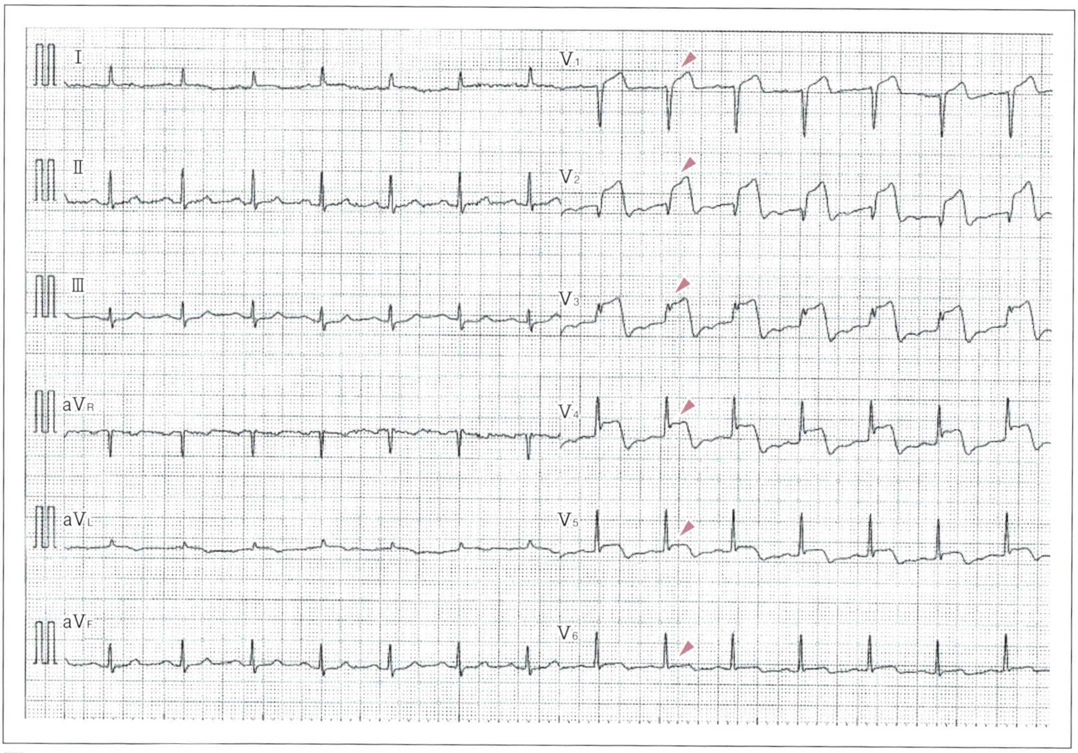


図6-8　来院時ECG（CASE 3）
$V_1$〜$V_6$誘導で ST 上昇（►）を認める．

◆本症例のように ST 上昇が高度の場合には，心破裂の危険があることにも留意して，胸痛・呼吸苦などで血圧が上昇しすぎないように，すみやかな管理が求められる．また，血行再建後にも心室瘤を残すことがあり，心尖部の壁在血栓や心室頻拍の出現にも注意を払う．

## ほぼ全誘導での ST 低下，$aV_R$誘導での ST 上昇

CASE 4　86歳男性．

本症例は，胸痛，ショックで来院した患者である．来院時の心電図を図6-9に示す．

◆Ⅰ，Ⅱ，$aV_F$，$V_3$から$V_6$誘導までの著明な ST 低下と，$aV_R$誘導での ST 上昇を認める．つまり左室全体の虚血を示しており，複数の冠動脈灌流域が障害されている可能性が推測され，左主幹部（LMT）病変を疑い，処置を急ぐ必要がある．

◆LMT 病変では左室全体の虚血が起き，左室それぞれの方向での ST 変化が打ち消され，多様な胸部誘導の ST 変化をきたすことがある．しかし，心基部から左室をのぞきこむような誘導である $aV_R$ 誘導では ST 上昇を認める．

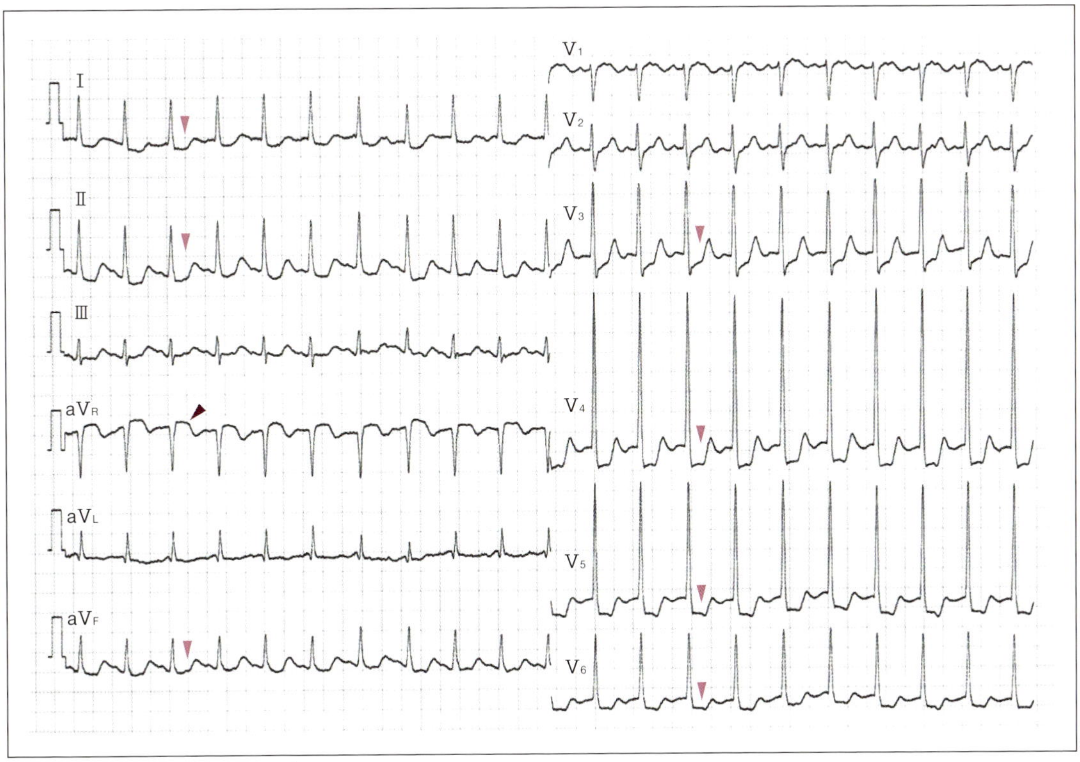


図6-9　来院時ECG（CASE 4）
I，II，aVF，$V_3$～$V_6$誘導で著明な ST 低下（►），aVR 誘導で ST 上昇（►）を認める．

◆また，本症例では認められなかったが，高度で広範囲な虚血は左室伝導障害をきたすことがある．そのため LMT 病変では QRS 幅の延長をきたすこともあるが，高度心筋虚血・ショック状態のままで長時間耐えることはできないので，梗塞を示す Q 波は認めないことが多い．

◆本症例では冠動脈造影の結果，LMT#5 99％狭窄病変を有し，大動脈内バルーンパンピング（IABP）を挿入し，緊急冠動脈バイパス術（CABG）を行った．

## 胸部絞扼感が続くのにST低下のみ？

CASE 5　83歳男性．

朝，トイレに行った後からの胸部絞扼感が続き，救急搬送となった．この症例の来院時の心電図を図6-10に示す．

◆心電図所見はII，III，aVF 誘導，さらに（右脚ブロックでわかりにくいが）$V_2$～$V_5$誘導での ST 低下を認める．見落としてはならないのが aVL の ST 上昇である．

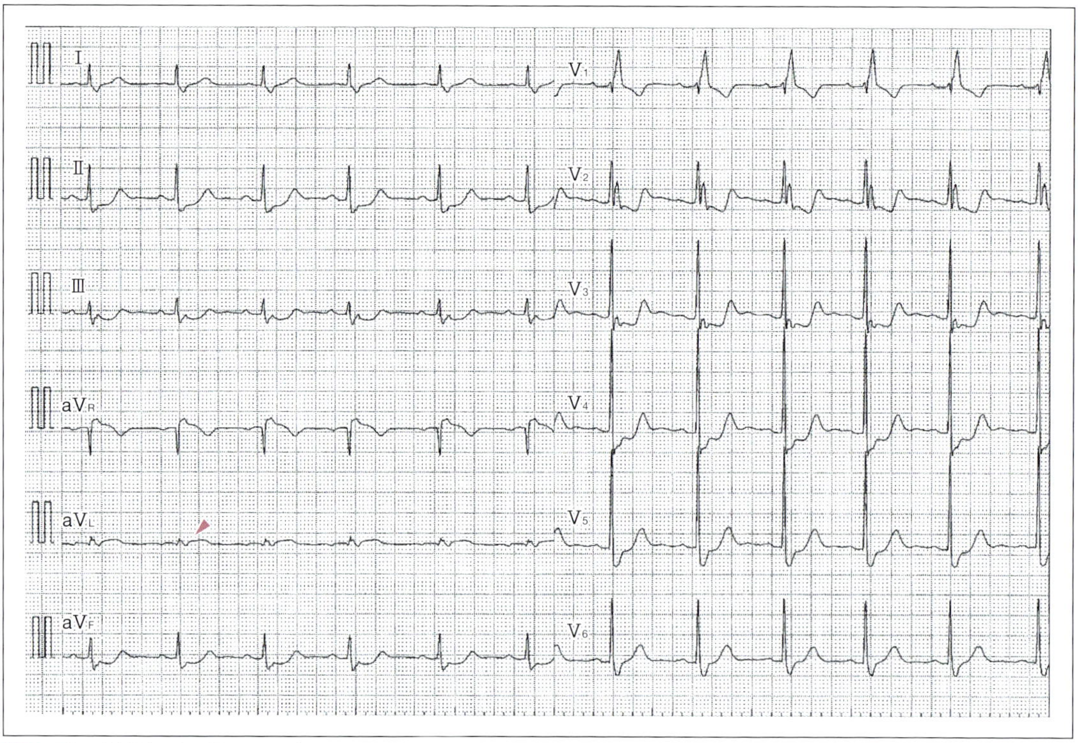


図6-10　来院時ECG（CASE 5）
aVL の ST 上昇（►）を見落とさない.

◆下壁誘導（Ⅱ，Ⅲ，aVF）の ST 低下の所見が目立つが，下壁誘導での ST 低下は高位側壁障害の鏡像変化，また，前胸部誘導（$V_2$～$V_5$）での ST 低下は後壁障害の鏡像変化と考える．つまり，高位側壁・後壁梗塞で，責任病変は回旋枝の近位部で高位側壁枝を分枝する前の近位部病変と考えられる．

◆冠動脈造影の結果，冠動脈病変は LCX#13で閉塞しており，閉塞より近位部の分枝の LCX#12は造影遅延を認めていた．

◆胸部症状が続き ST 低下が目立って，心筋虚血が強く疑われるとき，ST 上昇が隠れていないか，もう一度心電図全体を注意して見ることが必要である．

◆心筋虚血のみであれば，多くは $V_4$～$V_6$誘導で ST 低下が現れるが，前壁の虚血として $V_2$や $V_3$誘導の ST 低下が見られることはない．$V_3$での ST 低下を認めた場合，後壁梗塞がないかの検討が重要となる．つまり，ST 低下を見た際にはかならず鏡像変化を疑って，その反対側で ST 上昇がないか検討すべきである．

専門家の目のつけどころ

**冠動脈病変を心電図から読み解くコツ**

①心臓を囲む心電図誘導を平面としてではなく立体としてとらえる.
②12誘導だけでなく，$V_{3R}$〜$V_{5R}$，$V_7$〜$V_9$誘導にも注目する.
③ST 低下を認めたら，対側の誘導で ST 上昇がないかを探す.
④過去の心電図があれば，取り寄せてでも比較する.
⑤症状が続いているのに心電図変化が明らかでない場合には，間隔をあけて心電図を繰り返し記録して検討する.

（影山智己）

❖文　献

1）日本循環器学会ほか 編：非ST上昇型急性冠症候群の診療に関するガイドライン（2012年改訂版），2012. http://www.j-circ.or.jp/guideline/pdf/JCS2012_kimura_h.pdf（2016年6月現在）
2）小菅雅美，木村一雄 編：心電図で見方が変わる急性冠症候群，文光堂，2015.
3）Kosuge M, et al.: Am J Cardiol, 109: 314-319, 2012.

CONFIRMED

# 7 心不全の原因・機序をどこまで読めるか?

M

## はじめに

- 心不全は心臓の器質的異常からポンプ機能の代償機転が破綻し，心室充満圧の上昇や臓器の灌流不全による症状が出現した状態で，労作時の息切れから著しい循環不全で心肺停止に至るまで，重症度はさまざまである．心不全では治療とともに，心不全をきたした基礎心疾患の検索をあわせて行う必要がある．

- 心電図は非侵襲的かつ簡便で，最初に行われるべき検査となるが，心不全に特異的な心電図所見はなく，心不全の診断は難しい．それでも心電図は心不全の原因および基礎心疾患の推測に有用である．

## A 虚血性心筋症と拡張型心筋症の鑑別

- 心不全をきたす基礎心疾患としては，冠動脈疾患が30%と多く，心筋症，弁膜症と高血圧症がそれぞれ20%とされるが，冠動脈疾患に伴う左室機能低下例の虚血性心筋症 ischemic cardiomyopathy (ICM)と拡張型心筋症 dilated cardiomyopathy (DCM)の鑑別が重要となる．虚血性心筋症では，バイパス術などの血行再建で左室収縮能の改善が期待できる．

CASE 1 35歳男性．

労作時息切れを主訴に受診．来院時心電図(図7-1)では左軸偏位と左室肥大所見($SV_1$+$RV_5$，$RV_6$＞35mm)を認め，QRS幅の軽度延長と，$V_1$誘導の異常Q波(QS波形)とR波増高不良($V_3$誘導のR波高＜1.5mm)も認めた．胸部X線(図7-2)では著明な心拡大(心胸郭比68%)を認め，心エコー図では左室のびまん性高度低収縮と著明な左室拡大(左室拡張末期径88mm)を認め，左室駆出率(LVEF)は17%であった．心臓カテーテル検査では冠動脈に狭窄はなく，拡張型心筋症(DCM)と診断された．

- この症例の心電図をもう一度見ると，胸部誘導(とくに$V_6$)の電位は左室と電極の距離に左右され，DCMでは著明な左室拡大(図7-2，►)が生じるため，本例のように$RV_6$は高電位(本例では21mm)となり(図7-1，►)，左室肥大所見($SV_1$+$RV_5$，$RV_6$＞35mm)を満たすことが多い(DCM例の70%)．

- 一方，左室と電極の距離に左右されない肢誘導RⅠ，RⅡ，RⅢは左室心筋の変性・線維

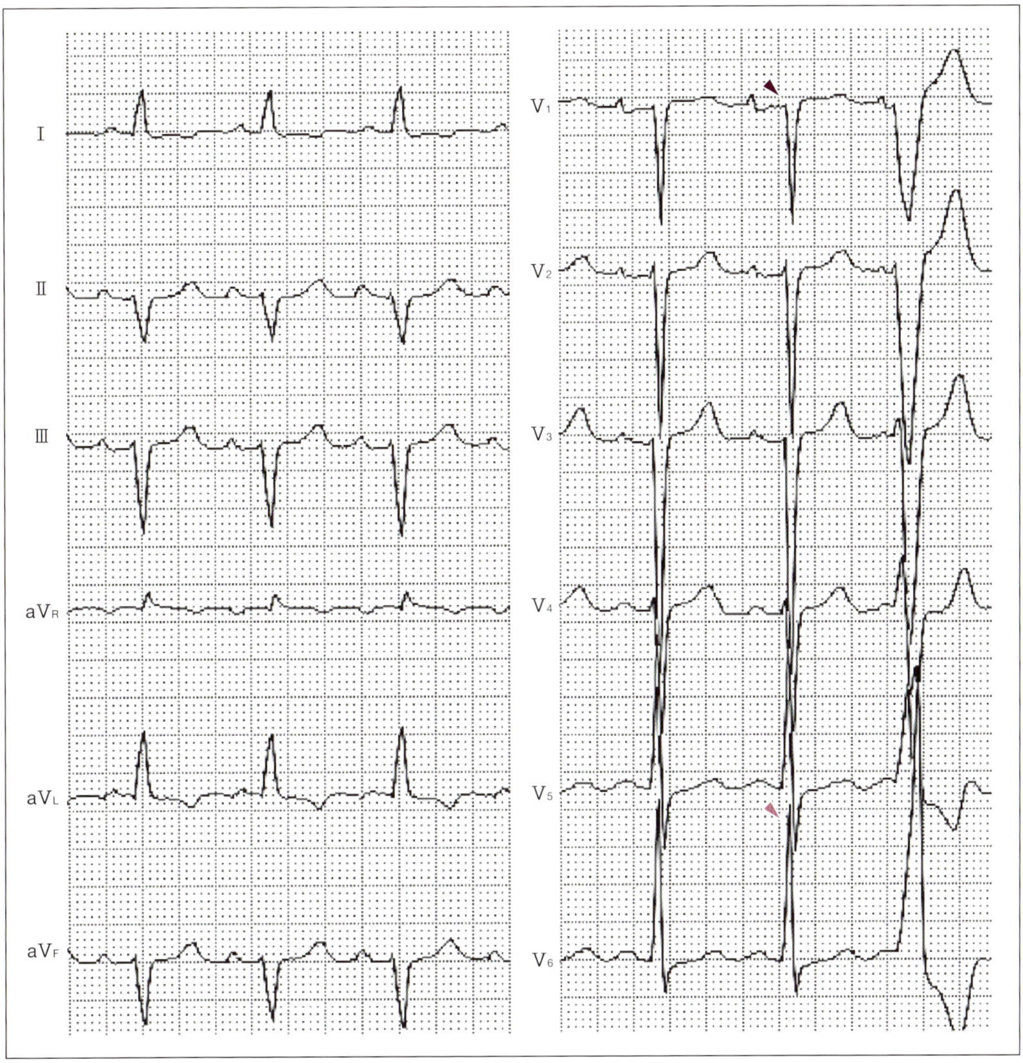

図7-1　心電図（CASE 1）

［乾裕美子, 樅山幸彦: 日本医事新報, 4516: 69-72, 2010を一部改変］

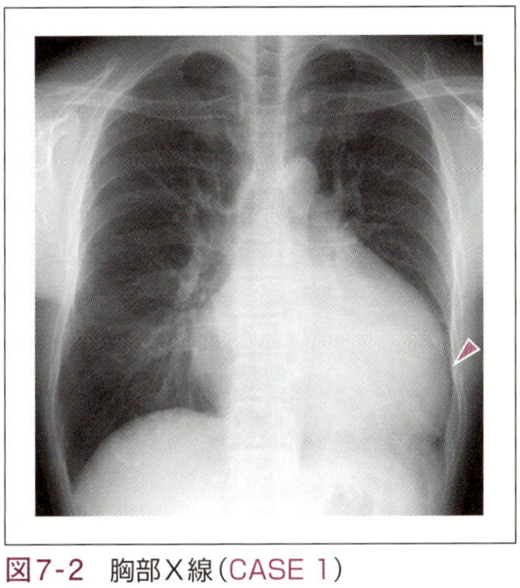
図7-2　胸部X線（CASE 1）

化を反映して低電位を示し，本例のように DCM では $RV_6$ と RⅠ，RⅡ，RⅢの最大値(Rmax)の比 $RV_6$/Rmax は3以上を示すことが多い．

◆冠動脈疾患に伴う左室機能低下例の虚血性心筋症は異常 Q 波を示すことが多いが，DCM でも15% の例で異常 Q 波を示す．しかし本例のように $V_1$誘導の異常 Q 波(図7-1，►)や R 波増高不良($V_3$の R 波高＜1.5mm)が多い．

CASE 2 73歳女性．

心筋梗塞の既往があり，労作時息切れと下肢浮腫を主訴に受診．来院時心電図(図7-3)では左軸偏位と胸部誘導$V_1$～$V_3$で異常 Q 波(図7-3，►)，さらに$V_5$，$V_6$で ST 低下と陰性 T 波を認めた．胸部 X 線では両側胸水(図7-4，►)と心拡大を認めた．心エコー図では前壁中隔の高度低収縮と左室拡大(左室拡張末期径59mm)，左室駆出率低下(LVEF 32%)を認め，陳旧性心筋梗塞に伴う左室収縮能低下による心不全と診断された．

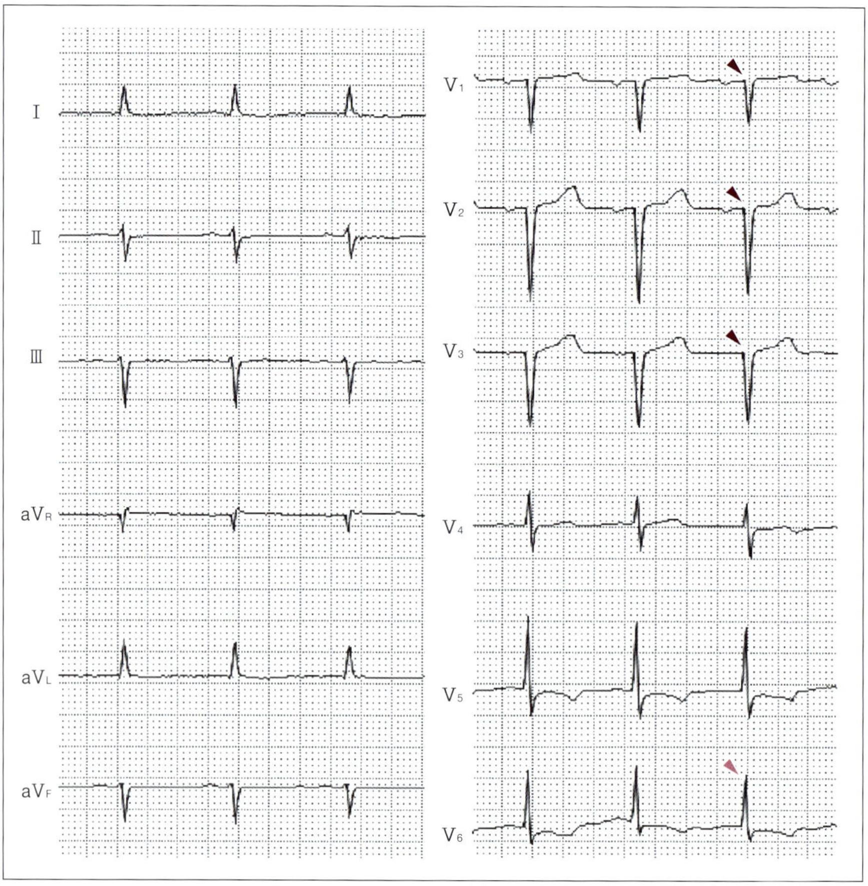


図7-3 心電図(CASE 2)

［乾裕美子，樅山幸彦：日本医事新報，4516: 69-72, 2010を一部改変］

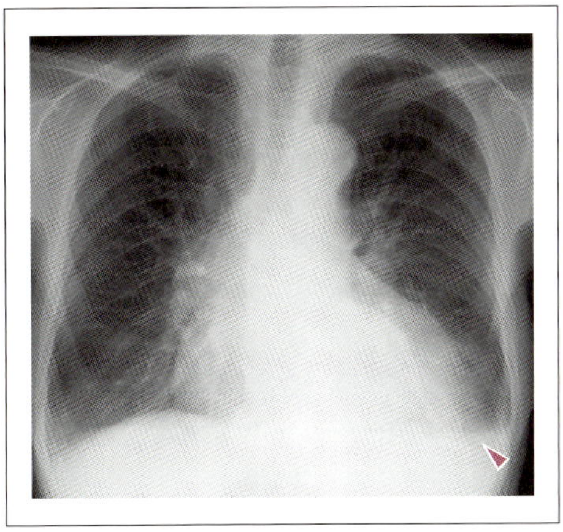

図7-4　胸部X線（CASE 2）

◆ 前述のようにDCMでも異常Q波を示すが，Ⅱ，Ⅲ，$aV_F$誘導および$V_2$～$V_4$誘導の異常Q波は冠動脈疾患に特徴的とされ，本例も$V_1$だけでなく$V_2$，$V_3$誘導で異常Q波を認めた（図7-3，►）．一方，$RV_6$の電位は，心尖部を含む梗塞を反映して8mmと低電位で（図7-3，►），CASE1のDCMの心電図とは明らかに異なる．ちなみに，$RV_6$＞15mmはDCM，$RV_6$＜15mmは虚血性心筋症を示唆する．本症例では心臓と胸壁の間に電気を通しにくい胸水が貯留しているため，左胸水が$RV_6$の電位を低くした可能性があるが，胸水消失後も低電位であり，虚血性心筋症はDCMほど著明な左室拡大をきたさない．胸部誘導の電位を考えるうえで，心拡大の程度や胸水の有無を考慮すると診断精度は高くなる．

**CASE 3**　82歳男性．

高血圧と高脂血症で加療中であったが，数週間前から朝方に呼吸苦を自覚するため受診．心電図では左軸偏位と胸部誘導$V_3$～$V_5$で異常Q波（図7-5，►）を認めた．心エコー図では前壁中隔の無収縮と他領域の低収縮，左室拡大（左室拡張末期径66mm）と駆出率低下（LVEF 20%）を認めた．タリウム心筋シンチグラフィでは心尖部を含めた前壁中隔に広範な欠損を認め（図7-6，►），冠動脈疾患に伴う左室収縮能低下と診断された．

◆ 本症例の心電図は$V_3$～$V_5$誘導に異常Q波（図7-5，►）を認め，CASE2と同様に左室収縮能低下の原因として冠動脈疾患が疑われた．DCMとは異なり，虚血性心筋症は心尖部に梗塞を伴っていることが多く，心尖部に近い胸部誘導$V_6$のR波は低電位となり，15mm未満のことが多い．本例も$RV_6$は7mmと低電位で（図7-5，►），心筋シンチグラフィ（図7-6，►）では心尖部に欠損を認めた．

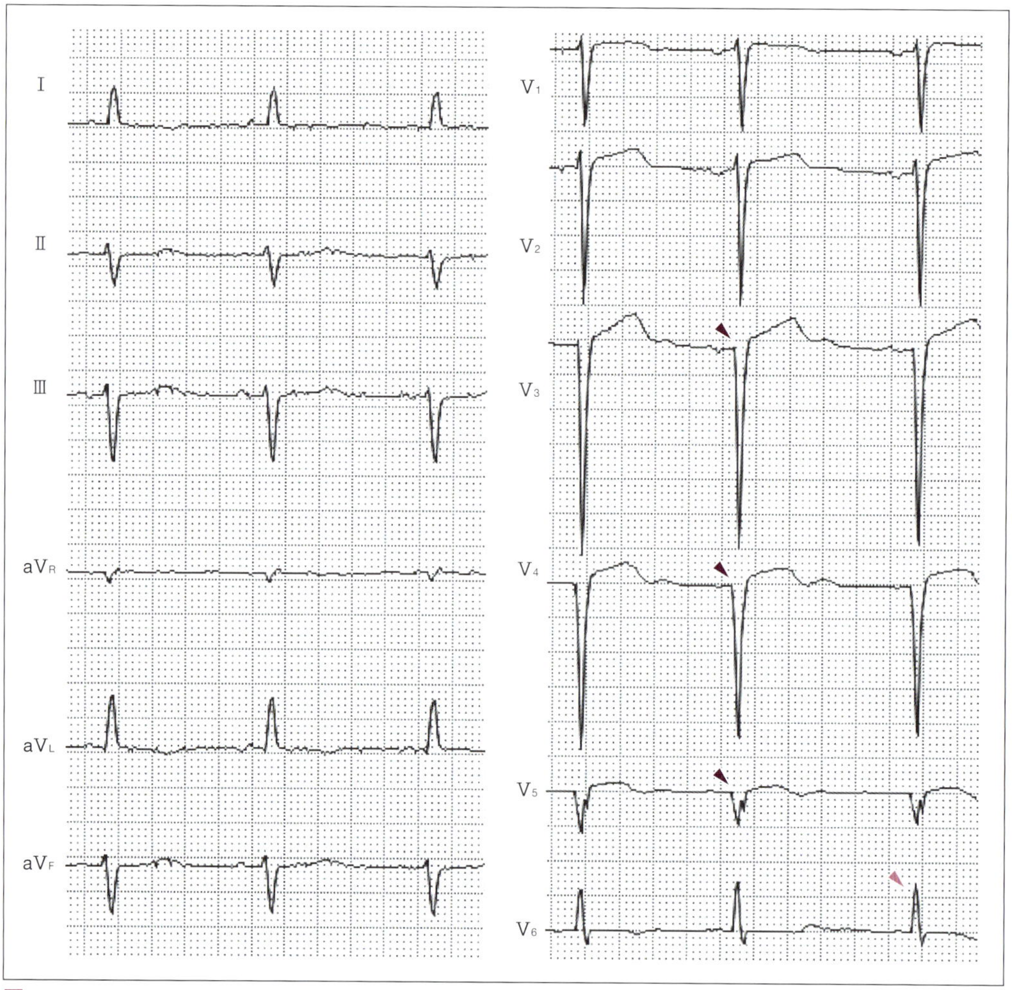


図7-5　心電図（CASE 3）

［乾裕美子，樅山幸彦：日本医事新報，4516: 69-72, 2010を一部改変］

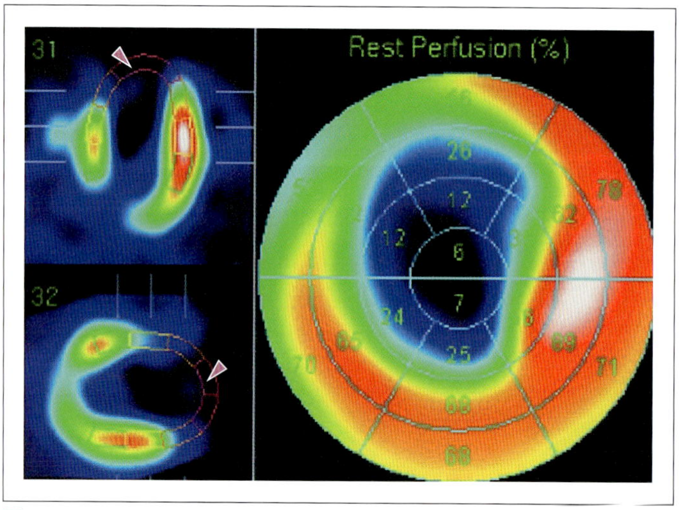


図7-6　タリウム心筋シンチグラフィ（CASE 3）

CASE 4　43歳男性.

10年前より高血圧にて加療中であったが，増悪する労作時息切れのために受診．心電図(図7-7)では左軸偏位と左室肥大所見($SV_1+RV_5$，$RV_6>35$ mm)，さらに著明な左房負荷所見($V_1$誘導の P 波陰性部分の面積≧1 mm$^2$もしくはⅡ誘導の P 波幅≧3 mm)も認めた(図7-7，►)．心エコー図では左室のびまん性高度低収縮と左室拡大，左室駆出率低下(LVEF 21％)を認め，心臓カテーテル検査で DCM と診断された.

◆CASE 1と同様，胸部誘導 $RV_6$の電位は著明な左室拡大のため高電位(本例では27 mm)だが(図7-7，►)，肢誘導 RⅠ，RⅡ，RⅢは比較的低電位で $RV_6$と RⅠ，RⅡ，RⅢの最大値(Rmax)の比 $RV_6$/Rmax は3以上を示した．$RV_6$/Rmax ≧ 3の所見は DCM に特徴的としたが，心房細動例や僧帽弁狭窄症は，左房拡大のため左室と $V_6$誘導の距離が近くなり，

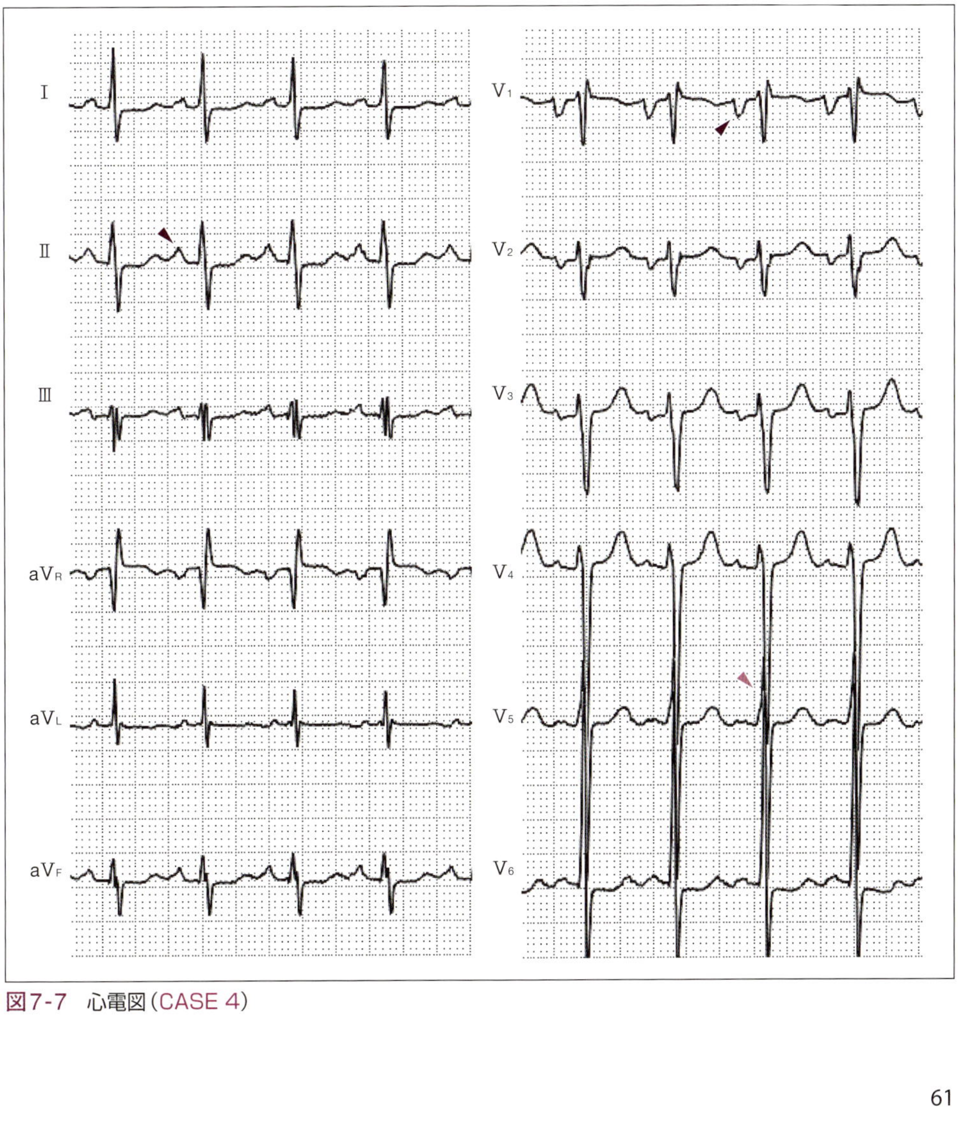


図7-7　心電図(CASE 4)

$RV_6$/Rmax ≧ 3を満たしやすい．下壁梗塞例も，Ⅱ，Ⅲ，$aV_F$ 誘導では異常 Q 波と R 波電位が減高し，$RV_6$/Rmax ≧ 3を満たしうる点は注意を要する．左室肥大所見($SV_1$＋$RV_5$，または $SV_1$＋$RV_6$＞35 mm）とともに $RV_6$/$RV_5$＞1もしくは QRS 波総電位 $V_6$＞$V_5$を満たすときに左室拡大とし，本例は左室拡大所見も満たしている．左室拡大所見の診断感度は低い(30％)が，著明な左室拡大をきたす DCM は虚血性心筋症より左室拡大所見を満たすことが多い．

## B 他の心筋症の可能性は？

◆心不全をきたす他の心筋症として，アミロイドーシスとサルコイドーシスが知られる．しかし，心不全の原因としての頻度はまれで，まずは前述の DCM と虚血性心筋症を念頭に置く．

### アミロイドーシス

CASE 5　72歳男性．

蛋白尿の精査のため施行された腎生検でアミロイドーシスと診断された．息切れなどの症状はないが，心エコー図で左室肥大(壁厚13mm)と軽度左室収縮能低下(LVEF 50％)を認めた．心電図(図7-8)では肢誘導Ⅰ，Ⅱ，Ⅲすべてで QRS 総電位＜5mm と低電位差の基準を満たした．胸部誘導では QRS 総電位＜10mm のときに低電位差とするが，本例では左室と胸壁の距離が近い$V_2$誘導では＞10mm となっているため，基準を満たさなかった(図7-8，►)．

◆アミロイドーシスはアミロイド沈着による正常心筋の置換が心筋起電力を減少させ，低電位差が特徴的な心電図所見として知られる．本例は肢誘導で低電位差の基準を満たしたが，肢誘導の低電位は肺気腫や健常例でもよく認められ，特異性に欠ける．特異性の高い胸部全誘導で QRS 波総電位＜10mm の基準は，本例では胸壁に近い $V_2$誘導で＞10mm となって，満たさなかった．胸部誘導でも低電位差の基準を満たすときは，まず著明な心囊液貯留(肺がんや乳がんの転移，悪性リンパ腫)，肺気腫や著明な肥満を疑うべきである．

◆アミロイドーシスも DCM と同様に異常 Q 波(とくに $V_1$誘導)や R 波増高不良($V_3$の R 波高＜1.5mm)を示すことが多く，本例も R 波増高不良(図7-8，►)を示した．$RV_6$の電位が低い点は DCM とは異なるが，虚血性心筋症や肺気腫例との鑑別は難しいことがある．

◆なお，本例の PQ 時間は0.2秒と，やや延長気味である．かならずしもアミロイドーシスの影響とは言い切れないが，今後，房室ブロックの出現に注意する必要がある．

◆サルコイドーシスは5％ の例で房室ブロックや心不全をきたす．

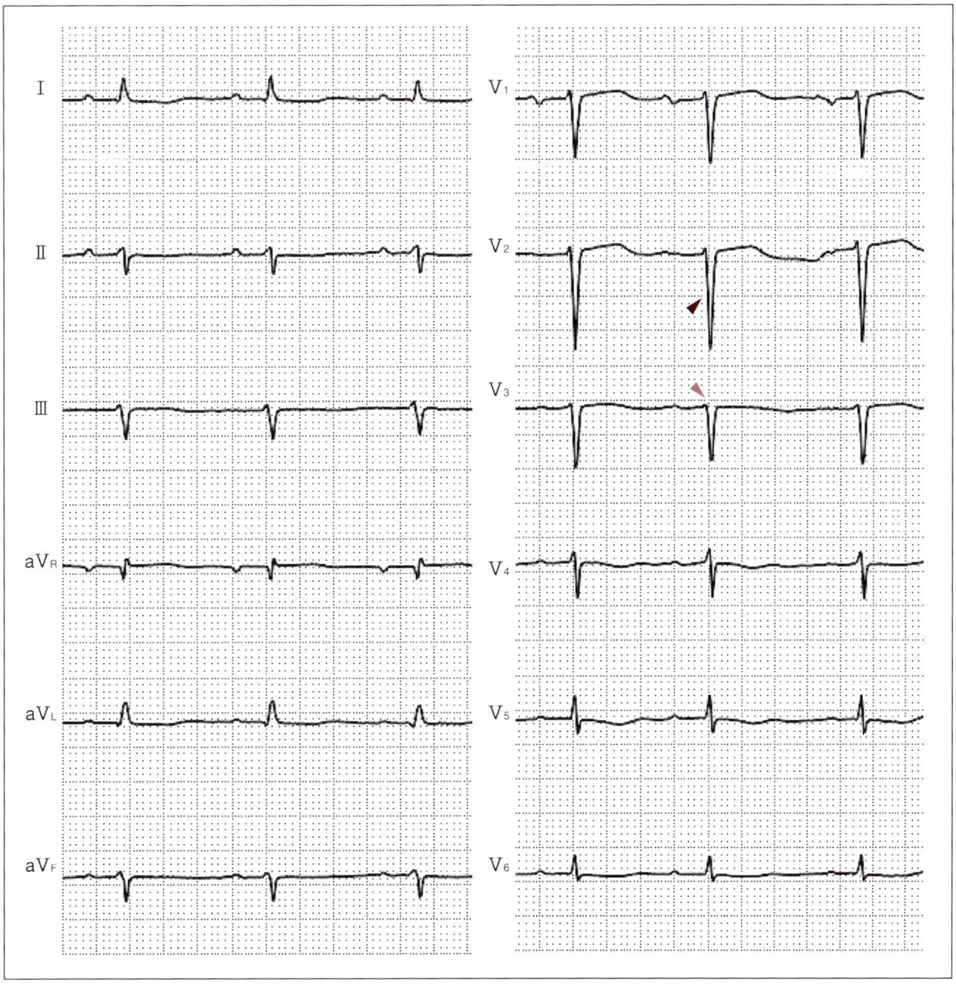


図7-8　心電図（CASE 5）

## サルコイドーシス

CASE 6　60歳女性.

本症例は動悸を主訴に当院を受診した患者で，心拍数190/分の心室頻拍を指摘された．心電図（図7-9）では，II，III，aVF 誘導で異常 Q 波と ST 上昇を，$V_2$誘導の R 波にノッチを認め，心エコー図で心室中隔と下後壁の無収縮・菲薄化を認めた．冠動脈造影では冠動脈に狭窄を認めず，心筋生検で心サルコイドーシスと診断された．

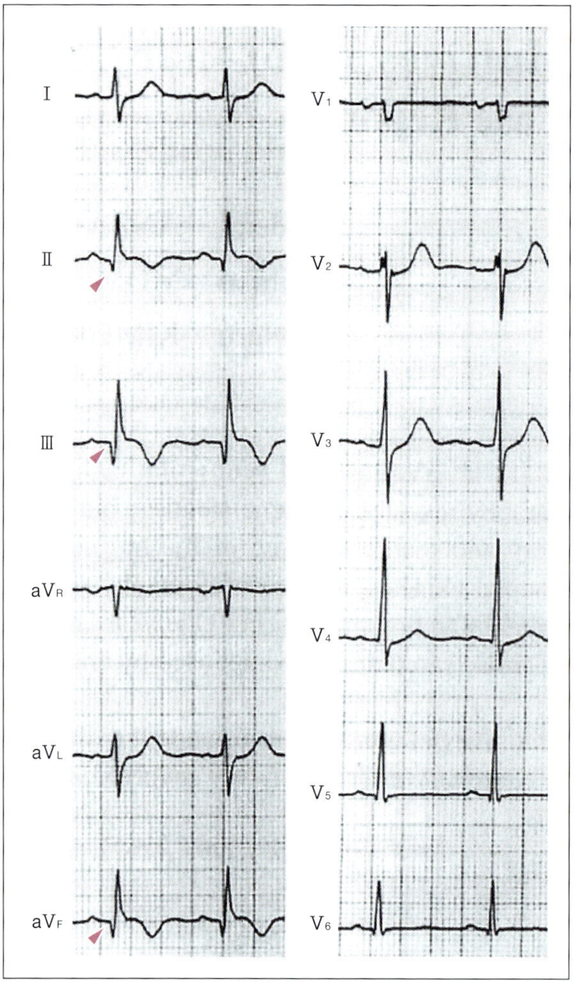


図7-9　心電図（CASE 6）
［Anzai H, et al. : J Cardiol, 34: 85-91, 1999を一部改変］

◆心サルコイドーシスは心臓以外の臓器にサルコイドーシスを示唆する所見が少なく，診断が難しいことが多い．心病変は心室中隔と乳頭筋付近の左室自由壁に多く，心電図は異常Q波やT波の異常を示して心筋梗塞と間違えやすい．本例も心室中隔と下後壁の無収縮とともに心電図ではⅡ，Ⅲ，aVF誘導で異常Q波（図7-9，►）とST上昇，$V_2$誘導のR波にノッチを認め，冠動脈疾患との鑑別は困難であった．

◆このようなケースでは，胸痛の有無，心筋逸脱酵素を測定するとともに，時間をずらして心電図記録を繰り返し，経時的変化の有無に注意を払うことも重要である．

**専門家の目のつけどころ**

①左室収縮能低下例では虚血性心筋症（ICM）と拡張型心筋症（DCM）の鑑別が重要となる.
②DCM でも異常 Q 波を認めるが，Ⅱ，Ⅲ，$aV_F$，$V_2$～$V_4$誘導の異常 Q 波は虚血性心筋症を示唆する.
③虚血性心筋症は心尖部に梗塞を伴い，$RV_6$は 15 mm 未満のことが多い.
④DCM は著明な左室拡大のため $RV_6$は高電位となり，15 mm 以上のことが多い.
⑤DCM は $RV_6$の高電位と肢誘導 RⅠ，RⅡ，RⅢの低電位を示し，$RV_6$と RⅠ，RⅡ，RⅢの最大値の比 $RV_6$/Rmax は 3 以上を示す.

（樅山幸彦）

## 文 献

1）乾裕美子，樅山幸彦：日本医事新報，4516: 69-72, 2010.
2）Momiyama Y, et al.: J Electrocardiol, 28: 231-236, 1995.
3）Anzai H, et al.: J Cardiol, 34: 85-91, 1999.

CONFIRMED

# 8 失神回復後の心電図で原因・機序をどこまで読めるか？　突然死を予測できるか？

NK

## はじめに

◆失神は日常診療や救急の現場でしばしば遭遇する症候で，失神から回復したのちの原因究明は難しいことが多いにもかかわらず，心原性失神のように生命の危険を伴う疾患の可能性もあるため，その対応は重要である．

◆心原性失神から回復したのちに患者が医療機関を受診した際に，発作の原因を推測する手段として，一般的には心電図が使用される．このとき，高度な徐脈が継続していたり，ST 変化から急性心筋梗塞を発症していたりするなど，心電図で原因が同定できる場合もあるが，心原性失神にもかかわらず心電図所見にも手がかりがなく，悩ましい経験をされた方も少なくないだろう．

◆しかし，実は手がかりがないと思っていても，さらに踏み込んで心電図を見ることで，危険な心電図かどうか，注意しなければいけない疾患は何かが見えてくることがある．本章ではそのような心電図をいくつか紹介したい．

## A 洞不全症候群（徐脈頻脈症候群）

◆洞不全症候群 sick sinus syndrome（SSS）は，心拍形成を担う洞結節の機能低下に関与する不整脈すべてをひとまとめにした診断名である．現在，わが国においては Rubenstein 分類がしばしば使用され，SSS を，①洞徐脈，②洞停止あるいは洞房ブロック，③徐脈頻脈症候群の3つの病態に分けている．これらの共通点はいずれも「洞結節や心房筋の障害が背景にある」ということである．

◆図8-1に示したのは，発作性心房細動で当院かかりつけである高齢女性で，失神後にとられた心電図（図8-1 A）である．この患者では心房細動が発症していた．失神前に動悸を自覚していたことからホルター心電図を記録したところ，心房細動の停止時に7.1秒の洞停止を認め（図8-1 B），その後，接合部調律を経て洞調律に復した．この結果から，本症例は徐脈頻脈症候群であると診断し，後日恒久型ペースメーカ植込み術を施行している．

◆徐脈頻脈症候群は，洞結節あるいは洞房伝導の障害などによる徐脈性不整脈に上室性頻拍性不整脈を合併する場合をいう．きっかけとなる頻拍性不整脈は，発作性の心房頻拍，心房粗動もしくは発作性上室頻拍の場合もあるが，現実的には発作性心房細動が最も多い．

◆心房細動は，心房において350～400回/分の電気的興奮と収縮（といっても震えているだ

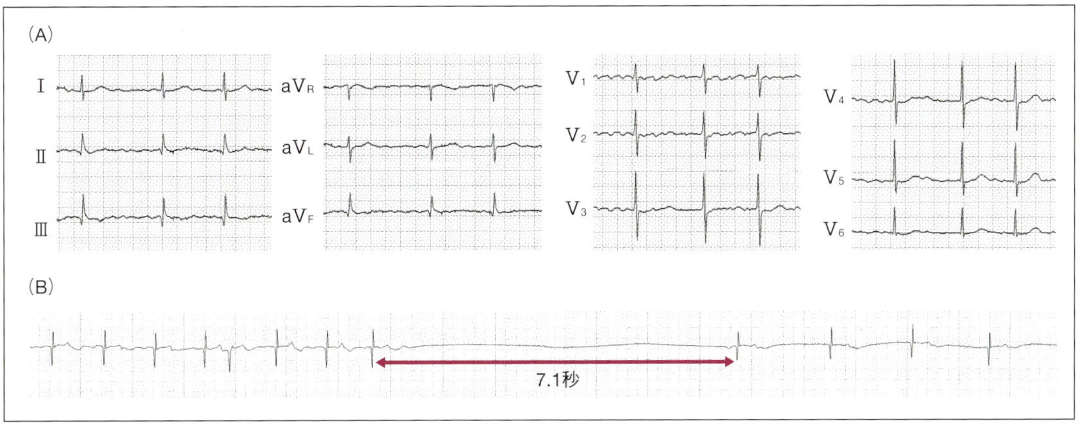


図8-1　徐脈頻脈症候群

けだが）を繰り返すため，心房細動が停止するときには一時的に心房の一部である洞結節の疲労によって自動能が抑制される．この現象は，高頻度（過）駆動抑制 overdrive suppression とよばれ，病的な洞結節においてみられる現象である．一方，心房細動や心房頻拍も洞不全と同様に心房筋の障害を背景に発症することが多い．すなわち，徐脈頻脈症候群は一見すれば徐脈と頻脈を繰り返す不思議な病態であるが，「心房筋の障害」という共通の背景をもつ速遅2パターンの不整脈が出現している状態なのである．

◆ したがって，失神後に記録した心電図で心房細動をはじめとする上室性頻拍性不整脈を認める場合には，つねに，洞機能不全を合併している可能性を念頭に置き，失神の原因になりうる洞停止の有無を確認するため，ホルター心電図やイベントレコーダーなどを用いて不整脈をとらえる努力が必要である．

◆ 本例では高齢ということも考慮してペースメーカを植込んだが，抗不整脈薬が洞不全を誘発することもある．比較的若い症例では発作性心房細動の停止時の洞停止に対し，心房細動のアブレーションで徐脈頻脈の両方を治癒できることもある．

## B 2束ブロック，3束ブロック

◆ 心臓の刺激伝導系は，洞結節を始点として，心房筋 → 房室結節 → His 束を経由し，心室内伝導路へと向かう．心室内伝導路は，おもに右脚，左脚前枝，左脚後枝の3本（これらを脚枝という）に枝分かれし，両心室へと至る（図8-2 A）．

◆ 臨床現場でよくみられる「右脚ブロック」（$V_1$誘導が rsR’ 型）は右脚の伝導障害であり，左脚前枝あるいは左脚後枝に伝導障害があればそれぞれ「左脚前枝ブロック」「左脚後枝ブロック」という．左脚前枝は左室前壁を左方に向かい，左脚後枝は後側壁を下方に走行するため，左脚前枝にブロックを生ずると，興奮は左脚後枝を下りたのちに左脚前枝方向の左上方へ向かう．そのため，左脚前枝ブロックは強い左軸偏位（I 誘導の QRS が上向きで $aV_F$ 誘導の QRS が下向き）となる（図8-2 A，左）．一方，左脚後枝ブロックは同様の理由で，まず興奮が左方へ，その後右下方へ向かうため，右軸偏位（I 誘導の QRS が下向きで $aV_F$ 誘導の QRS が上向き）を呈する（図8-2 A，右）．

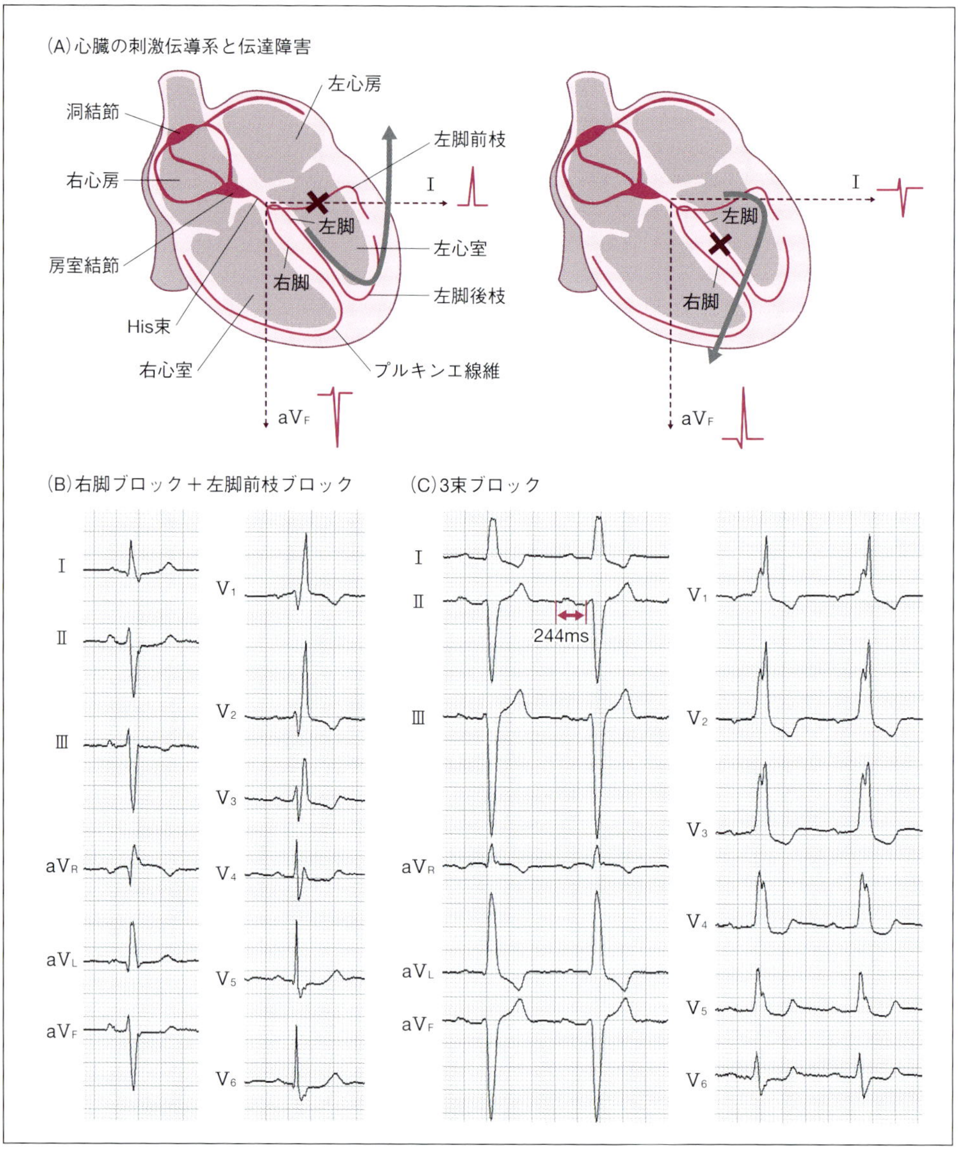


**図8-2　脚枝のイメージと2束/3束ブロックの心電図**

(A) 左脚前枝ブロック(左)では興奮のベクトルが最終的に左上方へ，左脚後枝ブロック(右)では右下方へ向かう．(B) 2束ブロックの心電図．(C) 3束ブロックの心電図．(B，C) いずれもⅠ誘導のQRSが上向き，aVF誘導のQRSが下向き，V1誘導がrsR' 型の右脚ブロック＋左軸偏位を呈しているが，(C) ではさらにPQ時間の延長を認める．

◆これら3本の伝導路のうち2本同時に伝導障害が起きた場合を2束(2枝)ブロック，3本同時に障害された場合を3束(3枝)ブロックという．

## 2束ブロック

◆2束ブロックには，①右脚ブロック＋左脚前枝ブロック(図8-2 B)，②右脚ブロック＋左脚後枝ブロック，③左脚前枝ブロック＋左脚後枝ブロック(完全左脚ブロック)の3パターンが考えられる．3本の脚枝すべてが完全に伝導途絶すれば，心房心室間の伝導は完全に消失するため完全房室ブロックとなるのだが，いずれもあと少しで完全に房室伝導が途絶してしまう状態である．これらの心電図波形は前述の理論より，①が右脚ブロック＋左軸偏位，②が右脚ブロック＋右軸偏位，そして③はいわゆる左脚ブロックとなる．実際は，冠動脈血流を豊富に受ける左脚後枝は伝導障害になりにくいため，②右脚ブロック＋左脚後枝ブロックはまれである．

◆慢性の2束ブロックが完全房室ブロックに進展するリスクは低い(2～6%)といわれるが，新たに出現した2束ブロックは完全房室ブロックになるリスクが高い．したがって，新たに「右脚ブロック＋左軸偏位」や「左脚ブロック」が心電図でとらえられた場合，また，失神をきたしているようなら，失神の原因として完全房室ブロックの存在を強く疑う必要がある．

### 3束ブロック

◆この2束ブロック所見に加えて，心電図上Ⅰ度もしくはⅡ度房室ブロック(PQ 間隔の延長，もしくは間欠的な QRS 脱落)を合併した状態を3束ブロックという(図8-2C)．3束ブロックは完全房室ブロックの一歩手前，2束ブロックよりさらに伝導障害が進行した状態で，「3本いずれも伝導障害があるが，なんとか房室伝導が残されている状態」をいう．つまり，3束ブロックでは3本の脚枝の少なくとも1本は伝導が残っており，「なんとか伝導している」ことが心電図上の PQ 延長(PQ 間隔5mm 以上)やところどころの QRS 脱落として反映される．ここで混乱しないよう注意したいのは，房室結節における伝導遅延も PQ 延長や QRS 脱落を呈するので(一般的にはこれをⅠ/Ⅱ度房室ブロックとよぶ)，心電図において2束ブロック＋Ⅰ/Ⅱ度房室ブロックを見たときには，「3束ブロックあるいは2束ブロックに房室結節の伝導遅延を合併している」と解釈するべきで，その鑑別には電気生理学的検査が必要である．

◆いずれにせよ，失神から回復した患者の心電図が2束ブロック＋Ⅰ/Ⅱ度房室ブロックを呈していたら，3束ブロックをはじめとする強い房室伝導障害が存在しうるので，「完全房室ブロック」が失神の原因ではないかと疑うことが重要である．

## C 心房粗動(1:1 伝導)

◆図8-3は失神精査中の患者で記録された QRS 幅の広い頻拍(237回/分)の心電図である．一見すると心室頻拍のように見える．しかしこれは，心房粗動が1:1の房室伝導比でつながり，心室内を変行伝導している心電図になる．後日，電気生理学検査を行い，心室頻拍でないことを確認し，カテーテルアブレーションによって根治に至った．

◆心房粗動の心電図では，基線が規則的にのこぎり歯のように揺れ(鋸歯状波あるいは F 波)，これは右房内三尖弁周囲を頻拍回路が旋回している様子を表している．その回数は1分間に240回から350回とされる．頻回にわたる心房興奮は，房室結節を通過する際に2:1～4:1程度の房室伝導比となり，心室興奮は多くて150回/分になる．しかし，房室伝導能がよい，心房興奮頻度が少ない(Ⅰ群抗不整脈薬服用時など)といった条件がそろうと，1:1の比で心房から心室に興奮伝播してしまい，著明な頻拍となる．とくにⅠ群抗不整脈薬の投与中は，同時に心室内の伝導遅延も増強するため，QRS 幅が延長することが多い．1:1伝導を伴う心房粗動では，血圧低下，めまいといった症状をはじめ，心不全，最悪の場合は心室細動へ至るなど，非常に危険な状態に陥る可能性がある．

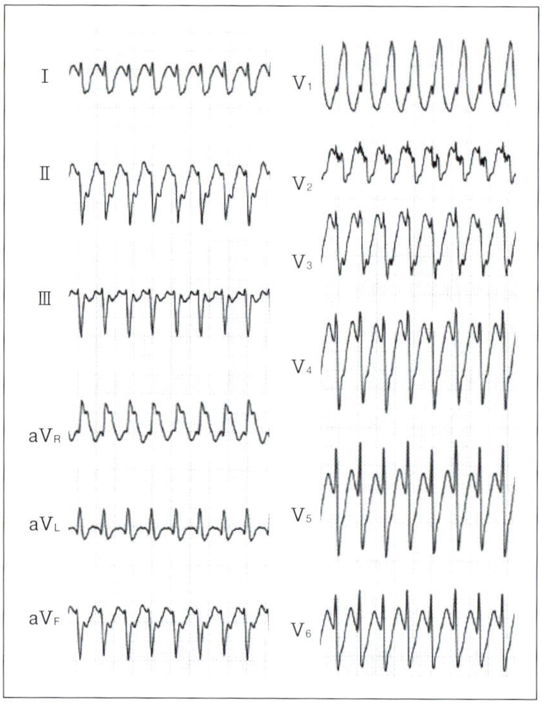


図8-3　1:1 伝導の心房粗動

♦ 逆に，失神から回復したのちの心電図において心房粗動がみられたら，1:1伝導の心房粗動であった可能性も考慮しなければいけない．

## D QT延長症候群，QT短縮症候群

### QT延長症候群

♦ QT 延長症候群 long QT syndrome (LQTS) は，QT 時間延長と TdP (torsade de pointes) と称される多形性心室頻拍（図8-4 A）を認め，失神や突然死の原因となる症候群である．

♦ ある症例の心電図では，QT 時間（Q 波の始点から T 波の終点まで）は560ms であった（図8-4 B）．QT 時間は絶対値であり，心拍数によってその意義は変わる．すなわち，心拍数が速いときに RR 間隔は短く，遅いときに RR 間隔は長くなるため，同じ560ms であっても，それが QT 時間の延長なのか正常なのか短縮なのかは，心拍数によって相対的に変化する．そこで QT 時間を語るときには，一般には Bazett 式を用いた補正 QT 間隔 corrected QT interval (QTc) を用いる（小児の場合は Fridericia 式を用いる）．Bazett 式を用いた QTc は「実測 QT 時間〔秒〕÷ $\sqrt{\text{RR〔秒〕}}$」で求められる．ここで示した心電図（図8-4 B）では RR 間隔は1,100ms であるため（RR 間隔は QT 時間を計測した拍と1つ前の拍のあいだで測定する），計算式に当てはめると「QTc ＝0.56÷ $\sqrt{1.1}$ = 0.534」となる．すなわち，この例では QTc は534ms になる（一般的には $\sqrt{\text{RR}}$ はあくまでも係数的なものとみなし，QTc の単位は秒とすることが多い）．この QTc が440ms 以上のとき QT 時間延長とし，440～460ms は境界域とされる．

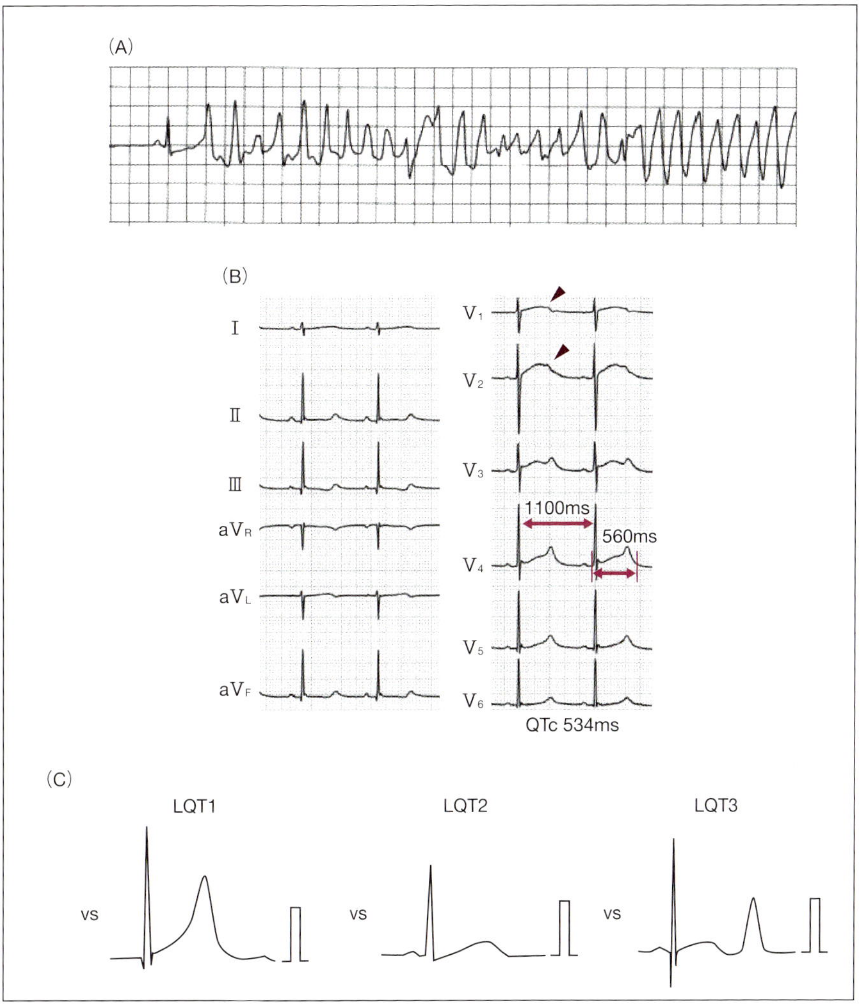


**図8-4　QT延長症候群の心電図**

(A, B) QT 延長症候群の心電図. (C) 典型的な LQT1〜3型の心電図波形. LQT1では broad-based T 波, LQT2では low-amplitude T 波, または notch or biphasic T 波, LQT3では late appearance T 波とよばれる特徴的な心電図波形を呈することが報告されている. (C) は Shimizu W, et al.: Heart Rhythm, 1: 276-283, 2004 を参考に作成.

◆実臨床でゆっくり計算できないときに利用する, 簡単な QT 延長の見方として, 脈拍数が60〜80回/分であれば RR 間隔の中間点がだいたい QTc 500ms くらいにあたるので, T 波が RR 間隔の半分を超えていたら QT 延長ではないかと考える方法がある. ただし, 頻脈や徐脈のときは, この簡易的な方法は適応できないので注意してほしい. また, 最近の心電図は QT 時間や QTc を自動計測していることが多いが, 精度が劣るので注意が必要である.

◆先天性 LQTS では QTc だけでなく, 交代性 T 波, ノッチ T 波(図8-4 B, ►)などが同時にみられることがある. 先天性 LQTS は LQT1〜3(という遺伝子型)の3タイプで約9割を占めるが, それぞれに代表的な心電図所見があるので参考にされたい(図8-4 C). LQT1

**表8-1　2011年改訂版　先天性QT延長症候群（CLQTS）の診断基準**

| | | | |
|---|---|---|---|
| 心電図所見 | A | QTc*≧480ms | 3〔点〕 |
| | | QTc*：460〜470ms | 2 |
| | | QTc*：450〜460ms | 1 |
| | B | 運動負荷後回復期4分のQTc*≧480ms | 1 |
| | C | torsade de pointes*2 | 2 |
| | D | T波交互脈 | 1 |
| | E | ノッチT波（3誘導以上） | 1 |
| | F | 年齢不相応の徐脈*3 | 0.5 |
| 臨床症状 | A | 心身発作*2ストレスを伴う | 2 |
| | | ストレスを伴わない | 1 |
| | B | 先天性聾 | 0.5 |
| 家族歴*4 | A | 確実な家族歴 | 1 |
| | B | 突然死の家族歴（＜30歳） | 0.5 |

合計3.5点以上で診断確実，1.5〜3.0点で疑いあり，1点以下では可能性は低い．心電図の評価は，基準項目の心電図所見に影響を与えるような薬剤や疾患が存在していない条件下で行う．Schwartz PJ, et al.: Circ Arrhythm Electrophysiol, 5: 868-877, 2012をもとに作成．

*　QTc時間はBazettの補正式で求める．
*2　相互排他的とする．
*3　2%以下の年齢不相応の安静時心拍数．
*4　同一家族に対してAとBの項目を加算しない．

では早期から生じる幅広い（broad-based）T波，LQT2では振幅が低く（low-amplitude），ときに二相性の（notch or biphasic）T波，さらにLQT3では非常に遅く立ち上がる（late appearance）T波を認めることが多い．

◆心電図ではないが，イベント発生の誘因から遺伝子型を推測できることがある．LQT1型の心事故は運動中（とくに水泳中）が多いといわれ，持続する交感神経刺激が心イベントに強く関係している．LQT2型では突然の恐怖や驚愕といった情動ストレス，睡眠中の目覚まし時計による覚醒，妊娠・出産が引き金になることが多く，LQT3型では睡眠中や安静時に心事故が多いといわれる．したがって，失神歴，QT時間の延長があれば，病歴と組み合わせてその後の治療や予後について検討していくことになる．

◆これらを点数化して先天性LQTSの診断に結びつけようというのが，Schwartz scoreである（表8-1）．2011年に発表された改訂版ではそれまでの項目に加え，運動負荷後4分のQTcが加わり，合計3.5点以上で診断確実とされる．

◆また，臨床上よく出会うのは後天性（二次性）LQTSである．QT間隔の延長の結果，TdP，心室細動などが出現した場合に後天性LQTSとよぶ場合が多い．原因としては，薬剤，電解質異常，徐脈，代謝異常，そして心筋梗塞などの心疾患があるが，とくに薬剤性については，薬剤投与後にQTcが25%以上延長するか，500ms以上となる場合に異常QT延長であると考える．失神患者がもともとQT延長作用を有する薬剤を服用している場合，以前の心電図との比較において60ms以上のQTcの延長を認める場合や，交代性T波を認める場合などは，TdPなど心室性不整脈による失神を積極的に疑ってほしい．

◆失神後の心電図でQT延長を認めた場合は，以上の点についての知識を総動員して，適切な対応を心がけたい．

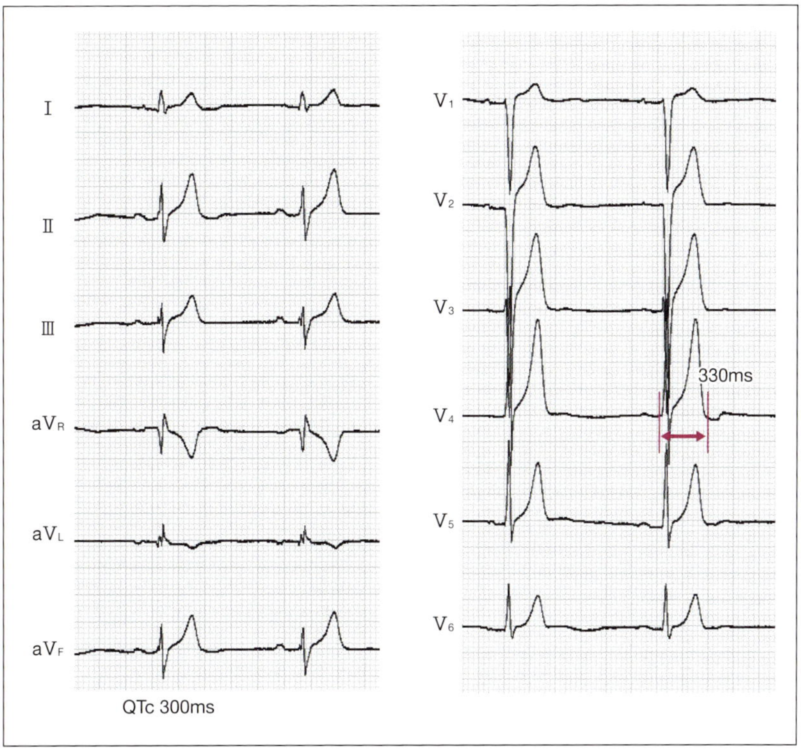


図8-5　QT短縮症候群の心電図

## QT短縮症候群

◆一方，LQTSとは逆にQT短縮症候群 short QT syndrome（SQTS）という，心電図上極端にQT時間が短く，心室細動を合併することがある疾患も存在する．例示したのはその一例で，心室細動既往のある患者の心電図である（図8-5）．

◆QT間隔の短縮についての明確な定義はいまだなされていないが，QT時間の正常下限を330ms（小児では310ms），QTcを360～380msとすることが提案されているため，心室細動発症例ではQTcが350msより短ければSQTSと診断されることが一般的である．では，QT間隔が短いと予後不良かというと，そうではなく，無症状でQT間隔が短い健常人を追跡しても予後良好であることが多い．

◆また，失神や心室細動，突然死などの，既往または家族歴のあるSQTS患者では，早期再分極の合併が高頻度であるとの報告がある．QT短縮症候群には，後述するBrugada症候群や早期再分極症候群（ERS）のような致死性不整脈の発生と関連する例が含まれており，これらの疾患とQT短縮は病因がオーバーラップしているのではないかという意見もある．そのため，失神発症後にみられるQT間隔の短い心電図には注意を要する．

## E Brugada症候群，早期再分極症候群

◆失神のため当院に救急搬送されたBrugada症候群（BrS）患者の心電図（図8-6 A）を示す．胸部誘導を見ると，$V_1$～$V_3$，とくに$V_2$誘導において著明なST上昇を伴う特徴的な波形が目につく．BrSの心電図は$V_1$～$V_3$誘導でST上昇を示し，さらに3つのタイプに分類される．タイプ1（図8-6 A）はST部分が上に凸のcoved型で，J点およびST部分において2mm以上のST上昇があり，陰性T波を伴うもの，タイプ2（図8-6 B）はST部分が下に凸のsaddle back型で，ST部分が1mm以上の上昇かつ陰性T波を伴わないもの，そしてタイプ3はsaddle back型で，ST部分が1mm未満で陰性T波を伴わないものとされている．

◆このなかでもタイプ1が最も致死性不整脈の出現や突然死のリスクが高い波形であることから，近年では「高位肋間を含めた$V_1$，$V_2$誘導のいずれかで自然にもしくは薬物負荷によりタイプ1を示すもの」をBrSとする意見が主流になっている．ただし，心室細動をきたした患者では心電図波形が自然変動することが多いことも知られており，タイプ1波形とタイプ2やタイプ3波形のあいだを往復することがある．前述のタイプ1の心電図（図8-6 A）も2週間前にはcoved型ではなかった．したがって，無症状のタイプ2，3の波形は予後良好といわれているが，失神後の心電図がタイプ2，3の波形を呈していても十分経過観察をしていく必要がある．

◆Brugada心電図は通常肋間よりも高位肋間（第3肋間や第2肋間）において典型的な波形が得られることもあるため（図8-6 C），失神患者の心電図をとるときには，$V_1$～$V_3$誘導は通常肋間と高位肋間の両方を記録することもポイントである．

◆BrSではおもに$V_1$～$V_3$誘導に注目したが，他の誘導の確認も大切である．これまで，若年男性の心電図の胸部誘導でみられるJ点の上昇とそれに引き続くST上昇（早期再分極）は予後良好であると思われていたが，近年「下壁誘導（Ⅱ，Ⅲ，$aV_F$）または側壁誘導（Ⅰ，$aV_L$，$V_4$～$V_6$）の2誘導以上における1mm以上のJ波（J点におけるノッチあるいはスラー）とそれに引き続くST上昇」は特発性心室細動と関連していると報告され，早期再分極症候群 early repolarization syndrome（ERS）という概念が広がった（図8-6 B）．このJ波は，運動選手，若年者，黒人，徐脈，SQTS，左室肥大，肥大型心筋症例で出現頻度が高い．

◆ERSは，BrSと心電図の特徴や有効な薬物治療などが似ていることから，このERSとBrSは一連の疾患ではないかとさまざまな議論がなされているところであり，今後のさらなる解明が待たれる．

## F 不整脈源（原）性右室心筋症

◆図8-7の心電図を見ていただきたい．$V_1$から$V_3$誘導のQRS波の直後に，よく見ると小さいノッチがある（図8-7，►）．これはイプシロン波（ε波）といって，不整脈源性右室心筋症 arrhythmogenic right ventricular cardiomyopathy（ARVC）でみられる特徴的な波形である．ARVCは右室心筋が進行性に線維化あるいは脂肪線維組織へ置換される疾患で，変性した右心室は拡大や壁運動異常を呈するため，右心不全の原因となり，さらにこれらの心

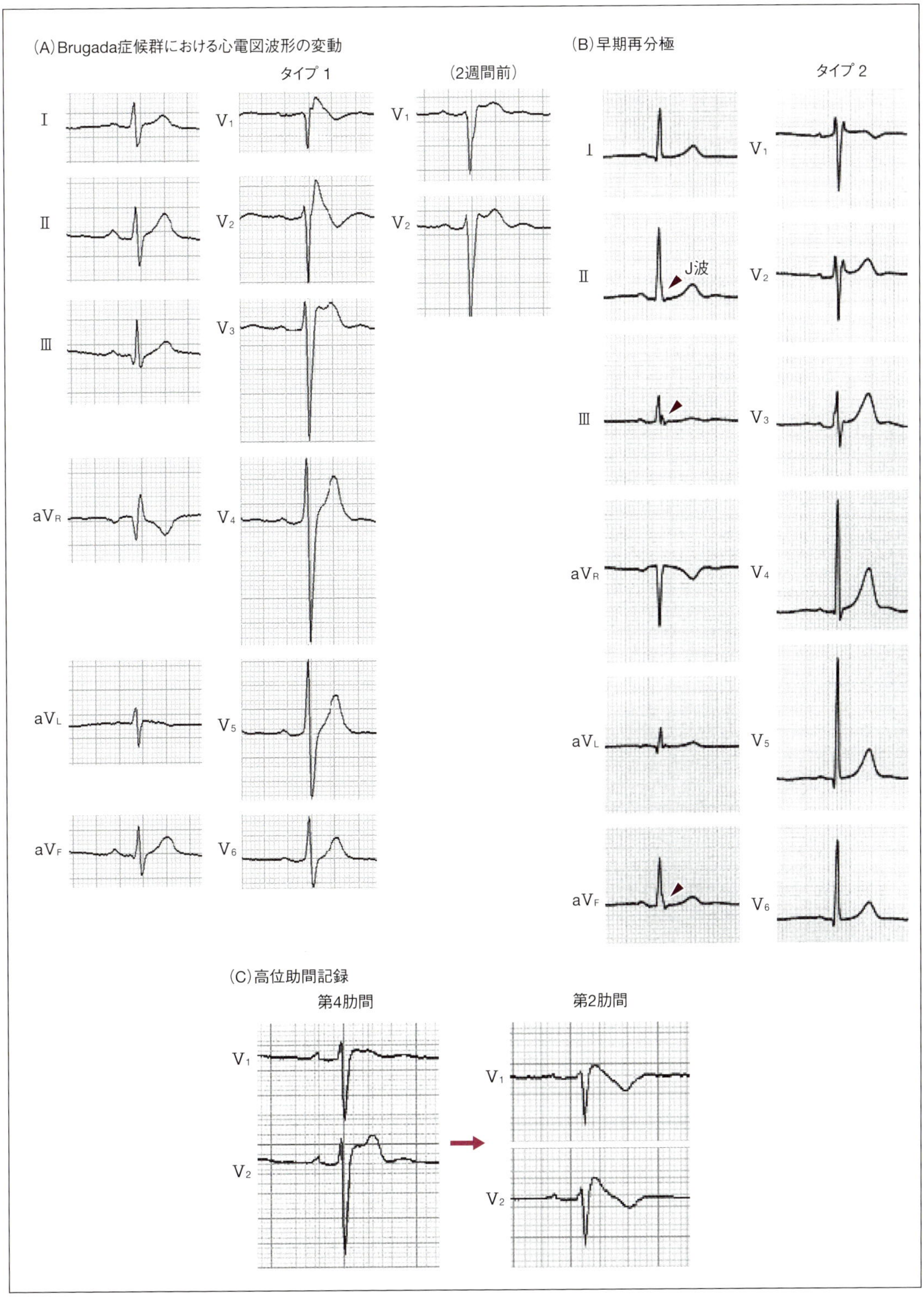


**図8-6　Brugada症候群と早期再分極**

(A) saddle back 型心電図も coved 型へ自然変動することがある．(B) saddle back 型の心電図でも，下壁誘導に早期再分極を表すJ 波(►)を認める．失神後にこのような心電図を確認したら注意が必要である．(C)高位肋間でのみ coved 型の心電図が記録できることがある．

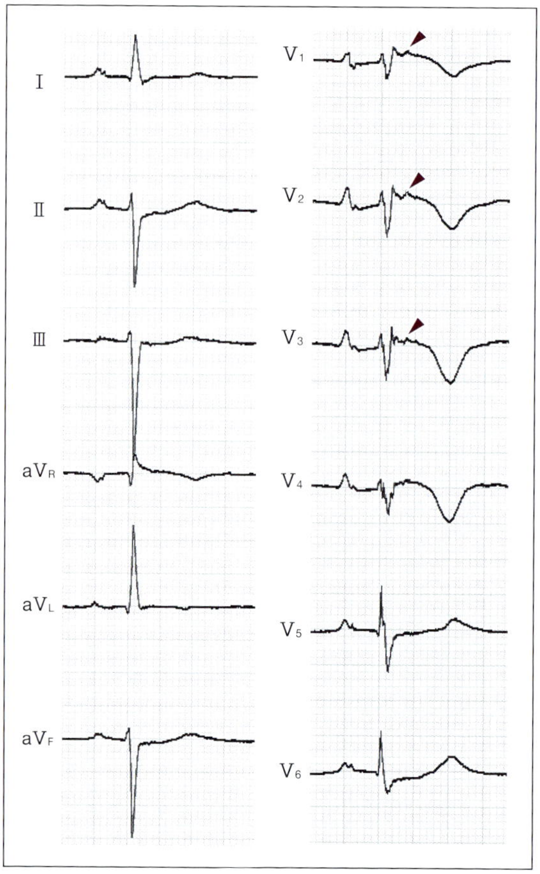


**図8-7　不整脈源性右室心筋症（ARVC）の心電図**
ε波（►）を認める．ARVC の約30％ にみられる所見である．

筋変性が心室細動や心室頻拍などの致死的頻脈性不整脈の基質となる．したがって，致死性不整脈のため突然死をきたすことのある疾患のひとつである．

◆一部の変性心筋において伝導遅延を生じた結果，収縮開始にやや遅れて小さな「遅延興奮」が心電図上（とくに右側胸部誘導である $V_1$ ～ $V_3$ 誘導において）ε 波として QRS 波直後から T 波の始まりまでのあいだに出現する．WPW 症候群（Wolff-Parkinson-White syndrome）ではデルタ波（Δ 波）が「QRS 波の前に現れる興奮」を表すのだが，「QRS 後に現れる興奮」を表すこの小さな波は，Δ のあと，つまりε波と命名されたという．

◆ε波は ARVC の約3割にみられる．つまり，すべての ARVC で確認されるわけではないが，逆にε波がみられればこの疾患である可能性は非常に高い．失神歴は ARVC の突然死の高リスク因子であるため，失神後の心電図にε波がないかにも注目していただきたい．

## おわりに

◆ 本章では失神回復後の心電図で注目してほしいポイントを解説した．原因不明の失神患者の心電図にこれらの所見のいずれかが，かならずみられるわけではないが，失神患者の診療時に12誘導心電図を読むことが有益であるとおわかりいただけたでのではないかと思う．

◆ 今回紹介した疾患以外の心疾患でも失神を生ずることはある．幅の広い QRS や T 波の異常など心電図異常を見つけたら，その日のうちに循環器内科医あるいは不整脈専門医に相談してほしい．安易に帰宅させると，数時間後に突然死を招く可能性もあることを忘れてはならない．本章を読者のみなさんの今後の失神診療にお役立てていただければ幸いである．

### 専門家の目のつけどころ

失神回復後の心電図では，

- 頻脈性不整脈（心房細動や上室頻拍）を見たら徐脈頻脈症候群を念頭に．心房粗動ならば 1：1 伝導であった可能性を考える．
- $V_1$ 誘導を見て，右脚ブロックならば左軸偏位（2束ブロック）がないかを確認し，左軸偏位もあったらさらに PQ 間隔の延長（3束ブロック）の有無を確認する．
- QT 延長や短縮がないかに注目する．T 波の終末部が RR 間隔の中点から右にあれば QT 延長になる．
- $V_1$～$V_3$ 誘導では，①Brugada 心電図がないか，②ε波がないかに注目する．なければ高位肋間へずらして Brugada 心電図が出現しないかを確認する．
- そのほかに J 波や幅の広い QRS，T 波の変化など心電図異常がある場合は，不整脈専門医あるいは循環器内科医に相談する．

（中須賀公亮　　草野研吾）

# III

# 不整脈の起源や機序を推測する

CONFIRMED

# 9 narrow QRS頻拍の機序は何か？

## A narrow QRS頻拍の判読順序

◆narrow QRS 頻拍は，洞調律時と同様，房室伝導を順行性に興奮させる QRS 幅100ms 以下の頻拍である．narrow QRS 頻拍の形態をとる上室頻拍として，洞性頻拍や，心房頻拍(AT)，心房粗動，房室回帰性頻拍(AVRT)，房室結節リエントリー性頻拍(AVNRT)があり，さらに接合部頻拍が鑑別としてあがる．いわゆる変行伝導として，右脚や左脚ブロックを伴う場合には，wide QRS 頻拍となることもある．これらの頻拍は，心電図上，心房興奮を反映する P 波，心室興奮を示す QRS との関係が異なるため，両者の関係により鑑別可能である(図9-1)．

◆narrow QRS 頻拍の場合，P 波高は小さく，QRS や T 波と重なると，ときに判読困難であり，つねに P 波が確認されるとは限らない．たとえば，1：1ないし2：1心房粗動では，P 波の認識はしばしば困難であるが，房室伝導が低下した状況では，診断は容易である(図9-2)．房室伝導を変化させ，心房と心室の興奮パターンを認識することで，診断可能なことから，迷走神経刺激(バルサルバ法)，アデノシン三リン酸(ATP)，ベラパミル(ワソラン®)による房室伝導ブロックが有用なことがある．

◆心房粗動は三尖弁周囲を旋回するリエントリー性頻拍である．通常，頻拍周期は250 ms

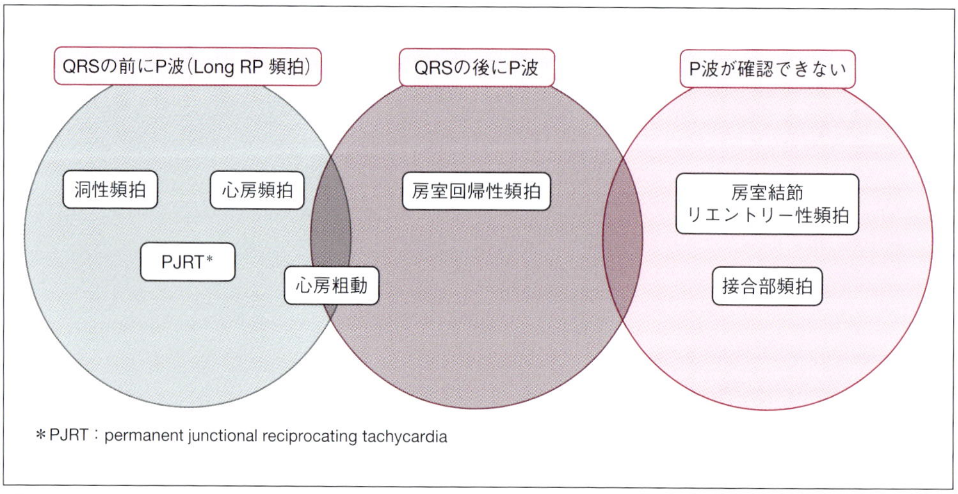


図9-1　narrow QRS頻拍におけるP波とQRSの関係

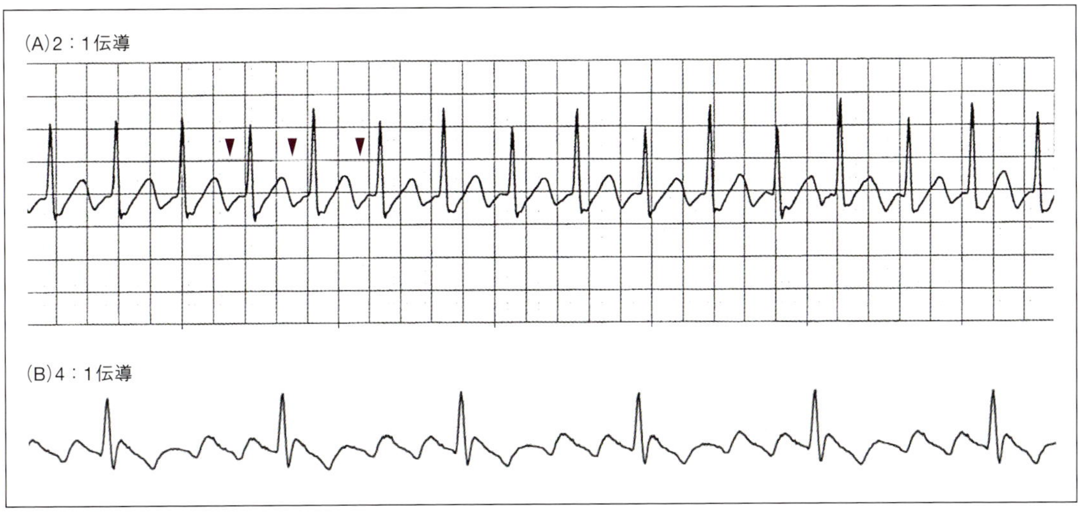


図9-2　心房粗動
2：1伝導では T 波との鑑別が困難であるが，よく見ると陰性の鋸歯状波が確認できる(►)．4：1伝導になると認識は容易となる．

(約300/分)であり，房室結節を2：1伝導すると心拍数は150/分となる．右房自由壁を頭側から足側へ，心房中隔と左房を足側から頭側へと伝導するため，心房興奮はおもに上方向きとなる．そのため，Ⅱ，Ⅲ，$aV_F$ 誘導で陰性の心房波(鋸歯状波)となる．心房はつねに興奮しているため，等電位線をもたない．

## B 心房頻拍と洞性頻脈の鑑別

◆ 洞性頻拍，1：1伝導の心房頻拍はいずれも，心房を起源として，房室結節を介して心室に伝導する．そのため，洞性頻拍と心房頻拍は，QRS の前に P 波を認める．洞性頻拍は，貧血，甲状腺機能亢進，発熱など何らかの誘因で心拍数が上昇している状態で，心拍数の変化はゆるやかで，徐々に心拍数が上昇し，低下する．また，洞結節が高位右房にあることを反映して，通常 P 波は，Ⅱ，Ⅲ，$aV_F$ 誘導で陽性，$V_1$誘導で二相性，$V_2$～$V_6$誘導で陽性になる．

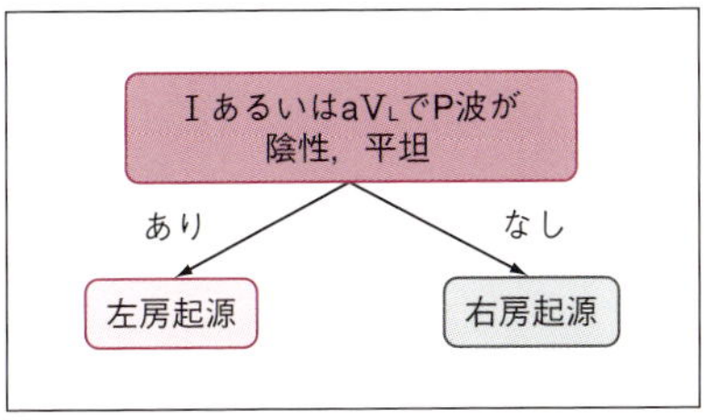


図9-3　心房頻拍におけるP波形態による起源の同定

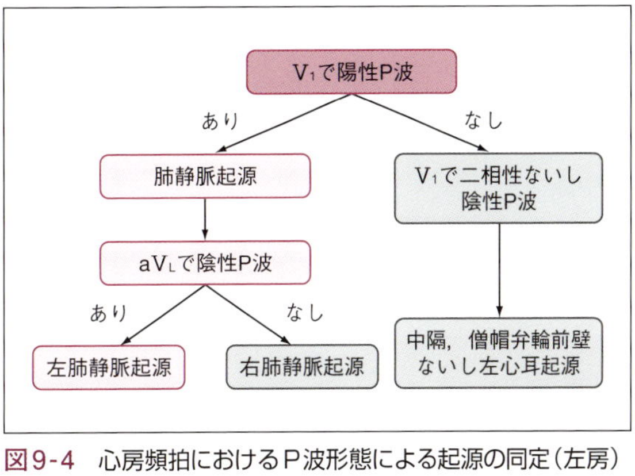


図9-4　心房頻拍におけるP波形態による起源の同定(左房)

◆心房頻拍(AT)では，多くの場合，突然，頻拍が出現し停止する．また，P 波形態により，頻拍起源の同定がある程度可能である(図9-3，図9-4)．前壁中隔には房室結節が存在するが，この房室結節周囲起源の AT としてしばしば観察される，アデノシン感受性 AT がある．中隔起源の AT は右房，左房にほぼ同時に興奮が伝播することから，P 波の幅が短くなる．洞調律では P 波幅120ms 程度であるが，アデノシン感受性 AT では80ms 程度となる．

## C 房室結節リエントリー性頻拍と房室回帰性頻拍の鑑別

◆通常型房室結節リエントリー性頻拍(typical AVNRT)は，房室結節とその周囲の移行組織を含むリエントリー回路をもつ．心房と心室はほぼ同時に興奮するため，頻拍中の12誘導心電図においては，通常 P 波は QRS 波形に埋没して，観察することができない(図9-5)．逆行性 P 波は，$V_1$誘導の QRS の一部が RSr' として観察されることもある．

◆一方，房室回帰性頻拍(AVRT)は，心房，房室結節，心室，副伝導路を伝導し，ヒトに発生するリエントリー性頻拍としては最も大きな回路を呈する．副伝導路に逆行性伝導を伴うことが AVRT 発生の条件であり，洞調律中にデルタ波(Δ 波)が確認されている顕在性 WPW 症候群(Wolff-Parkinson-White syndrome)のケースでは，副伝導路の逆行性伝導を介した AVRT である可能性が高い．しかし，順行性伝導をもたない不顕性 WPW 症候群もあり，必須条件ではない．逆にいえば，Δ 波をもたない不顕性 WPW 症降群でも，逆行性伝導を伴えば，AVRT は出現する(図9-6)．

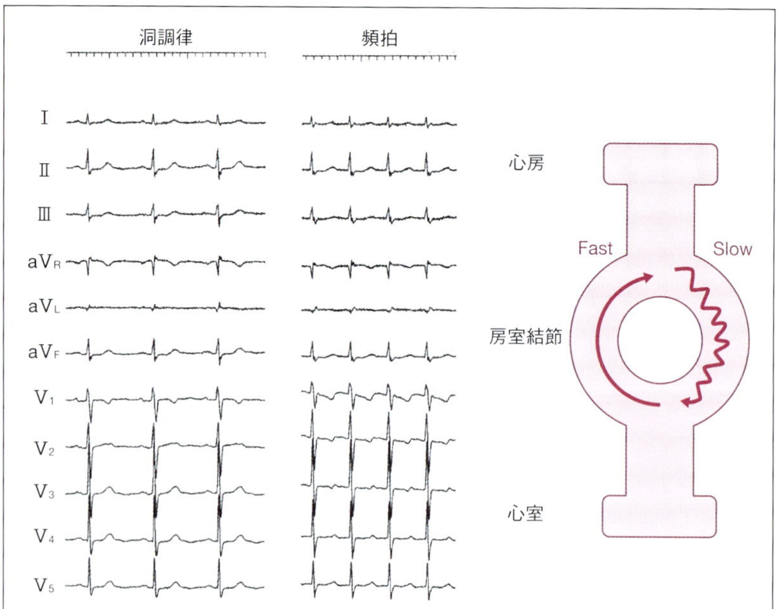


図9-5　房室結節リエントリー性頻拍(AVNRT)の心電図とリエントリー回路
AVNRT では，房室結節周囲に限定したリエントリー回路を呈し，心房と心室はほぼ同時に興奮する．そのため，QRS と P 波は重なってしまい，認識することが困難である．

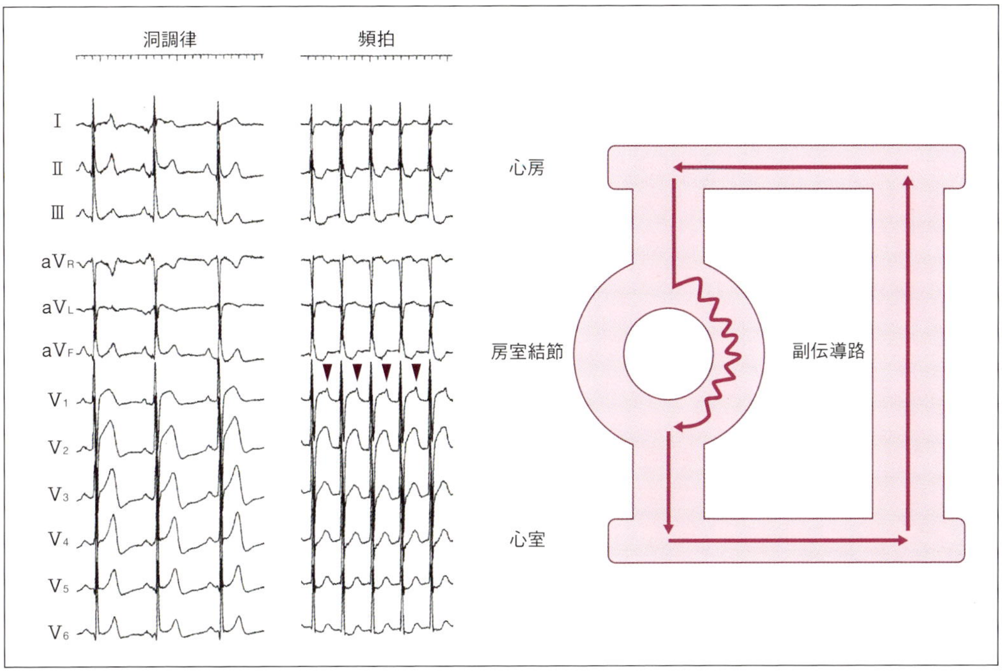


図9-6 房室回帰性頻拍（AVRT）の心電図とリエントリー回路
洞調律中はΔ波を認めず，潜在性 WPW 症候群である．頻拍中には QRS 直後に P 波（逆行性 P 波）を認める．AVRT は，心房，房室結節，心室，副伝導路の順に興奮し，副伝導路の部位が心房の最早期興奮部位となるため，QRS の直後に P 波を認める．左房に付着する副伝導路を反映し，P 波形は $V_1$ で陽性（►），$V_5$，$V_6$ では明らかではない．

◆ AVRT では，頻拍中，心室，副伝導路，心房の順に伝導し，QRS の後ろに P 波（逆行性 P 波）が観察できる．頻拍中の QRS 直後に P 波を観察することで，AVNRT と AVRT をある程度鑑別可能である．左側副伝導路の場合，副伝導路の心房端を最早期興奮部位として，左房から右房へ伝導するため，$V_1$ 誘導では陽性，$V_5$，$V_6$ 誘導では陰性 P 波を認める．また，P 波のタイミングは，$V_5$，$V_6$ 誘導より $V_1$ 誘導で遅れる．

◆ AVNRT においても，P 波のタイミングは房室結節逆伝導の伝導速度や心房内伝導に依存するため，逆行性 P 波が観察されることがある．したがって，P 波が見えないときには AVNRT である可能性が高いが，P 波が確認される場合，診断特異性は低下する．

## D AVNRT と接合部頻拍の鑑別

◆ 接合部異所性頻拍 junctional ectopic tachycardia（JET）は，小児，ジギタリス中毒，His 束の障害（大動脈弁手術，サルコイドーシスなど）に認められる，まれな頻拍である．P 波を伴わない narrow QRS 頻拍をきたすため，AVNRT との鑑別を要する．房室解離を認めれば，接合部頻拍である可能性が高いが，AVNRT においても理論的には認められる所見である．アデノシンで停止することも，AVNRT と同様である．

# E long RP 頻拍の鑑別

◆P 波が QRS の前にある，いわゆる long RP 頻拍の場合は，①心房頻拍(AT)，②fast-slow 型 AVNRT，③PJRT (permanent junctional reciprocating tachycardia)の可能性を考える．

◆心房頻拍は，前述したように，心房の巣状興奮(異常自動能ないし撃発活動)もしくはリエントリーを機序とする頻拍で，洞調律時と同様に刺激伝導系を順行性伝導するため，P 波が QRS に先行する．

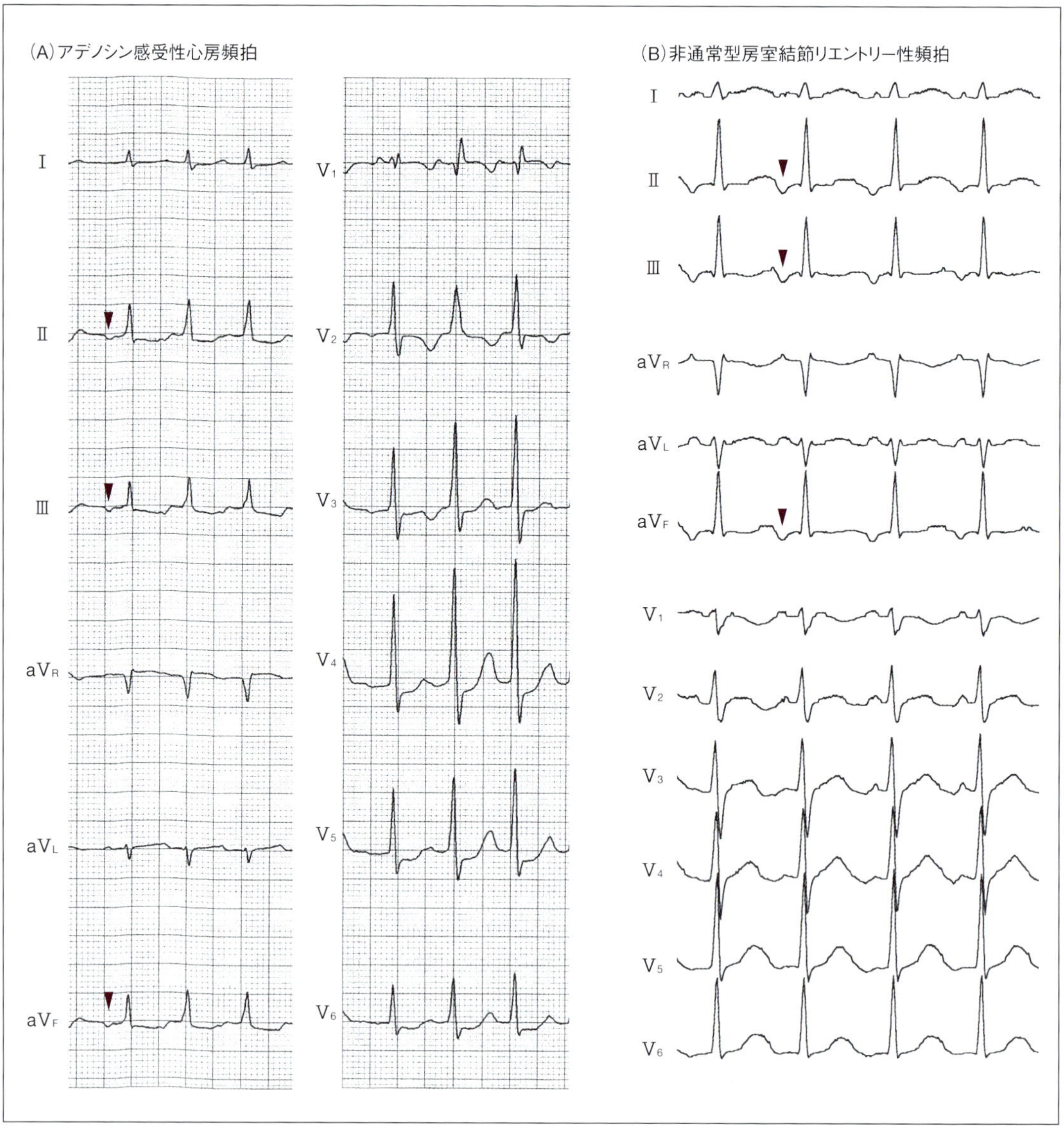


図9-7 long RP頻拍の鑑別

それぞれ，アデノシン感受性心房頻拍(A)，非通常型房室結節リエントリー性頻拍(B)を示す．それぞれ同様に，Ⅱ，Ⅲ，aVF 誘導で陰性 P 波を示すが(►)，心房頻拍において，より P 波の幅が狭い．これは，その起源が房室結節近傍中隔であることから，両心房に同時に興奮が伝導するためと考えられる．非通常型 AVNRT においては，冠動脈洞入口部の遅伝導路が頻拍の最早期となることから，中隔，左房を上行性にまず興奮すると考えられる．それを反映し，$V_1$誘導では陽性，$V_5$，$V_6$誘導では陰性 P 波を示す．

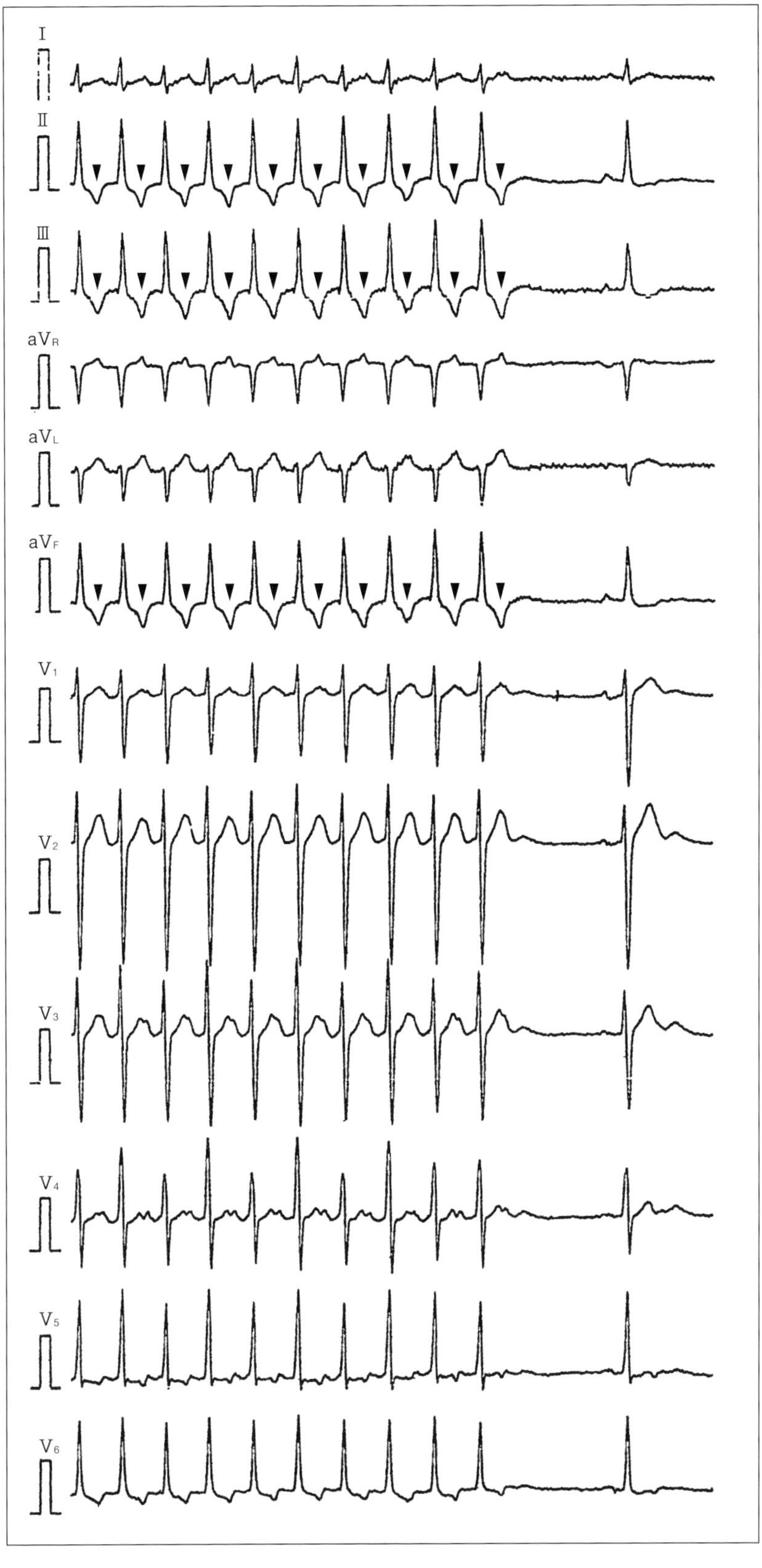


図9-8　PJRTの心電図

頻拍中はII，III，aVF 誘導で陰性P波(►) を認める(洞調律時と比較して陰性 T 波が深くみえる).

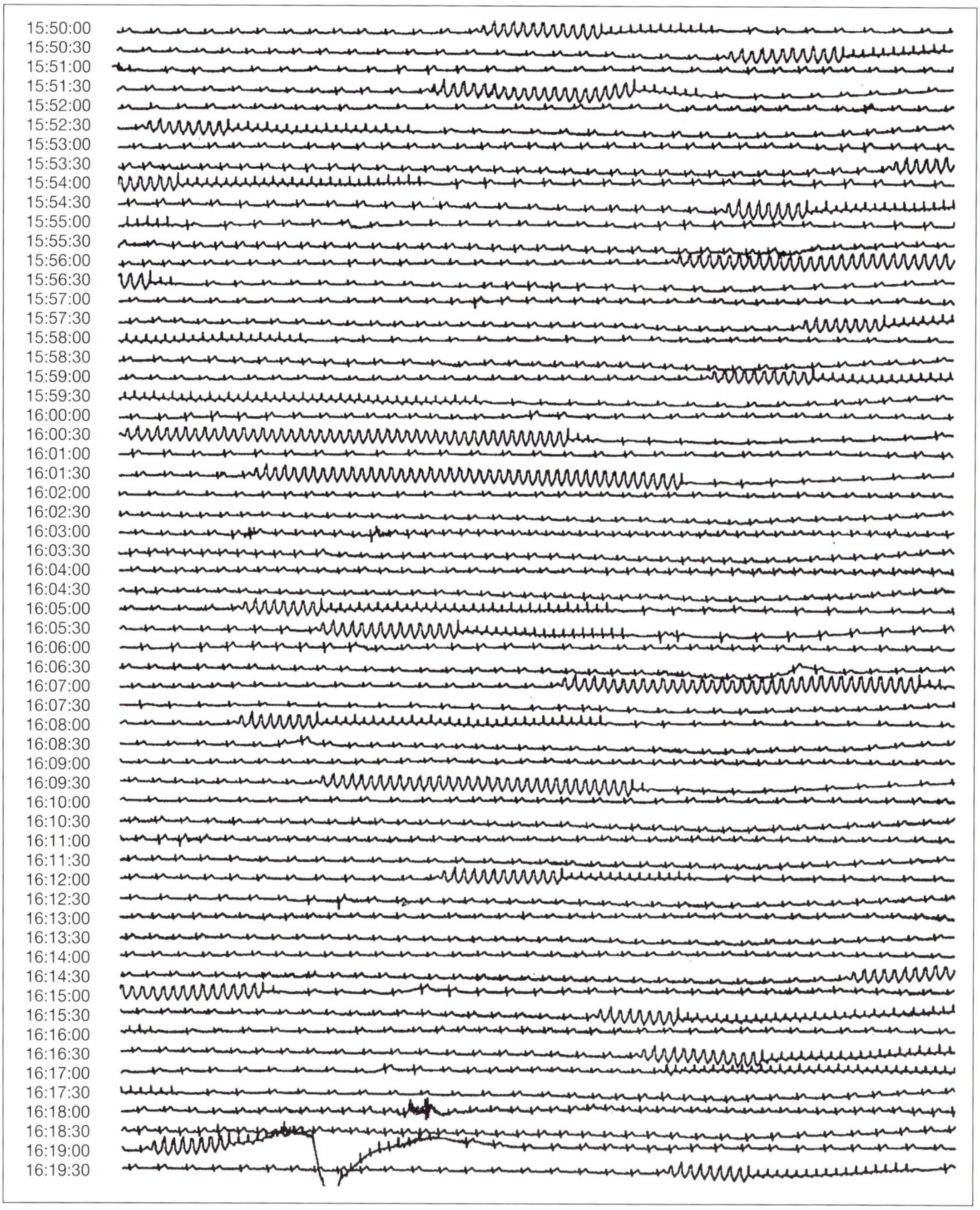


**図9-9　経時記録でみられたPJRT**

このような頻拍を繰り返し発生することが特徴である．

◆非通常型(fast-slow 型)AVNRT は通常型 AVNRT とは逆に，速伝導路(fast pathway)を順行性に，遅伝導路(slow pathway)を逆行性に伝導する頻拍であり，AVNRT の10% 程度に認めるとされる．逆行性伝導が遅く，順行性伝導が良好なため，P 波が QRS の前に認められる．遅伝導路は，右房後中隔の冠状静脈洞周囲に分布し，頻拍中の心房最早期興奮部位は右房後中隔である．そのため，P 波はⅡ，Ⅲ，aV$_F$ 誘導で陰性になることが多い（p.84，図9-7）．

♦ PJRT は当初，接合部頻拍と定義されたが，実際には，減衰伝導特性をもつ逆行性副伝導路を介した AVRT の亜型である．逆行性伝導に減衰伝導特性をもつため，洞調律中に副伝導路に入ったインパルスが，徐々に心室から心房へ伝導し，頻拍に至る．したがって，洞調律から頻拍を incessant に繰り返す特徴をもつ（図9-8，図9-9）．

**専門家の目のつけどころ**

- narrow QRS 頻拍は血行動態的には安定していることが多く，落ち着いて診断できる．
- narrow QRS 頻拍の鑑別は，P 波と QRS の関連性に目をつける．
- 心房のみで発生しているのか，房室結節・心室も頻拍回路に含まれるのかが肝要．

（里見和浩）

CONFIRMED

# 10 副伝導路の関与を読めるか？

## はじめに

◆心電図から副伝導路の関与を見きわめるには，副伝導路の種類や起源，不整脈発生における機序を理解する必要がある．本章では，これらの点について心電図診断に基づいて解説し，副伝導路の関与について理解を深めていただく．

## A 副伝導路

◆従来から副伝導路は，Kent 束，Mahaim 線維，James 線維に分類されていた．Kent 束は房室間を結ぶ副伝導路であり，WPW 症候群（Wolff-Parkinson-White syndrome）でみられる副伝導路として知られ，最も頻度が高い．Mahaim 線維は，房室結節と心室や束枝間の副伝導路と理解されていた古典的な概念より，右房と束枝間，あるいは右房と右室間の減衰伝導特性を示す副伝導路と近年では考えられている．James 線維は心房から連結する結節内の副伝導路として知られている．

◆WPW 症候群は，Kent 束による房室伝導により引き起こされる，心電図異常や頻脈性不整脈を呈する症候群である．本疾患の7～20％に先天性心疾患を合併し，そのなかでも最も頻度が高いのはエプスタイン奇形である．副伝導路を介する頻拍発作の多くが WPW 症候群によるため，心電図所見から副伝導路，とくに Kent 束の関与についてどのように判読していくかが重要である．

## B 副伝導路による心電図異常

◆WPW 症候群は，心室早期興奮を示す心電図所見より診断される．すなわち，①PR 間隔の短縮（≦0.12秒），②QRS 時間の延長（≧0.12秒），③QRS 初期のデルタ波（Δ波）といった3つの異常所見より，顕性化した WPW 症候群が診断される．なお，このΔ波の大きさは，Kent 束における心室早期興奮の程度により決まる．

◆WPW 症候群では，Kent 束の伝導が心房から心室への順伝導を認めず，心室から心房への逆伝導のみを示すこともあり，このような場合はΔ波を認めないため，潜在性 WPW 症候群と称されている．このような例では，正方向性房室リエントリー性頻拍による頻脈発作の発症により，初めて気づかれることがある．

◆また，間歇的に Kent 束の順行性伝導を認める場合や，心房性期外収縮の出現に伴い Kent 束による早期興奮が優位となる場合は，副伝導路の関与ばかりでなく，12誘導心電

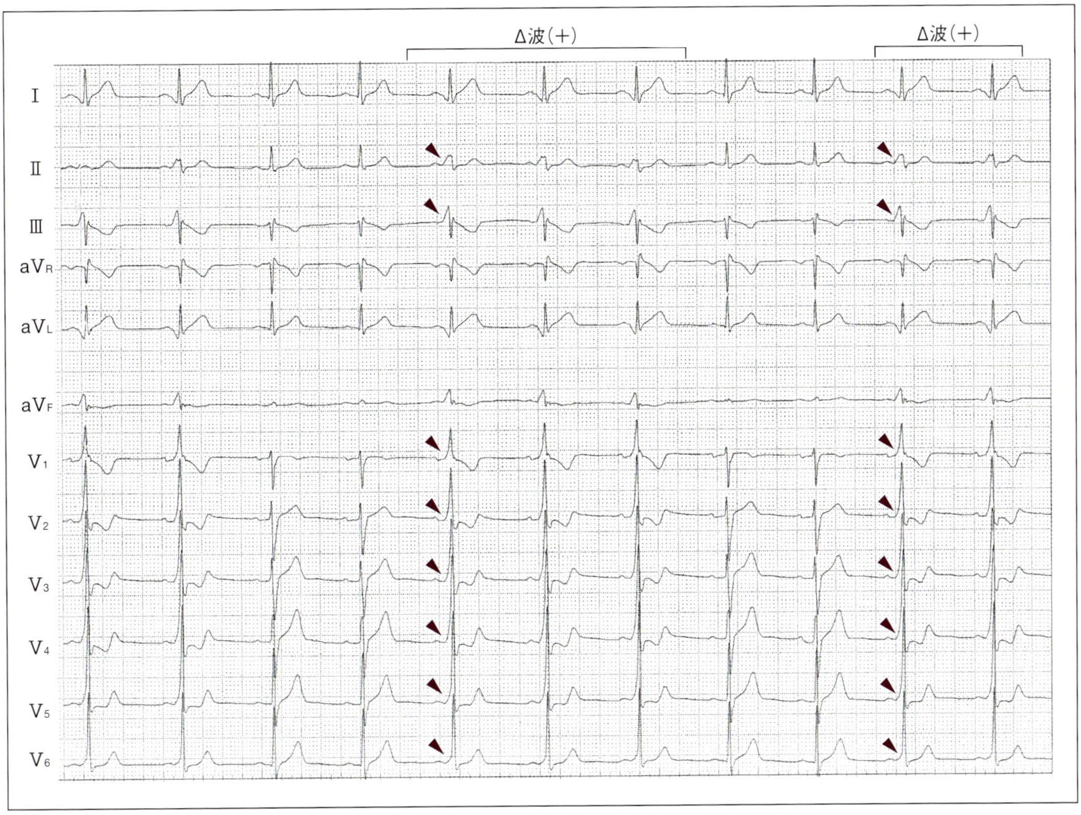


図10-1　間歇性WPW症候群の心電図

図記録によりKent束の存在部位の判定も可能となる．図10-1に間歇性WPW症候群の心電図を示すが，Δ波が消失および出現を繰り返す様子が認められた．Δ波の極性からKent束は左側側壁に局在していた．

◆ Kent束の存在部位の診断は，WPW症候群に伴う頻拍の発症様式や維持にも関係し，かつ近年，本疾患に最も有効とされているカテーテルアブレーション術の成績にも影響してくるため，きわめて重要である．12誘導心電図にみられる $V_1$ のΔ波の極性より，古くから，R型，rS型，QSまたはQr型の3型に分類され，それぞれをA，B，C型とし，Kent束の局在部位は左室(僧帽弁輪)，右室(三尖弁輪)，中隔領域と考えられていた．さらに，Gallagherらは手術時に得られたKent束の存在部位から，12誘導心電図上のΔ波の初期40msの平均ベクトルより求めたΔ波の極性を用い，Kent束の存在部位の診断法を明らかにした[1]．

◆ しかしその後，カテーテルアブレーションの進歩により，さらに精度の高いKent束の局在診断につながるアルゴリズムが報告された[2](図10-2)．図10-3にWPW症候群例のアブレーション時の心電図を示すが，PQ短縮，Δ波，QRS間隔の延長を認め，Δ波の極性からKent束が右側側壁に局在していることが推測された．同部位のアブレーションにより8秒後にKent束は離断され，正常房室伝導を示し，PQ間隔は正常化し，Δ波は消失した(図10-3，＊印)．

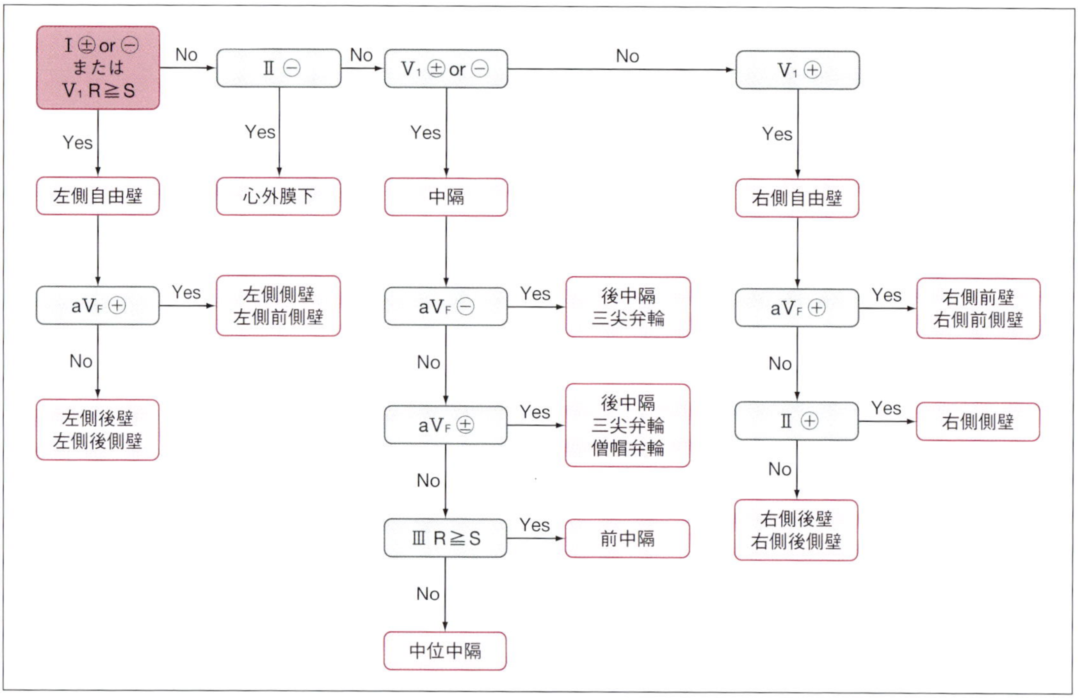


図10-2　12誘導心電図におけるΔ波の極性によるKent束部位の段階式診断法

［Arruda MS, et al.: J Cardiovasc Electrophysiol, 9: 2-12, 1998 を一部改変］

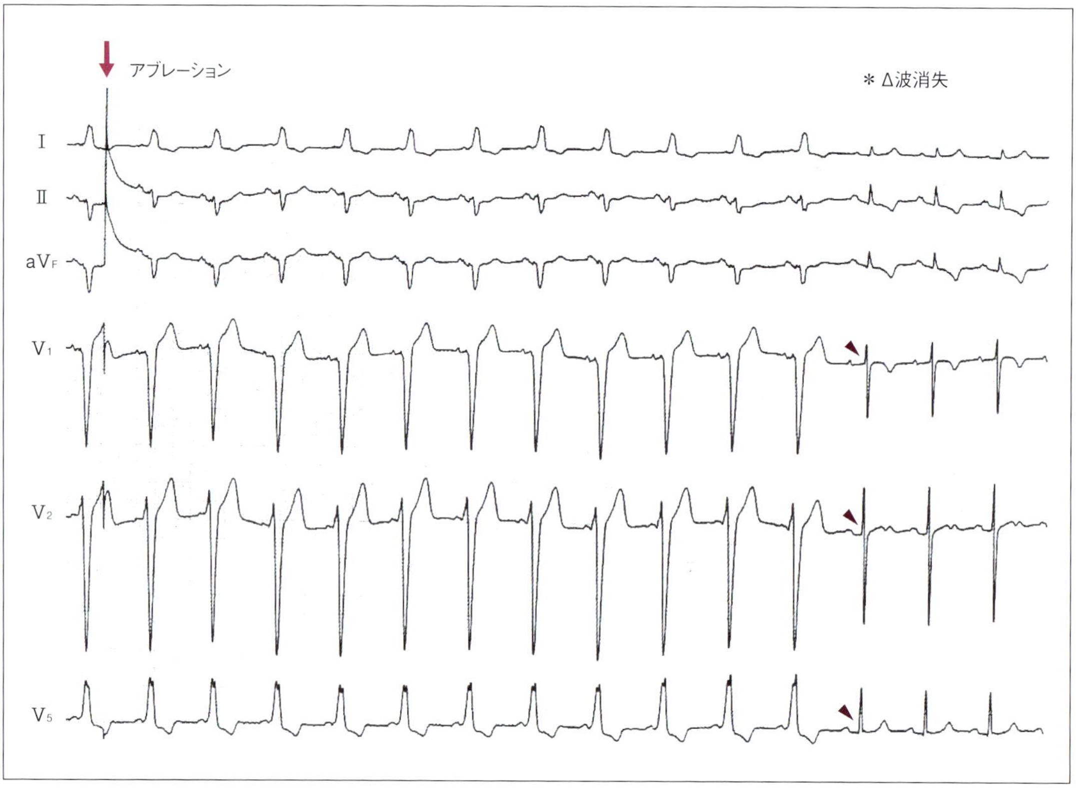


図10-3　WPW症候群に対するカテーテルアブレーション

# C 副伝導路を介する頻拍を見きわめる

◆副伝導路を介する頻拍は，図10-4に示すように，機序から大きく3つに分類される．すなわち，正方向性および逆方向性房室リエントリー性頻拍(図10-4 A および B)と，副伝導路を順行性に伝導するその他の上室頻拍に分けられる(図10-4 C)．それぞれについて説明する．

## 正方向性房室リエントリー性頻拍

◆最も頻度が高いのは，正方向性(orthodromic)房室リエントリー性頻拍であり，120～250/分の規則正しい narrow QRS 頻拍を示す．心房興奮が房室結節，His 束と正常の房室伝導系を順行性に伝導し，さらに心室に達した興奮が Kent 束を逆行性に伝導することにより回帰する．この場合は，図10-5に示すように頻拍の QRS 波の後ろに逆行性 P 波(►)が検出されることにより，Kent 束の関与が予測される．

◆さらに，正方向性房室リエントリー性頻拍中に Kent 束と同側の脚ブロックを生じた場合に，頻拍周期が延長する現象が認められることがある[3](Coumel 現象)．図10-6に典型例を示す．この症例は左側前側壁に Kent 束を有する潜在性 WPW 症候群であり，正方向性房室リエントリー性頻拍出現時に左脚ブロックが生じた．頻拍周期は，左脚ブロック出現時が350ms であり，左脚ブロック消失後310ms へ低下し，左脚ブロック出現により頻拍周期は40ms の増加を認めている．つまり頻拍は，左脚を介して左側の副伝導路を逆行性に伝導していた回路が，左脚ブロックにより右脚を迂回して中隔を経て左側の副伝導路に伝導したことにより，頻拍周期が延長したことを意味している(図10-7)．

◆このことは，右側副伝導路を逆行性に伝導する正方向性房室リエントリー性頻拍についても同様であり，右脚ブロックを介することにより左脚を迂回することで，頻拍周期は延長する．つまり，脚ブロックが生じ，頻拍周期が延長した場合は，脚ブロックを呈した側に副伝導路が存在することが示唆される．

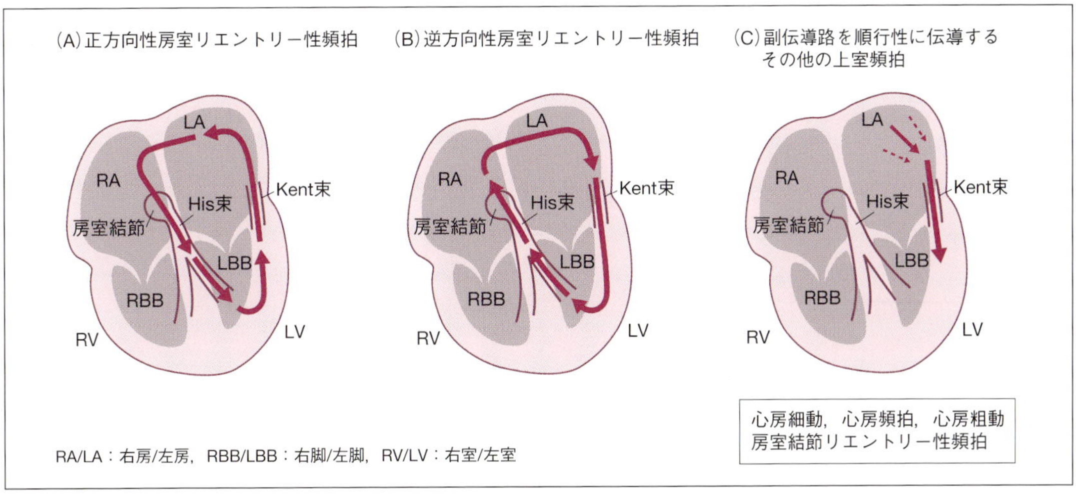


図10-4　副伝導路(Kent束)を介する頻拍の機序

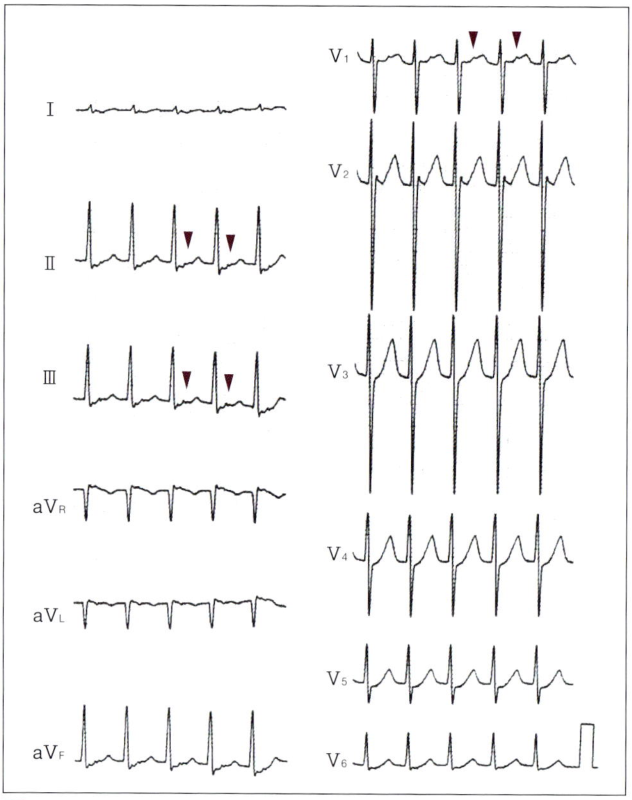


図10-5　正方向性（orthodromic）房室リエントリー性頻拍の心電図

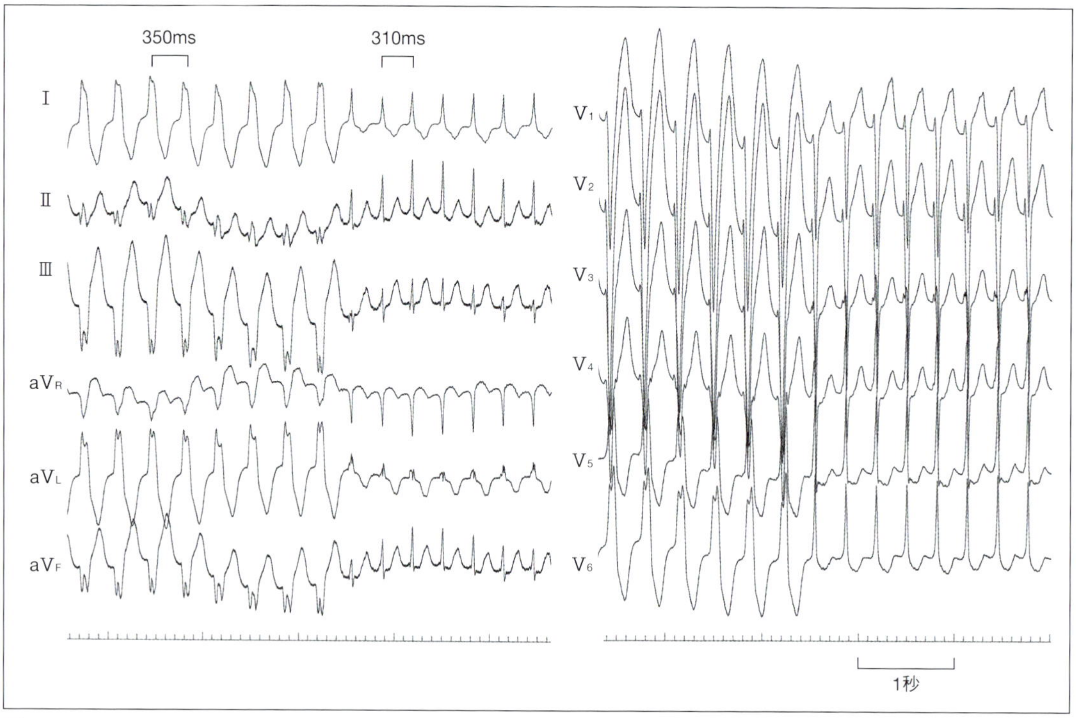


図10-6　左脚ブロック出現時の正方向性房室リエントリー性頻拍の心電図

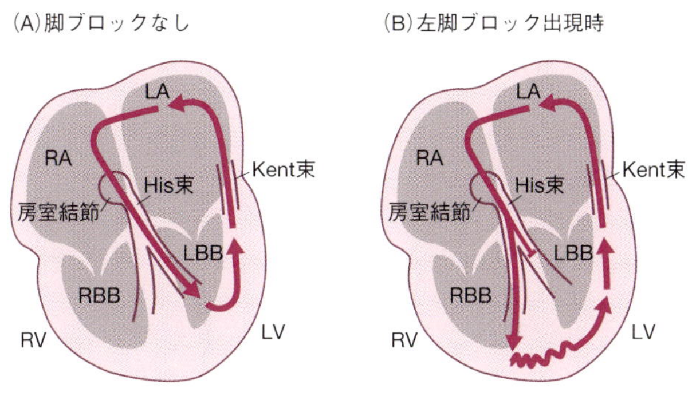


図10-7　Coumel現象の機序（正方向性房室リエントリー性頻拍周期における脚ブロックの影響）

## 逆方向性房室リエントリー性頻拍

◆逆方向性（antidromic）房室リエントリー性頻拍は，正方向性とは逆に，順行性に Kent 束を，逆行性に房室結節伝導を回帰する頻拍であり（図10-4 B），きわめてまれであるが，めまい感や失神など症状を伴いやすい．

◆図10-8に本頻拍を生じた例を示す．洞調律時心電図（図10-8 A）では，Δ波は $V_1$誘導にてほぼ QS 型，Ⅰ誘導で陽性，Ⅱ誘導で陰性を示し，Kent 束の存在部位は心外膜下が疑われた．頻拍時心電図（図10-8 B）は wide QRS 波形を示しており，心室頻拍との鑑別が必要となる．その場合，以下に示す3つのステップで鑑別していく．それぞれが満たされない場合，心室頻拍が否定され，逆方向性房室リエントリー性頻拍と診断できる．

①$V_4$～$V_6$誘導の QRS 波形の陰性部分の電位が大きい．これは，房室弁輪直下の心筋から興奮する副伝導路では，心基部から心尖部へ興奮が伝播するため，逆に $V_4$～$V_6$誘導で陽性波が大きくなる．
②$V_2$～$V_6$誘導の1つあるいはそれ以上の誘導で QR 型を呈する．
③房室解離を示す場合である．

◆本頻拍においては，③は判定不能だが，①と②は当てはまらない．つまり，頻拍の QRS 波形からも，逆方向性房室リエントリー性頻拍と診断できる．本例はカテーテルアブレーション時，中心臓静脈（middle cardiac vein）に局在する Kent 束を順行性に伝導する頻拍と判明され，同部位に対する焼灼にて根治された．

## 副伝導路を順行性に伝導するその他の上室頻拍

◆逆方向性房室リエントリー性頻拍以外に副伝導路を順行性に伝導する上室頻拍には，心房細動，心房頻拍，心房粗動，房室結節リエントリー性頻拍が認められる（図10-4）．心拍数は Kent 束の不応期の程度によって，副伝導路と房室結節を介する伝導の競合により規定される．

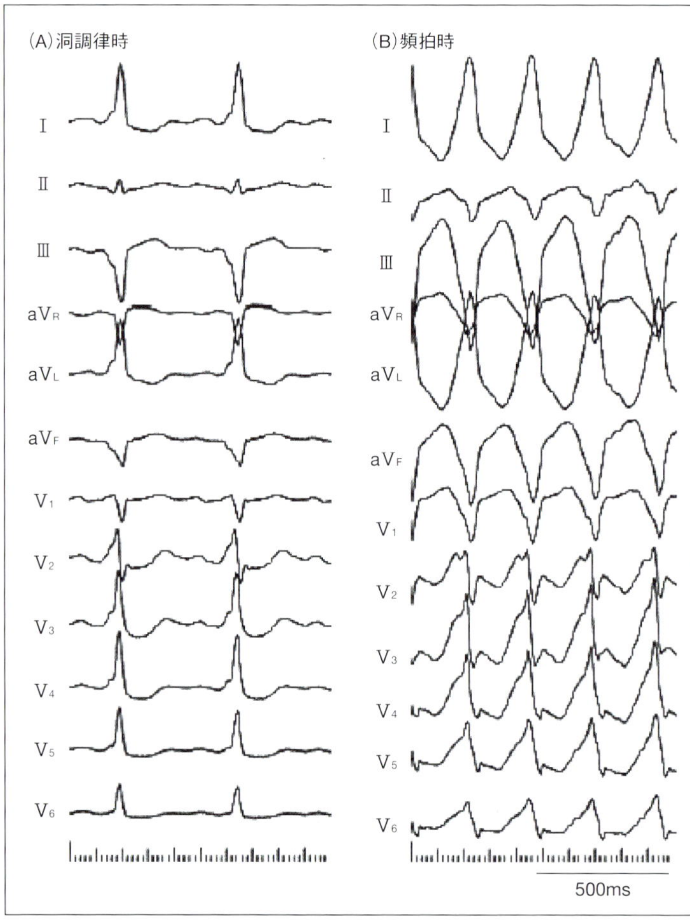


図10-8　逆方向性房室リエントリー性頻拍の心電図

◆とくに，心房細動は WPW 症候群でしばしば遭遇する頻脈性不整脈であり，心房興奮が短い不応期で良好な伝導性を示す Kent 束を介して房室伝導する場合，QRS 波は幅広くなり，偽性心室頻拍(pseudo VT)を呈する．さらに，心室応答が著明に上昇すると，まれに心室細動に移行することがある．その際，偽性心室頻拍と心室頻拍との鑑別が重要となる．偽性心室頻拍のリズムは心房細動に伴う絶対性不整脈を呈し，不規則性となることから，規則的なリズムを呈する単形性心室頻拍とは鑑別可能である．

◆顕性 WPW 症候群の洞調律時(図10-9 A)，ならびに偽性心室頻拍時(図10-9 B)の心電図を示す．頻拍時の QRS 波は幅広いが形状は不ぞろいで，RR 間隔が不規則(絶対性不整脈)であることから，基本調律は心房細動であり，QRS 波の初期にΔ波が見られ，最短 RR 周期は320 ms を示している．

◆また，リズムが規則性を示さない多形性心室頻拍と鑑別する際は，頻拍の QRS 波の極性に注目する必要がある．偽性心室頻拍の QRS の極性は，ある程度は一定しているが(図10-9 B)，多形性心室頻拍では変動しやすく，QRS 極性の変動の程度から両者の鑑別が可能となる．なお，頻拍発生前の洞調律時の心電図記録が得られている場合は，頻拍の QRS

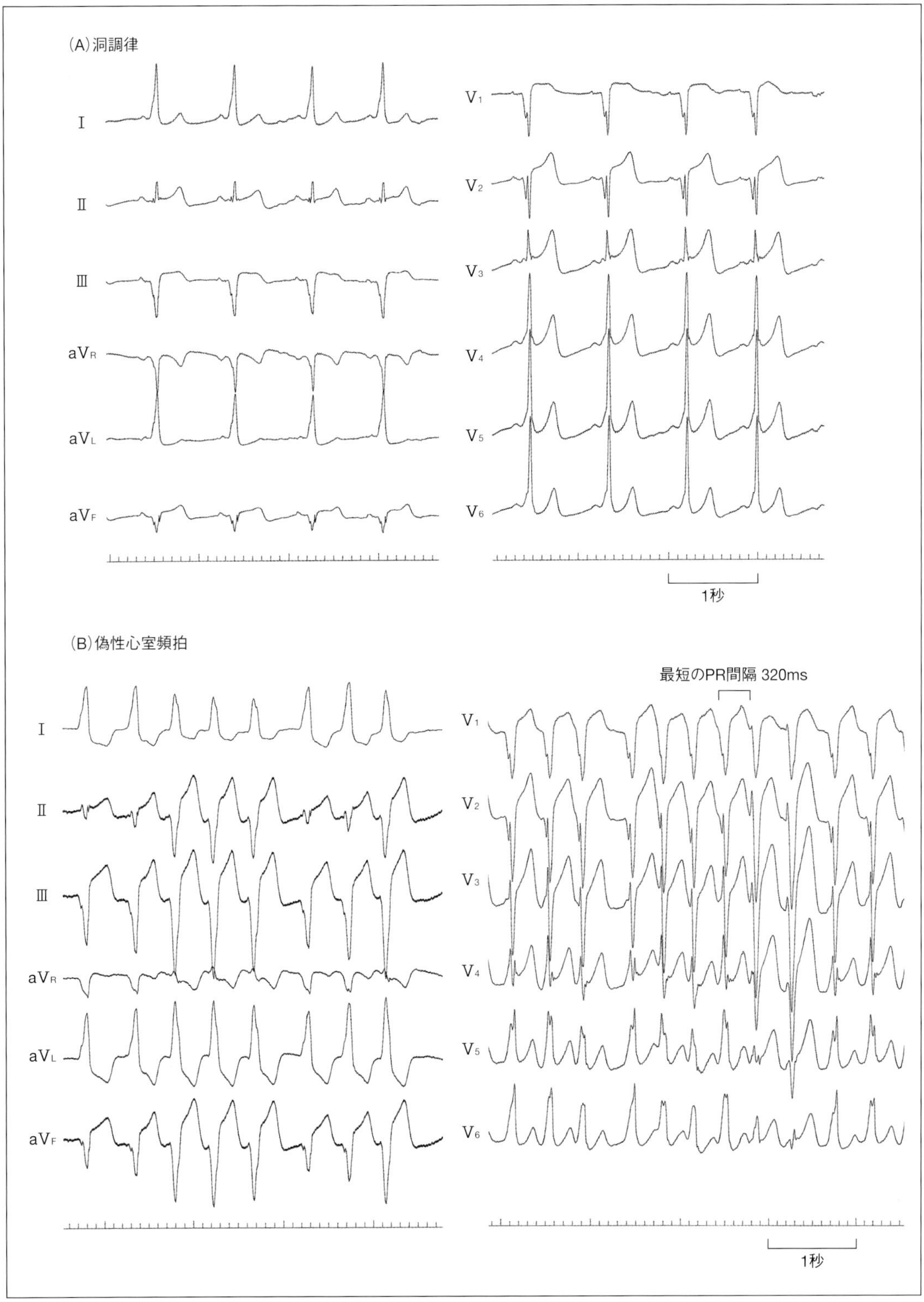


**図10-9 WPW症候群でみられる頻脈性心房細動**

(A)三尖弁輪後中隔に Kent 束が局在した顕性 WPW 症候群の心電図．(B) WPW 症候群に生じた心房細動(偽性心室頻拍)．

波形の極性が洞調律時と近似するため，偽性心室頻拍と診断できる．

◆心室細動の発症のリスクは，Kent 束の順行性不応期が短いこと（＜250ms）に加え，複数の Kent 束を有する例，心房細動時の最短 RR 間隔が250ms 以下の場合や，心停止の既往を有する例では高くなる．したがって，Kent 束の順行性不応期を非侵襲的検査によって予測することは，突然死のハイリスク群の検出に，とくに有用である．

◆運動負荷試験やホルター心電図によりΔ波の一過性消失が認められる例においては，Kent 束の不応期は長く，順行性伝導能は不良であり，一般にハイリスク群ではないことが予測できる．また，Kent 束の順行伝導能を評価する方法として，薬物負荷法ではプロカインアミド（10 mg/kg）静注が用いられ，Δ波が消失する例では Kent 束の順行性不応期は長い（＞270ms）とされている．

## おわりに

◆以上，副伝導路の関与を早期に見きわめ，頻拍の機序を明らかにすることはきわめて重要であり，アブレーション治療による根治につながる．

**専門家の目のつけどころ**

**副伝導路（Kent 束）の関与を見きわめるコツ**

①副伝導路の種類や起源や不整脈発生の機序を理解する必要がある．
②間歇的に，あるいは心房期外収縮の出現に伴い，Kent 束の順行性伝導が認められ，顕性化することに注目すべきである．
③正方向性房室リエントリー性頻拍の判定には，逆行性 P 波に注目し，脚ブロック出現時に頻拍周期が延長した場合は脚ブロックを呈した側に副伝導路が存在すること（Coumel 現象）を念頭に入れるべきである．
④逆方向性房室リエントリー性頻拍と心室頻拍の鑑別の際には，房室解離の有無と，胸部誘導の QRS 波形に注目すべきである．
⑤Kent 束を順行性に伝導する心房細動は，偽性心室頻拍（pseudo VT）を呈することがあり，突然死（心室細動）発症のリスク判定には Kent 束の順行性伝導を評価する必要がある．

（西﨑光弘）

### 文　献


1）Gallagher JJ, et al.: Prog Cardiovasc Dis, 20: 285-327, 1978.
2）Arruda MS, et al.: J Cardiovasc Electrophysiol, 9: 2-12, 1998.
3）Coumel P and Attuel P: Eur J Cardiol, 1: 423-436, 1974.

CONFIRMED

# 11 上室期外収縮から起源を推定する

YN

## はじめに

◆ 上室期外収縮は頻度の高い疾患である．有症候性の上室期外収縮や，心房細動のトリガーとなる上室期外収縮に対して，カテーテルアブレーションによる治療介入を検討する際には，その心房波（P' 波）の極性から上室期外収縮の起源を推定することがきわめて重要となる．上室期外収縮の起源を推定するためには，右心房と左心房の解剖学的な位置関係ならびに上室期外収縮の好発部位を理解し，好発部位における特徴的な心電図の成因を理解することが不可欠となる．

## A 基本調律のP波の成因を考える

◆ 上室期外収縮の起源を P' 波から推定するためには，右心房と左心房の解剖学的な位置関係および右心房と左心房間の伝導様式，ならびに基本調律（洞調律）の心房波（P 波）の成因を理解することが必要である．

◆ 胸郭内において，左心房と右心房は左右の位置関係ではなく，左心房は右心房の左背側に位置している（図11-1）．洞結節から生じた興奮は，おもにバッハマン束（Bachmann 束）とよばれる右心耳と左心耳の基根を横走する筋束，もしくは冠静脈洞を介して，左心房に

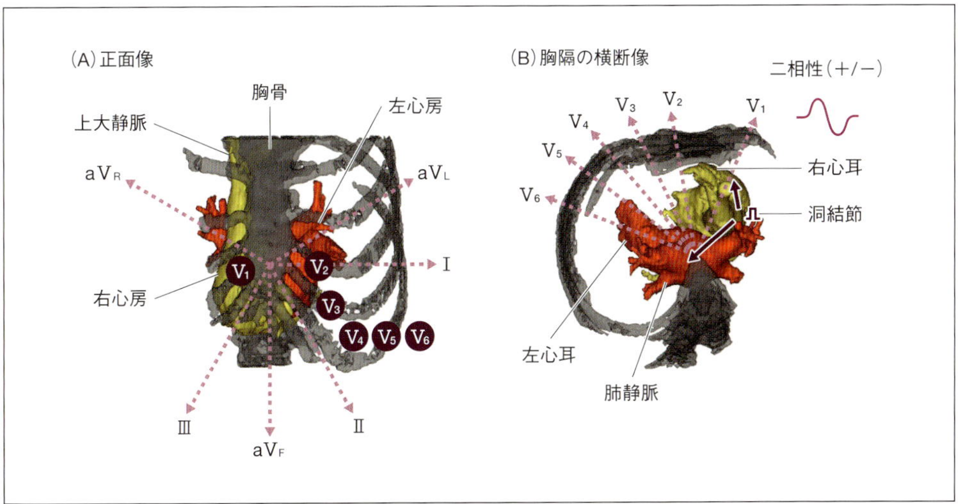


図11-1 胸郭内における右心房ならびに左心房および体表12誘導心電図における各誘導との関連を表したシェーマ

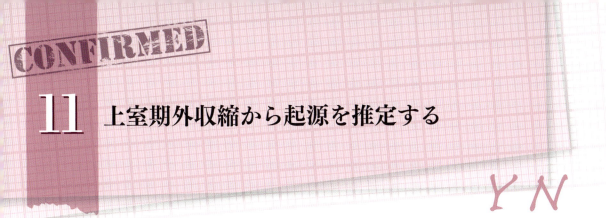

伝導する．そのため，右心房から左心房に向かう興奮は，胸郭の右前方から左後方に向かうベクトルを示す．

♦ 右前胸部に位置する $V_1$ 誘導は，右心房から左心房に向かう興奮を最も大きく記録する誘導であり，上室期外収縮の起源を推定するうえでも重要な誘導となる（本章にて後述）．洞調律における $V_1$ 誘導は，多くの場合二相性（陽性／陰性）を示す．初期の陽性成分は，上大静脈－右心房接合部の前外側に位置する洞結節で生じた興奮が，前方の右心耳に向かう（$V_1$ 誘導に近づく）ベクトル成分を反映しており，後半の陰性成分は，洞結節からの興奮がバッハマン束を介して左心房に向かう（$V_1$ 誘導から遠ざかる）ベクトル成分を反映している．

## B 上室期外収縮の起源を推定する

♦ 上室期外収縮を認めた場合には，次のような点に着目しながら起源の推定を行っていく．

①P' 波の極性
②P' 波の幅
③先行する P 波からの連結期

### P' 波の極性

♦ 上室期外収縮の起源を推定するうえで大切なことは，右房起源なのか左房起源なのかを見きわめることである．最も参考となるのが，$V_1$ 誘導の P' 波の極性である．$V_1$ 誘導は，右心房から左心房，もしくは左心房から右心房に向かう興奮が大きく記録される誘導であり，上室期外収縮が先行する T 波と重なる場合においても，P' 波の極性を判別できることが多い．

♦ Ⅰ，$aV_L$ 誘導の P' 波の極性は，心房内の興奮が左から右，もしくは右から左に伝導していることを理解するうえで参考となるが，左心房にある右上肺静脈を起源とする上室期外収縮においては，右心房を起源とする上室期外収縮と同様に，Ⅰ，$aV_L$ 誘導の P' 波が陽性を示すために，上室期外収縮の起源が右心房にあるのか左心房にあるのかを見きわめるには，適さない．

♦ $V_1$ 誘導の P' 波の極性は，次の 4 つの型に分類（図 11-2）される．

①陽性
②二相性（陽性／陰性）
③二相性（陰性／陽性）
④陰性

♦ 原則的に，$V_1$ 誘導の P' 波が，①陽性を示す場合には，心房興奮が左背側から右前方に向かうベクトルを反映しており，左房起源の上室期外収縮と推定される．②二相性（陽性／陰性）を示す場合には，洞調律と同様の極性であり，右房起源の上室期外収縮で認められる．③二相性（陰性／陽性）を示す場合には，極性が洞調律と反対となり，左房起源の上室期外収縮で認められる．④陰性を示す場合には，心房興奮が前胸部から左背側に遠ざかる

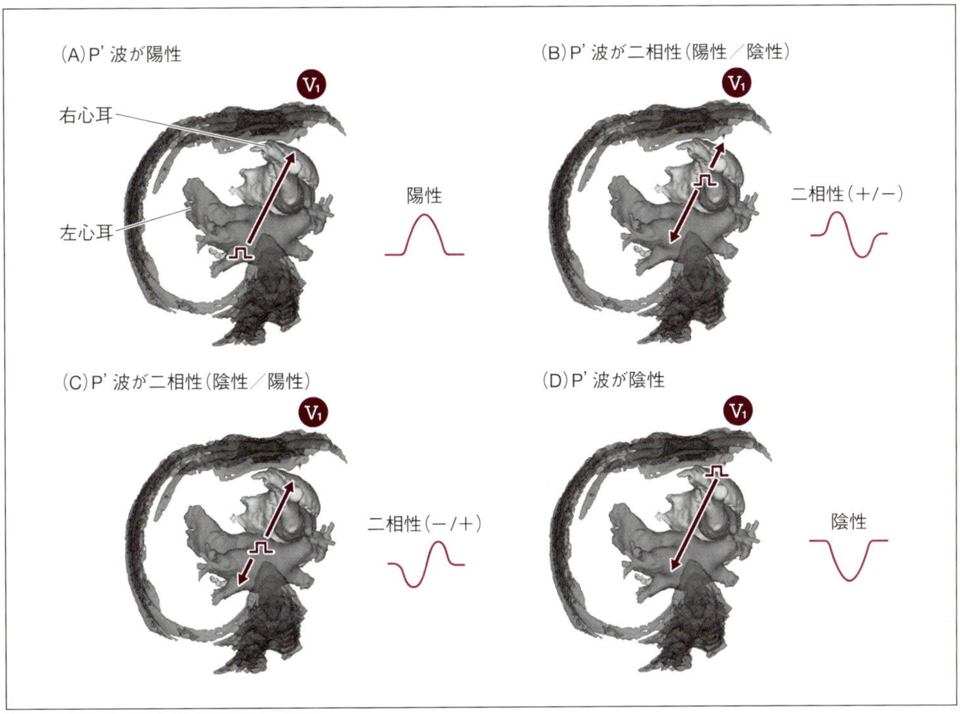


図11-2　上室期外収縮の起源と$V_1$誘導のP' 波の極性の関係

ベクトルを反映しており，右房起源の上室期外収縮で認められる．

◆ただし，心臓の counter-clockwise rotation により洞調律時の P 波がすでに陽性である場合には，$V_1$誘導の極性のみから左心房起源の期外収縮を推定することは困難である．

◆つぎに，下壁誘導(Ⅱ，Ⅲ，$aV_F$ 誘導)に注目する．P' 波が陽性もしくは陰性であるかということに加えて，P' 波の波高が洞調律の P 波高と比較して相対的に高いかどうかを観察する．洞調律の P 波高より高い P' 波高を認める場合には，洞結節より高位の上大静脈を起源とする上室期外収縮を疑う．深い陰性の P' 波を認める場合には，冠静脈洞入口部や三尖弁輪の低位を起源とする上室期外収縮を疑う．

## P' 波の幅

◆P' 波が明瞭に認識できる場合には，下壁誘導における P' 波の幅を洞調律の P 波と比較する．洞調律の P 波と比較して P' 波の幅が短縮している場合には，右心房と左心房の興奮が同時相に生じていることを反映しており，上室期外収縮の起源が心房中隔近傍であることを示唆している．

## 先行するP波からの連結期

◆先行する P 波から P' 波の連結期は，上室期外収縮の起源を推定するうえで参考となる．上室期外収縮が，先行する T 波に重なるタイミング(“P on T”)で認められる場合には，P' 波の極性を判別することはしばしば困難となるが，P' 波が重なっていない T 波と比較す

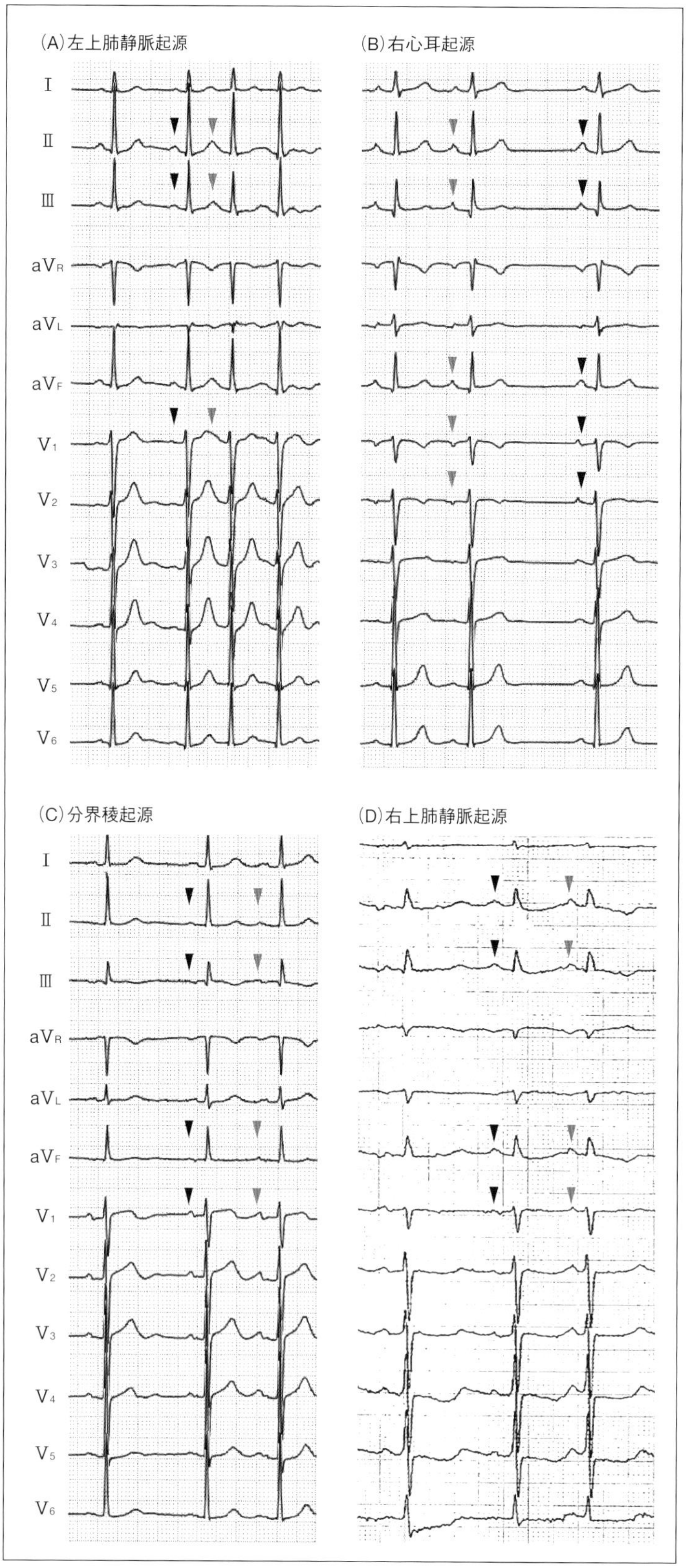


**図11-3　左上肺静脈，右心耳，分界稜，右上肺静脈を起源とする上室期外収縮**

(A)左上肺静脈，(B)右心耳，(C)分界稜，(D)右上肺静脈．図中の►は洞調律のP波，►は上室期外収縮のP'波を示す．

ることにより，T 波に埋没している P' 波を認識することができる（図11-3 A）．

♦ 上室期外収縮の連結期が短いということは，上室期外収縮の起源となる心筋の有効不応期が短いということを表している．肺静脈に迷入した心房筋の有効不応期は，心房の他の部位と比較して短いことが知られており，"P on T"の様式で出現する上室期外収縮の多くは，肺静脈を起源としている．そのため，P' 波の極性から上室期外収縮の起源を推定することが困難である場合においても，"P on T"の上室期外収縮が心房細動を惹起している場合には，肺静脈隔離術により心房細動の抑制効果を得られると期待できる．

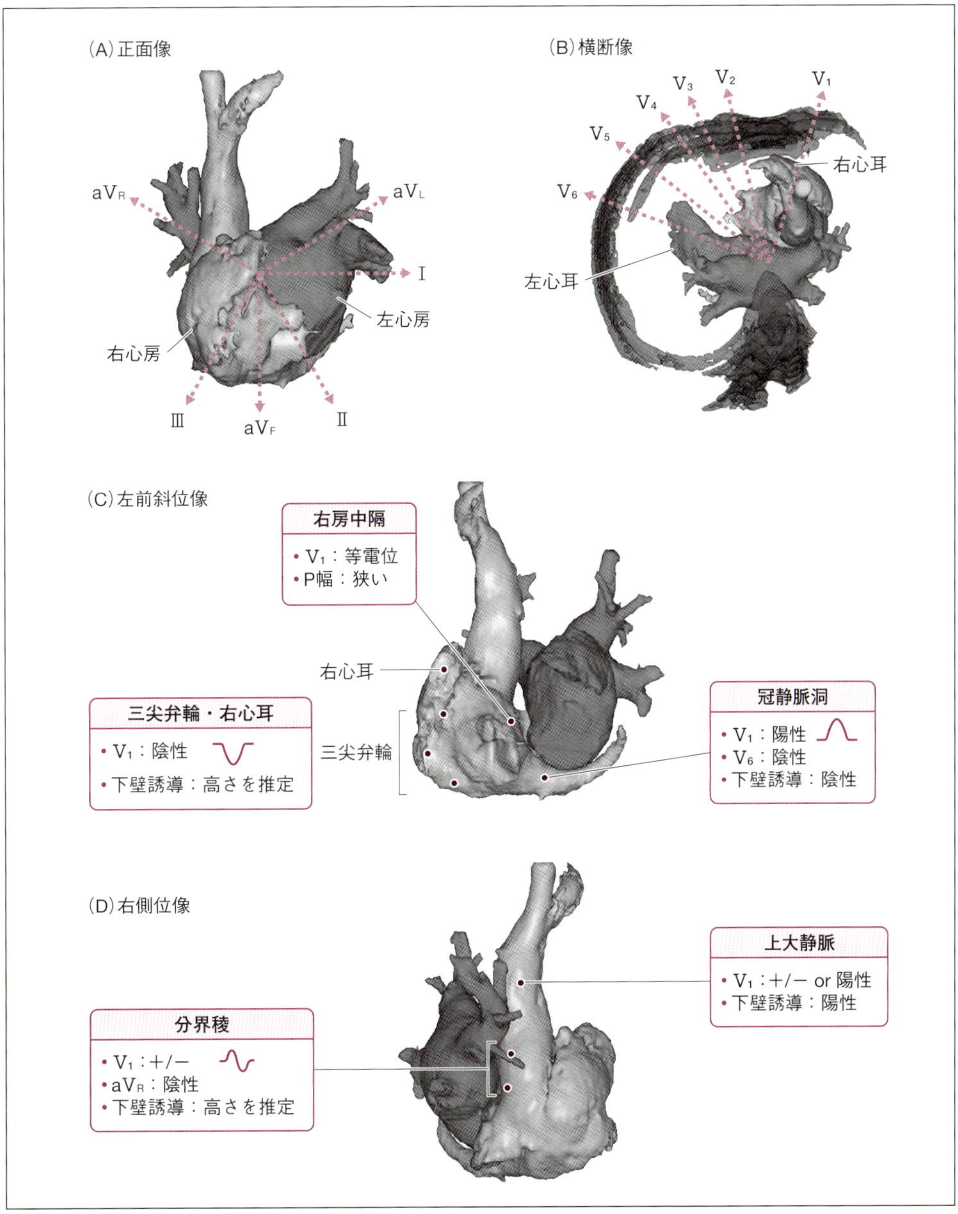


図11-4　右房内の上室期外収縮の好発部位ならびに心電図の特徴

◆上記のような所見に注目することにより，上室期外収縮が右心房もしくは左心房内のおよそどの領域から生じているかを推定することが可能となる．ただし，アブレーション後の症例や心房内に瘢痕領域を認める症例（重度の僧帽弁膜症や既往の長い心房細動症例など）においては，心房内の興奮伝播様式が異なるために，P' 波の波形から起源を推測することは困難となる．

## C 上室期外収縮の起源を見きわめる（右心房）

◆$V_1$ 誘導の P' 波が二相性（陽性／陰性）もしくは陰性を示す場合には，右房起源の上室期外収縮が疑われる．右房における上室期外収縮の好発部位は，上大静脈，分界稜，右心耳，三尖弁輪，右房中隔，冠静脈洞（図 11-4）であり，下壁誘導の極性や P' 波の幅に加えて，前胸部誘導および $aV_R$ 誘導の極性に着目することにより，起源をより絞り込むことができる．

◆三尖弁の自由壁および右心耳は，心房のなかで最も前胸部に近接しており，同部位を起源とする上室期外収縮においては，興奮が前胸部から遠ざかるために，$V_1$ 誘導や $V_2$ 誘導で P' 波が陰性を示す（図 11-3 B）．一方，分界稜は，心臓のなかで最も右後方に位置しており，同部位を起源とする上室期外収縮においては，興奮が左前方に進むために，$aV_R$ 誘導で陰性を示す（図 11-3 C）．冠静脈洞は右心房に連続しており，右心系へのアプローチで治療は可能となるが，解剖学的には左心房と同様に右心房の左背側に位置しているために，$V_1$ 誘導は陽性を示す．右房中隔を起源とする上室期外収縮は，洞調律の P 波の幅と比較して，短い P' 波の幅を示す．

## D 上室期外収縮の起源を見きわめる（左心房）

◆$V_1$ 誘導の P' 波が二相性（陰性／陽性）もしくは陽性を示す場合には，左房起源の上室期外収縮が疑われる．左心房における上室期外収縮の好発部位は，肺静脈，左心耳，僧帽弁輪，左房中隔（図 11-5）であり，下壁誘導の極性や P' 幅に加えて，前胸部誘導の P' 波の極性に着目することにより，その起源をより絞り込むことができる．

◆肺静脈ならびに左房後壁は，心房のなかで最も背側に位置しているために，同部位を起源とする上室期外収縮においては，興奮が前胸部に向かうために，前胸部誘導はいずれも陽性を示す．一方，僧帽弁輪は左心房のなかで相対的に前方に位置しているために，僧帽弁輪を起源とする上室期外収縮においては，左心房を後方に向かう興奮に引き続いて，右前方の右心房に興奮が向かうために，$V_1$ 誘導の P' 波は二相性（陰性／陽性）を示す．

◆左右ならびに上下の肺静脈を起源とする上室期外収縮においては，右肺静脈を起源とする場合には，興奮が右から左に向かうためにⅠ誘導の P' 波が高い陽性を示し，左右の上肺静脈を起源とする場合には，下壁誘導において高い P' 波を認める．下肺静脈を起源とする上室期外収縮の場合には，上室期外収縮の起源が下肺静脈内のどの部位（高位／低位）にあるのか，もしくは下肺静脈が心房内において相対的にどの高さにあるのかにより興奮の向かう方向が異なるために，下壁誘導は一定の極性を示さない．

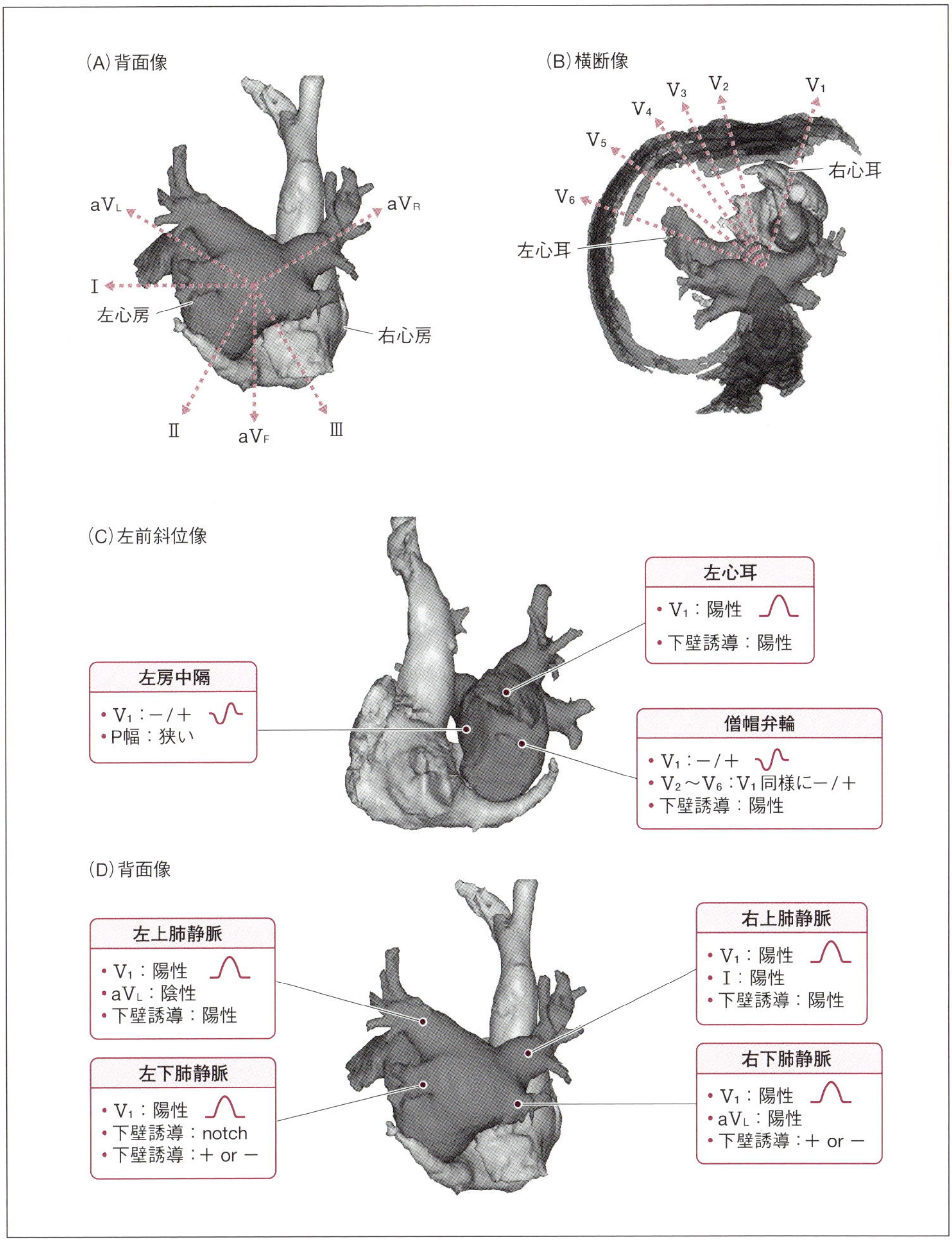


**図11-5** 左房内の上室期外収縮の好発部位ならびに心電図の特徴

## E 鑑別が困難な上室期外収縮

◆上大静脈と右上肺静脈，右房中隔と左房中隔は，カテーテル治療のアプローチ(右房内のマッピング，もしくは心房中隔穿刺を要する左房内のマッピング)が異なるために，体表12誘導心電図から起源を推定できる意義は大きいが，解剖学的に近接する領域を起源とする上室期外収縮を P' 波形から見きわめることはかならずしも容易ではない.

◆右上肺静脈は上大静脈の背側に位置しているために，右上肺静脈を起源とする上室期外収縮においては，$V_1$誘導のP'波はかならず陽性を示す(p.100，図11-3 D)．一方，上大静脈を起源とする上室期外収縮においては，$V_1$誘導では洞調律と同様に二相性(陽性／陰性)を示すことが多いものの，右上肺静脈起原の上室期外収縮と同様に陽性を示す場合もある．したがって，$V_1$誘導のP'波が二相性(陽性／陰性)を示し，下壁誘導の波高が洞調律のP波より高い場合には，上大静脈を起源とする上室期外収縮が疑われるが，$V_1$誘導が陽性を示す場合にも上大静脈を起源とする上室期外収縮の可能性が否定できないこととなる．そのため，カテーテル治療を行う際には，右房内のマッピングから開始し，右房内で十分な早期性が認められない場合には，左房内のマッピングを行う必要がある．

◆右房中隔を起源とする上室期外収縮においては，$V_1$誘導のP'波が等電位，左房中隔を起源とする上室期外収縮においては，$V_1$誘導のP'波が二相性(陰性／陽性)を示すことが多い．しかしながら，右房中隔と左房中隔は解剖学的に対側の位置関係にあり，上室期外収縮の起源が心房中隔の深部にある場合には，心電図で推定された起源の対側や大動脈無冠尖からのアプローチで有効な治療が得られることもある．そのため，カテーテル治療を行う際には，マッピングを丹念に行うことにより，十分な早期性が得られる部位を特定することが重要となる．

## おわりに

◆上室期外収縮におけるP'波の極性を詳しく観察することにより，上室期外収縮の起源を推定することは可能となる．P'波の極性は，心房の大きさや解剖学的な位置関係の影響を受けるために，P'波の成因を念頭に置きながら解釈をすすめることが大切である．

### 専門家の目のつけどころ

**上室期外収縮の起源を推定するコツ**

- 心房の解剖と心電図の各誘導の関係を理解する．
- 上室期外収縮の好発部位を理解する．
- $V_1$誘導に着目して，上室期外収縮の起源(右心房もしくは左心房)を判断する．
- 上室期外収縮のP'波は，かならず洞調律のP波と比較する．
- 連結期の短い上室期外収縮(“P on T”)は，肺静脈起源を疑う．

（山﨑　浩　　野上昭彦）

CONFIRMED

# 12 心室期外収縮の起源を読めるか?

## はじめに

◆心室期外収縮(PVC)の12誘導心電図波形から PVC の起源を推定するためには, QRS 波形の成立機序を理解すること, そして, 各誘導において, 心室脱分極のベクトル(心周期中に生じる起電力の大きさと方向;QRS ベクトル)がどの方向に向かうかにより, 陽性あるいは陰性のどのような QRS 波形("フレ")が記録されるかを把握しておくことが大切である.

◆特発性心室不整脈(PVC/心室頻拍)症例は正常心機能を有し, 洞調律時の12誘導心電図波形は正常範囲であることが多い. 不整脈時の PVC 波形はその起源からの心室内の興奮伝播をほぼ正確に反映し, PVC はその起源に特徴的な心電図所見を呈する. したがって, 12誘導心電図に記録された PVC 波形の検討により, その起源の推測が可能である[1,2]. 本章では12誘導心電図を用いた PVC 起源診断のポイントについて概説する.

## A 心電図の QRS 波の "フレ"

◆単極誘導($aV_R$, $aV_L$, $aV_F$, $V_1$~$V_6$誘導)では, QRS ベクトルが電極へ近づく方向に向かう場合に QRS 波は陽性のフレを, 逆に電極から遠ざかる方向に向かう場合に陰性のフレを呈する.

◆一方, 双極誘導記録では, QRS ベクトルがおのおの, 左方向(Ⅰ誘導), 左下方(Ⅱ誘導), 右下方(Ⅲ誘導)に向かう場合に陽性のフレを, 逆に遠ざかる方向である右方向(Ⅰ誘導), 右上方(Ⅱ誘導), 左上方(Ⅲ誘導)に向かう場合には陰性のフレを呈する.

## B 胸部誘導電極に対する心室の位置

◆水平面上では, 前方から後方に向かって, 右室自由壁, 中隔, 左室自由壁の順に配置している(図12-1 A). 前頭面では, $V_1$誘導は右室, $V_2$, $V_3$誘導は中隔, そして $V_5$, $V_6$誘導は左室側壁の電位を反映する(図12-1 B).

## C 心室期外収縮起源推測の基本

### 前頭面での心室期外収縮起源の同定

◆PVC 起源の高低は下壁誘導(Ⅱ, Ⅲ, $aV_F$ 誘導)で判定する. 心室の高位起源の場合, QRS ベクトルは下方へ向かうため, 下壁誘導の QRS 波の極性は陽性(R 波)を呈する. 逆に心

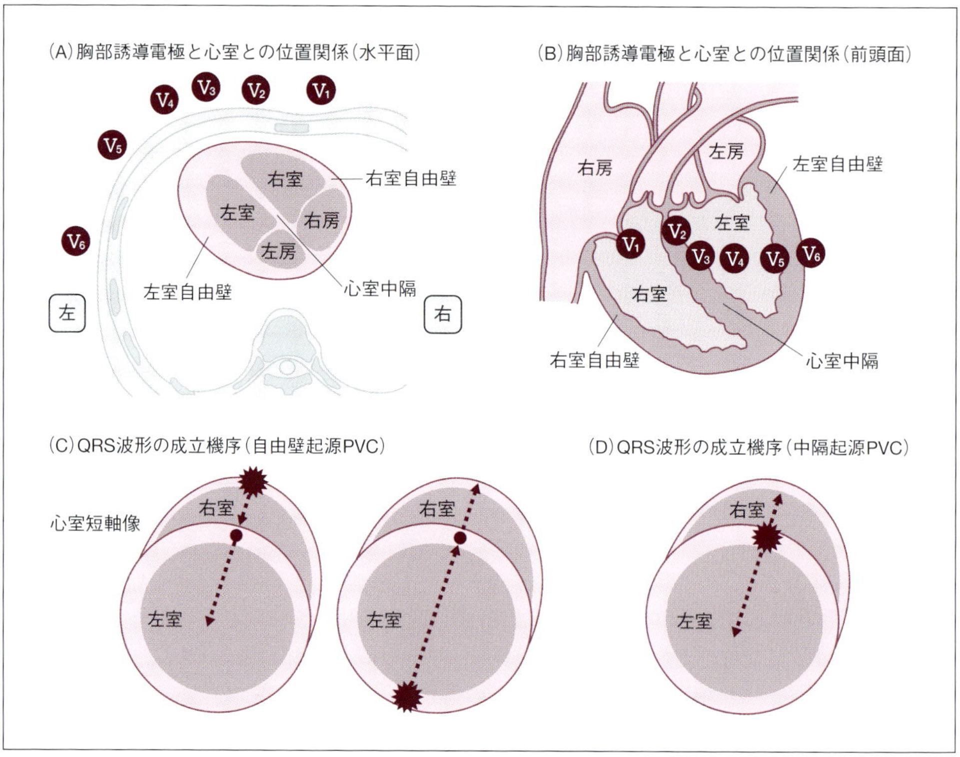


図12-1　心室と誘導電極の位置関係および心室期外収縮時の興奮伝導パターン

室低位から PVC が発生する場合，QRS ベクトルは上方へ向かい，下壁誘導の QRS 波は陰性(QS 波，あるいは S 波)を呈する．

♦ PVC 起源の左右方向の判断はⅠ誘導で行う．PVC が心室の右側から発生する場合，QRS ベクトルは左方へ向かうため，Ⅰ誘導の QRS 波の極性は陽性を呈する．これに対して，PVC が心室の左側から発生する場合，QRS ベクトルは右方へ向かい，Ⅰ誘導の QRS 波の極性は陰性を呈する．

♦ 他の誘導でも同様の考え方で，PVC 起源が推測できる．PVC 起源が左下方に存在し，QRS ベクトルが右上方に向かう場合，$aV_R$ 誘導の QRS 波の極性は陽性を，逆に起源が右上方に存在し，QRS ベクトルが左下方に向かう場合(たとえば右室流出路起源のとき)，QRS 波は陰性を呈する．$aV_L$ 誘導では，PVC 起源が右下方に存在して QRS ベクトルが左上方に向かう場合に QRS 波の極性は陽性を，逆に起源が左上方に存在して QRS ベクトルが右下方に向かう場合，極性は陰性を呈する．

## 心室期外収縮の幅と形状

♦ 脚・プルキンエ線維の伝導速度(2～4m/秒)に比べて，固有心室筋の電気的興奮の伝導速度(0.3～1.0m/秒)はきわめて遅い．つまり，PVC では心室筋の興奮伝導に時間がかかるため，QRS 波形は洞調律時に比べて明らかに幅広くなる．

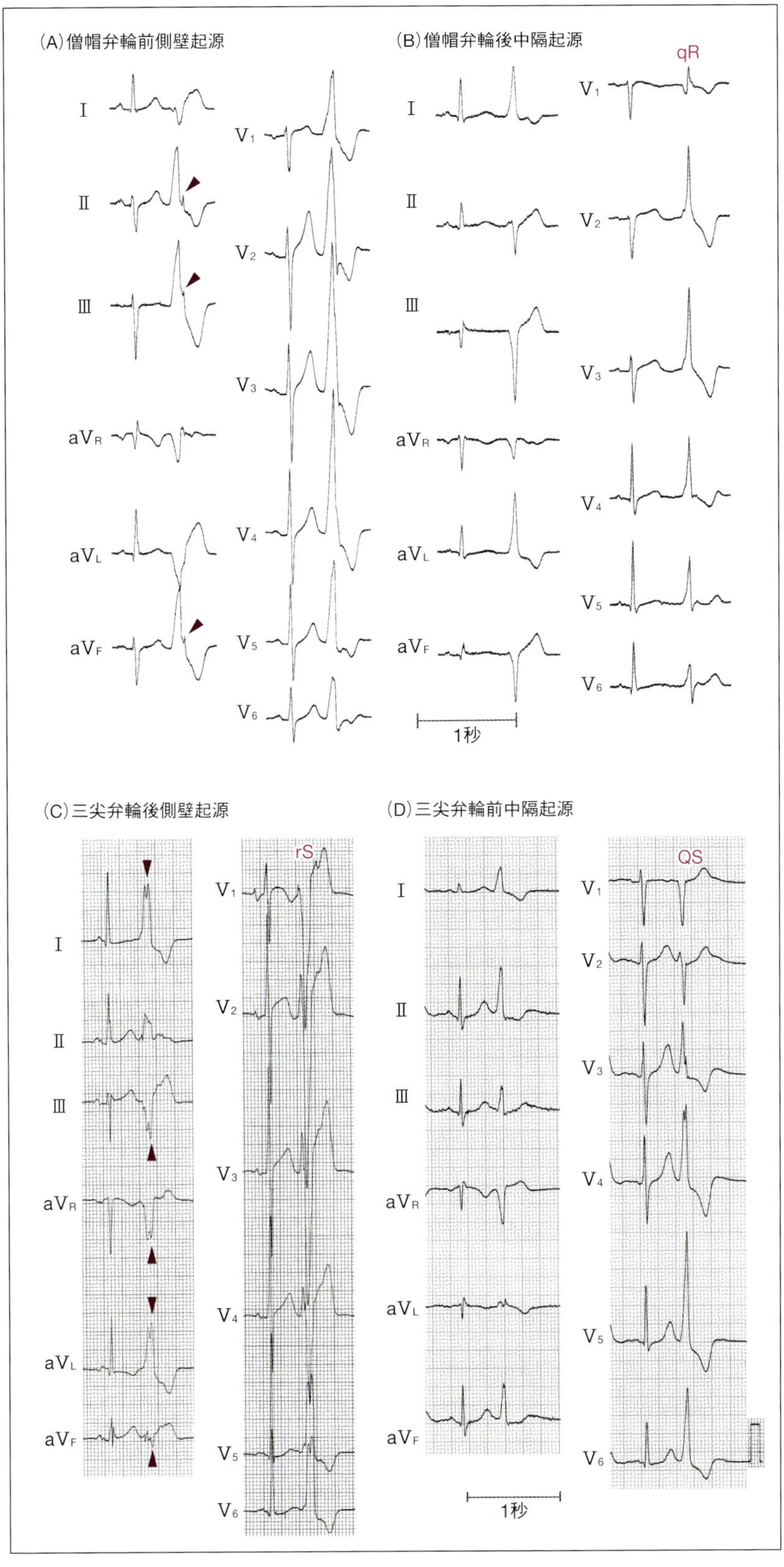


**図12-2　房室弁輪起源PVC**

自由壁側起源の PVC では QRS 波形にノッチ(►)を認める．一方，中隔起源のものでは，ノッチは認めず QRS 幅は比較的狭い．$V_1$誘導は，僧帽弁輪後中隔起源では qR パターン，三尖弁輪前中隔起源では QS パターンを呈する．

［Tada H, et al.: J Am Coll Cardiol, 45: 877-886, 2005; Tada H, et al.: Heart Rhythm, 4: 7-16, 2007を一部改変］

◆右室自由壁起源の PVC では，右室自由壁，中隔，左室自由壁の順に，逆に左室自由壁起源の PVC では，左室自由壁，中隔，右室自由壁の順に興奮が伝導（phased excitation）し，結果的に QRS 幅は広く，QRS 波にノッチを認めることが多い（図12-1 C，図12-2 A および図12-2 C，図12-3 A）．これに対して，心室中隔起源では右室自由壁と左室自由壁の方にほぼ同時に興奮が向かうため，自由壁起源に比べて QRS 幅は比較的短く，ノッチも認めないことが多い（図12-1 D，図12-2 B および図12-2 D，図12-3 B）．

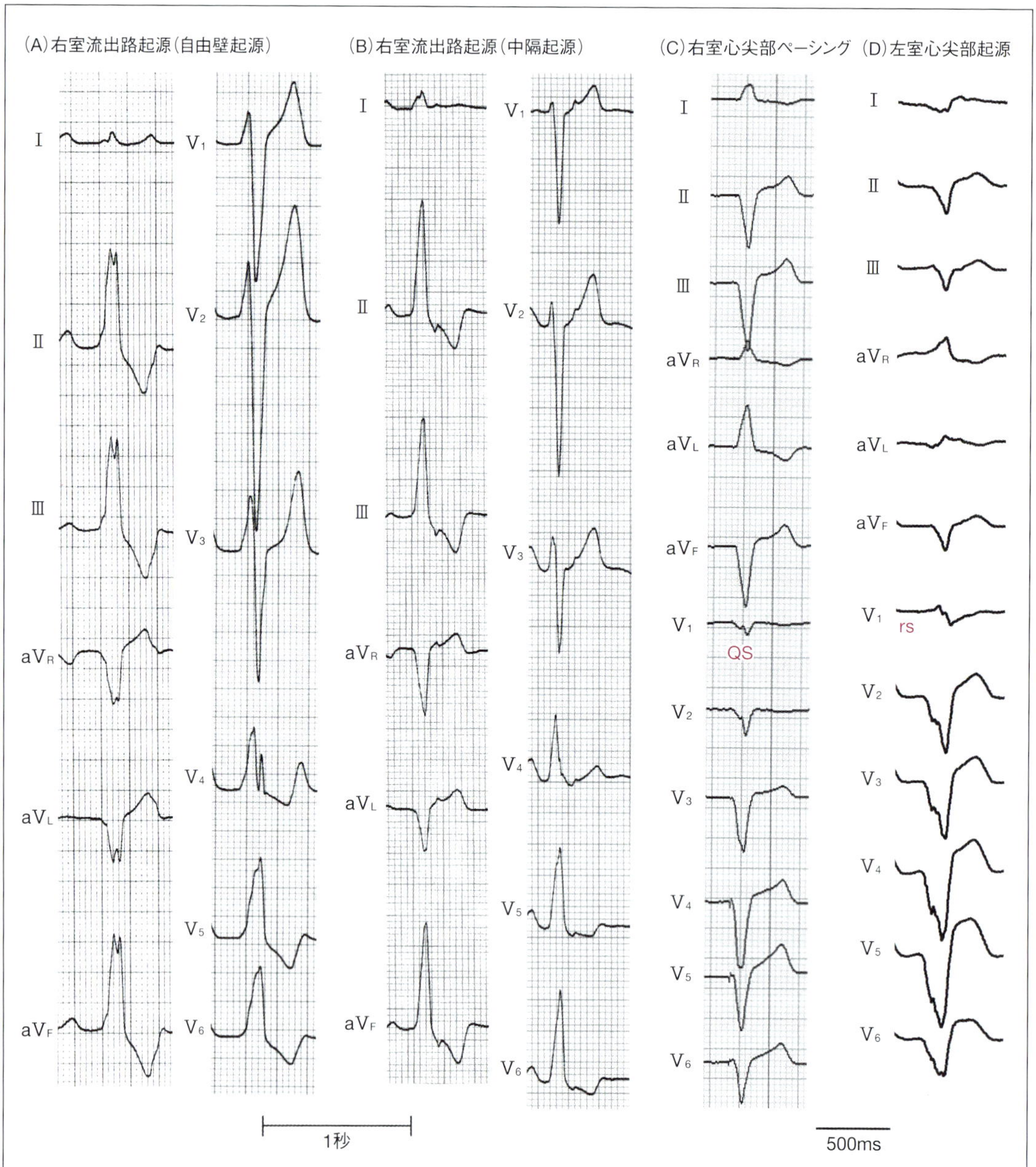


図12-3　右室流出路起源PVCと心尖部起源PVC

［矛田 浩：不整脈2013，杉本恒明 監・井上 博 編，p.158-169，メディカルレビュー社，2013を一部改変］

◆ PVC が右室起源の場合には，右室が左室よりも先に興奮するために，相対的な左脚ブロックの状態となり，QRS 波形は左脚ブロック波形，つまり $V_1$誘導で rS あるいは QS パターン，$V_6$誘導で RR' パターンを呈する（図12-2 C および図12-2 D，図12-3 A および図12-3 B）．逆に左室起源の場合には右脚ブロック波形，つまり $V_1$誘導で rsR あるいは rR パターン，Ⅰ，$V_6$誘導で幅広い s 波を呈する（図12-2 A および図12-2 B）．

## D 弁輪部起源か心尖部起源かの鑑別

◆ 房室弁輪付近に PVC 起源が存在する場合，胸部誘導に高い R 波（R，Rs）を認め，逆に心尖部起源では胸部誘導に深い S 波（QS，rS，RS）を認めることが多い．

◆ 僧帽弁輪近傍起源 PVC では，QRS ベクトルはほぼすべての胸部誘導電極に向かうため（図12-4 A），$V_1$～$V_5$誘導で R あるいは Rs パターンを呈し，$V_6$誘導にも R 波を認める（図12-2 A，B）．僧帽弁輪自由壁起源 PVC が $V_1$誘導で R パターンを呈する（図12-2 A）のに対して，中隔起源 PVC は $V_1$で qR パターンを示す（図12-2 B）．

◆ 一方，三尖弁輪近傍起源 PVC では，右室が左室よりも先に興奮し，QRS ベクトルは，$V_5$，$V_6$電極へ向かう（図12-4 B）．したがって，$V_5$，$V_6$誘導は R パターンを呈する（図12-2 C，D）．三尖弁輪の右室自由壁起源 PVC では，$V_1$，$V_2$誘導は rS パターン（S 波は深い）を呈する（図12-2 C）が，前中隔起源では $V_1$誘導は QS パターンを呈する（図12-2 D）．

◆ PVC 起源が心尖部付近に存在する場合，QRS ベクトルは胸部誘導電極から離れる方向となる（図12-4 C，D）．したがって，複数の胸部誘導において深い S 波（QS，rS，RS）を認

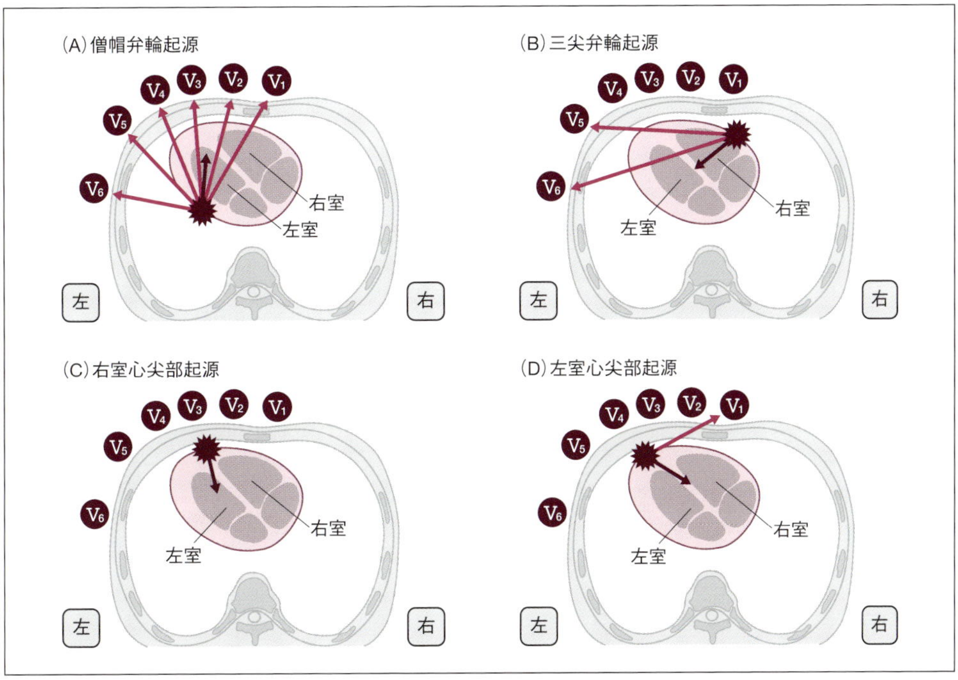


図12-4 心室期外収縮時のQRSベクトルと胸部誘導電極位置との関係

めることが多い．右室心尖部起源 PVC では $V_1$誘導は QS パターンを呈する（図12-3 C）が，左室心尖部起源 PVC では $V_1$誘導に R（r）波を認める（図12-3 D）．

## E 流出路起源心室期外収縮

◆流出路は心室不整脈の好発部位である．比較的狭い領域であるが，この領域から発生する PVC は各起源に特徴的な12誘導心電図所見をもつ．流出路は心室の高位に位置し，その起源の PVC の QRS ベクトルは下方に向かうため，すべての流出路 PVC は下壁誘導で R 波（ときに Rs）を呈する．

### 右室流出路起源（自由壁起源と中隔起源）の鑑別

◆自由壁起源 PVC（図12-3 A）では右室が左室興奮に先行するため，下壁誘導とⅠ誘導で RR' パターン（RR' 間隔＞20 ms）を認めることが多い．両心室の興奮時相がずれるために，下壁誘導の R 波の波高は両心室の興奮時相がほぼ一致する中隔起源の PVC（図12-3 B）に比して低くなる．また，自由壁起源 PVC では水平面において QRS ベクトルがたえず後方に向かうため，$V_1$～$V_3$誘導の S 波は中隔起源 PVC に比して深くなる．

### 右室流出路起源と左室流出路起源の鑑別

◆左室流出路起源 PVC〔後述の左冠尖と冠尖直下の AMC（aortomitral continuity）起源 PVC を除く〕では，$V_5$，$V_6$誘導に s 波を認めることが多い．これは左室興奮先行による相対的右脚ブロックの所見と考えられる．これに対して，右室起源では相対的左脚ブロックとなるため，$V_5$，$V_6$誘導に s 波は認めない．

◆また，右室は右側前方に位置するため，右室起源 PVC のベクトルは右側前方から左側後方に向かうことが多い．したがって，Ⅰ誘導にて S（s）波を認めない場合，また，胸部誘導移行帯が $V_4$を超える場合には，左室起源でなく右室起源である可能性が高い．さらに，$aV_R$ の Q 波の開始点が $aV_L$ の Q 波開始点よりも早い，$aV_R$ の Q 波高が $aV_L$ の Q 波高よりも大きい，あるいは下壁誘導の R 波のピークが QRS 波の前半にある場合には，右室起源 PVC であることが多い．

### 右室流出路起源と左冠尖（左バルサルバ洞）起源の鑑別

◆$V_1$，$V_2$誘導で計算した R wave duration index〔R 波の幅 /QRS 幅（$V_1$，$V_2$誘導で計算し，大きい方の値を用いる）〕が0.5以上，あるいは R/S amplitude index〔R 波の振幅 /S 波の振幅（大きい方の値を用いる）〕が0.3以上の場合には，左冠尖起源 PVC である可能性が高いことが知られている（図12-5 A）．左冠尖は右室流出路よりも左後方に位置するために，左冠尖起源 PVC の初期の QRS ベクトルは右前方に向かうことが多い．左冠尖起源 PVC では，右室流出路起源頻拍よりも興奮の初期に，$V_1$，$V_2$誘導電極に QRS ベクトルが向かう時間が長いことが，これらの所見の成因と考えられる．

### 右冠尖起源と左冠尖起源との鑑別

◆右冠尖は，左冠尖の右側低位で前中隔の直上に位置する．この位置関係より，右冠尖起源 PVC ではⅠ誘導で R 波を呈し，左冠尖起源 PVC に比べて下壁誘導の R 波高は小さく，またⅡ誘導の R 波高がⅢ誘導の R 波高に比べて大きい（RⅡ/RⅢ ratio ＞1；図12-5 C）．

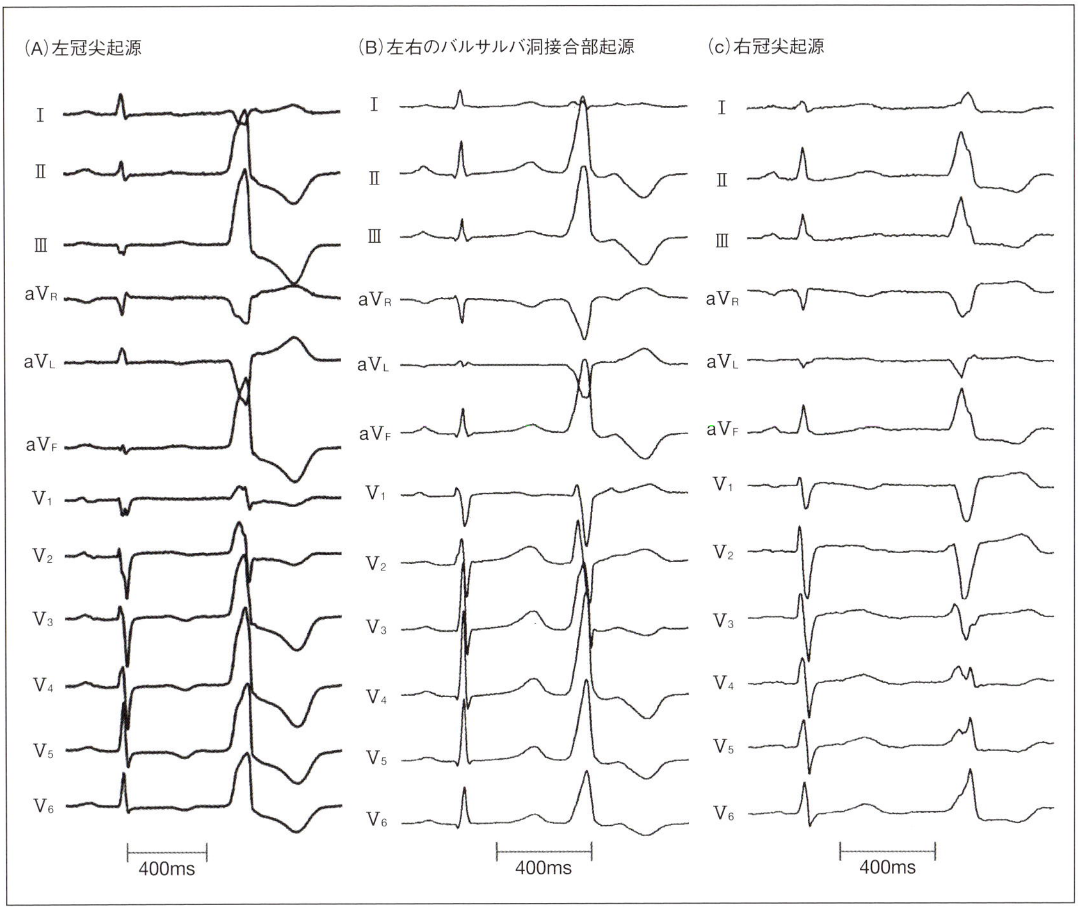


図12-5　流出路（大動脈冠尖）起源のPVC

［夛田 浩：不整脈2013，杉本恒明 監・井上 博 編，p.158-169，メディカルレビュー社，2013を一部改変］

また，左脚ブロックパターンで，$V_1$，$V_2$誘導はrSパターンを呈する．

♦ PVC起源が右冠尖，左右のバルサルバ洞接合部，そして左冠尖と移動するにつれて，①Ⅰ誘導のQRS波形に陰性成分が出現する，②Ⅲ誘導のR波高が増大，逆にⅡ誘導とⅢ誘導のR波高比（RⅡ/RⅢ）が低下する，そして胸部誘導の移行帯が反時計方向に向かうようになることがわかる（図12-5）．

♦ 右冠尖起源PVCでは，$V_2$誘導のrS波のr波はやや幅が広く，かつ波高が小さく，胸部移行帯は$V_3$誘導に多く認めること，左右のバルサルバ洞接合部起源PVCでは，$V_1$～$V_3$誘導で“qrS”パターンを呈することが多いことが報告されている．

## その他の流出路起源心室期外収縮

♦ AMC（aortomitral continuity）中部，あるいはAMCや側壁起源のPVCでは，$V_2$誘導で明らかなS波を認める（RSパターンを示す）が，それ以外の誘導は，S波のないmonophasic Rパターンと，いわゆる“rebound pattern”を認めることが特徴的であるとされる．この部

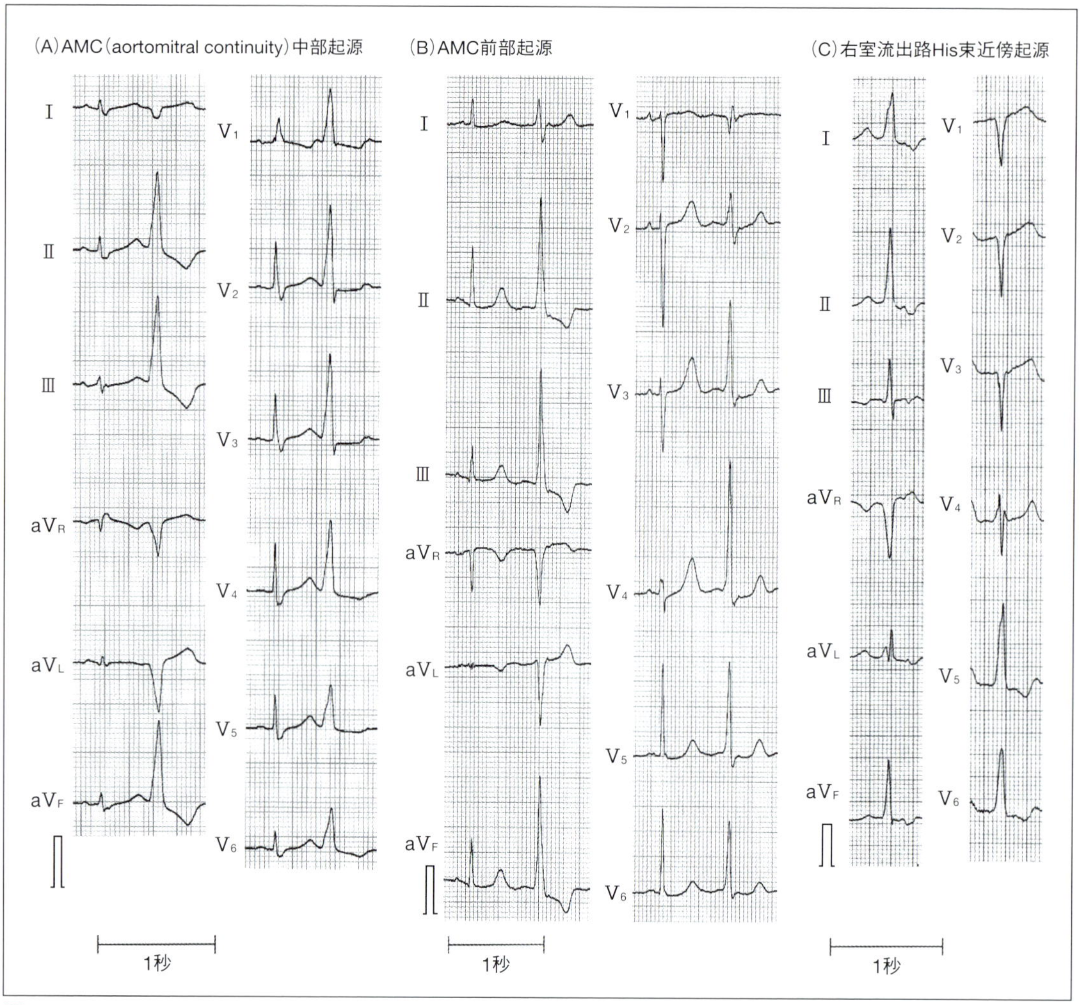


図12-6　その他の流出路起源のPVC

［芦田 浩：不整脈2013, 杉本恒明 監・井上 博 編, p.158-169, メディカルレビュー社, 2013を一部改変］

位は左冠尖とも近い位置であり，この場合には左冠尖起源 PVC と鑑別は困難である(図12-6 A)．また，僧帽弁輪前外側起源の頻拍(p.107，図12-2 A)に比べて QRS 幅は比較的狭く，ノッチは認めない．

◆AMC 前部起源の PVC は，AMC 中部起源 PVC よりもさらに中隔に接した位置に起源が存在するために，QRS 幅はさらに狭く，ノッチも認めない．約1/4の症例で $V_1$誘導に q 波が存在し，“qr”，“qR”パターンを呈するのが特徴である(図12-6 B)．

◆肺動脈起源 PVC は右室流出路から心室興奮が広がることが多い．右室流出路起源 PVC が疑われる場合，つねに肺動脈起源 PVC も念頭に置く．

◆His 束近傍起源 PVC では，左脚ブロック型，下方軸，Ⅰ誘導は R(RR')パターンで，通常の流出路高位起源の PVC に比べてⅠ誘導の R 波高が大きい(図12-6 C)．$V_1$誘導は QS

パターン，aV$_L$ 誘導は RSR' あるいは RR' パターンで陽性を呈することが多く，もし QS パターンでも，その Q 波高は aV$_R$ 誘導の Q 波高よりも小さい．また，QRS 波にノッチは認めず，下壁誘導の R 波高(とくにⅢ誘導の R 波高)は通常の流出路高位起源の PVC

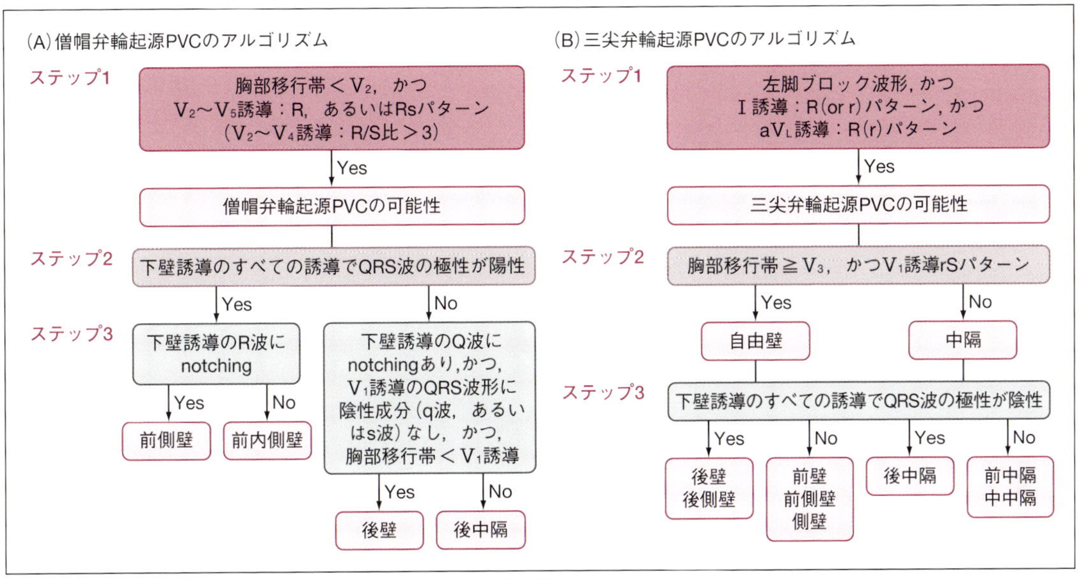


**図 12-7　房室弁輪起源 PVC の局在診断のためのアルゴリズム**

Tada H, et al.: J Am Coll Cardiol, 45: 877-886, 2005; Tada H, et al.: Heart Rhythm, 4: 7-16, 2007; Nogami A, et al.: Catheter Ablation of Cardiac Arrhythmias, 3rd Edition, Stephen Huang SK and Miller JM eds., p.540-578, Saunders, 2014 をもとに作成.

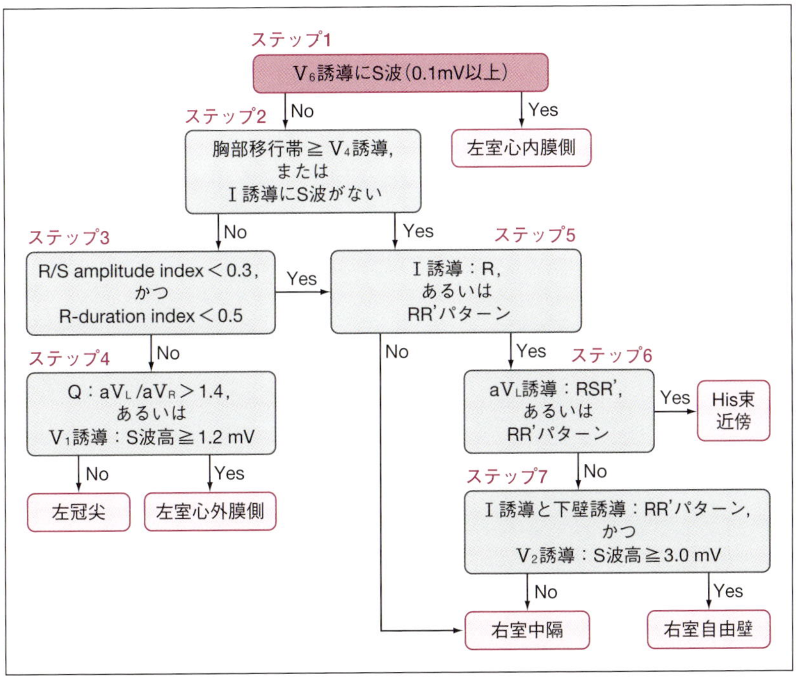


**図 12-8　流出路起源 PVC の局在診断のためのアルゴリズム**

Ito S, et al.: J Cardiovasc Electrophysiol, 14: 1280-1286, 2003 をもとに作成.

に比べて低い．解剖学的にみると，His 束領域の後方には大動脈が接しており，右冠尖起源（図12-5 C），ときに無冠尖起源の PVC 波形は，本 PVC に似るため鑑別を要する．

## おわりに

◆ 本章で解説した，僧帽弁輪・三尖弁輪起源 PVC，流出路起源 PVC の局在診断のアルゴリズムを図12-7と図12-8に示す．

◆ 12誘導心電図波形の解析により，PVC の局在診断が可能である．あらかじめ PVC の心電図波形からその起源を推測しておくことは，カテーテルアブレーション術時間短縮と成功率向上のためにきわめて大切である．

### 専門家の目のつけどころ

以下の2点が PVC に対するアブレーション成功のために大切である．

◉ 特発性 PVC では，12誘導心電図と24時間ホルター心電図を複数回（できれば数カ月の期間を空けて）施行して，PVC が単形性，あるいは多形性でも2～3個までであること，そして PVC が自然消失することなく頻回に出現していることを確認する．

◉ 本章の方法を用いてアブレーション前に不整脈起源を推測しておく．

（夛田　浩）

### 文　献

1）Ito S, et al.: J Cardiovasc Electrophysiol, 14: 1280-1286, 2003.
2）夛田浩：心電図, 30: 453-465, 2010.

CONFIRMED

# 13 wide QRS頻拍の機序を見きわめる

K

## A wide QRS頻拍を見たら何を鑑別するか

◆臨床医が恐れ，緊急判断を迫られる心電図波形といえば，心静止，心室細動の次に心室頻拍があげられよう．心室頻拍は幅の広いQRSを呈する規則的な頻拍で，いわゆるwide QRS tachycardiaの様式をとる．一方で，wide QRS tachycardiaがすべて心室頻拍とは限らないことに注意が必要である．

◆RR間隔が不規則なwide QRS tachycardiaを呈する疾患としては，心室細動，torsades de pointes，心房細動に心室内変行伝導や早期興奮〔WPW症候群（Wolff-Parkinson-White syndrome）など〕を伴ったものがあげられる．

◆RR間隔が規則的なwide QRS tachycardiaを呈する代表的疾患が心室頻拍であるが，上室頻拍でも心室内変行伝導（伝導障害）を伴うとwide QRSとなる．また，副伝導路が存在し，上室頻拍中にこれを順行して心室興奮が生じる場合も同様である．

◆日常臨床で悩ましいのは，RR間隔が規則的なwide QRS tachycardiaの鑑別であろう．したがって，本章ではその機序をできるだけ簡便な方法で見きわめることに主眼をおいて，日常臨床における筆者の考え方を述べたい．

## B 規則正しいwide QRS頻拍の鑑別法 ～上室性あるいは心室性？～

◆モニター心電図などで規則正しいwide QRS頻拍に遭遇したら，まず患者の意識や血行動態を確認する．もちろん，頻拍により血行動態が破綻している場合は，上室性・心室性を問わず，緊急的に直流カルディオバージョンが必要である．患者の血行動態が保たれている場合は，ただちに12誘導心電図を記録する．なお，一般的に同じ心拍数であっても，心室頻拍よりも上室頻拍の方が血行動態は安定しやすいということも念頭に置いておきたい．

◆同じ患者で過去に記録された心電図があれば，この心電図と比較することは有力な判断材料となる．すなわち，洞調律の際にも脚ブロックなどでwide QRSを呈しており，そのQRS波形が頻拍のものと同様であれば，上室頻拍と診断できる．

◆つぎに，心電図の波形そのものから上室性と心室を鑑別していく．そのアルゴリズムは複数存在するが，筆者が最も参考にしているのがBrugadaらの報告[1]である．そのエッセ

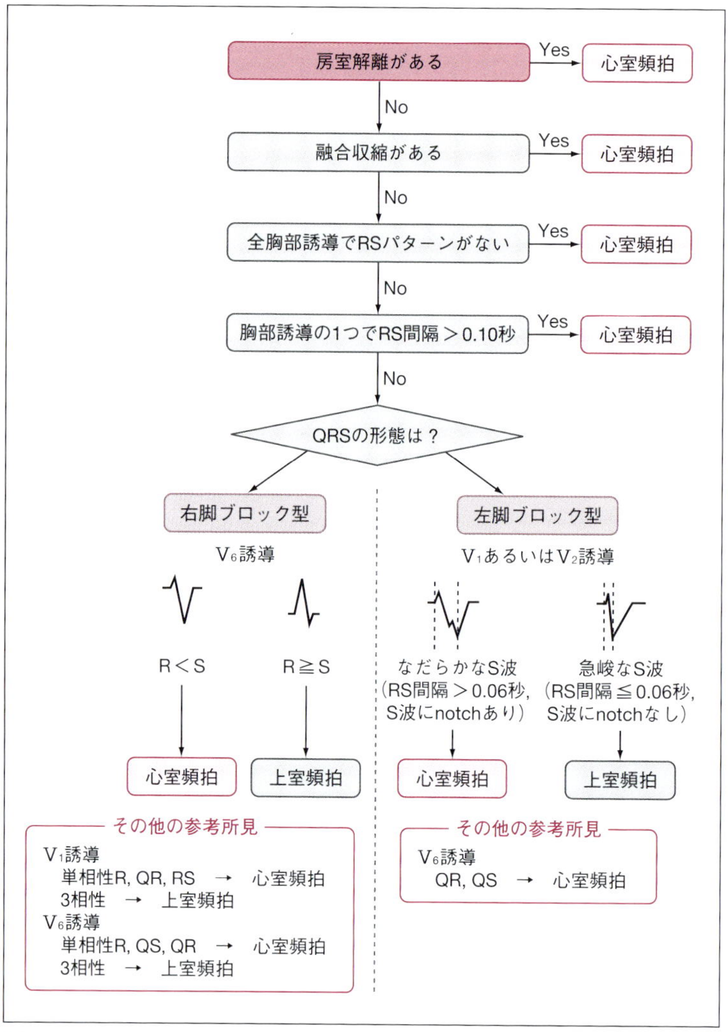


図13-1　wide QRS頻拍の鑑別アルゴリズム
Brugada P, et al.: Circulation, 83: 1649-1659, 1991をもとに作成．

ンスをふまえて，筆者の思考をフローチャートとしたものを図13-1に示す．ここでは実際の心電図を提示しながら，この流れを解説する．

## 房室解離がないか

♦ wide QRS頻拍を鑑別する最初のステップとして，12誘導のいずれかでP波が確認できないか探索する．P波が確認でき，その周期がQRSの周期よりも長ければ(数が少なければ)，これを房室解離とよび，心室頻拍と診断できる．QRSとP波が1対1の割合でみられた場合は，上室頻拍または室房伝導を伴う心室頻拍両方の可能性がある．なお，早い頻拍の場合はP波の確認は容易ではない．ディバイダを用いて一定の間隔でP波が追えないか，すべての誘導で慎重に確認することが肝要である．

## 融合収縮がないか

◆図13-2に示したのは，70代男性，陳旧性心筋梗塞患者が，動悸を訴えて来院した際の心電図である．wide QRS 頻拍を認めるが，そのなかに，他と異なる QRS 波形が混在しており，これらは QRS 幅が狭く鋭い印象を受ける．これは心室頻拍が持続しているところに，心房の興奮がタイミングよく房室結節を通過して心室に入り込んだもので，これを融合収縮とよぶ．

◆融合収縮が観察された場合は心室頻拍と診断してよい．本例のように心筋梗塞や心筋症の病歴を有することも，心室性を積極的に疑う材料である．

## 胸部誘導のRSパターンを探す

◆房室解離や融合収縮がみられない場合は，QRS 波形により鑑別を行う．まずは胸部誘導 $V_1$ から $V_6$ のいずれかに RS パターンが存在するか確認する．図13-3のように，胸部誘導

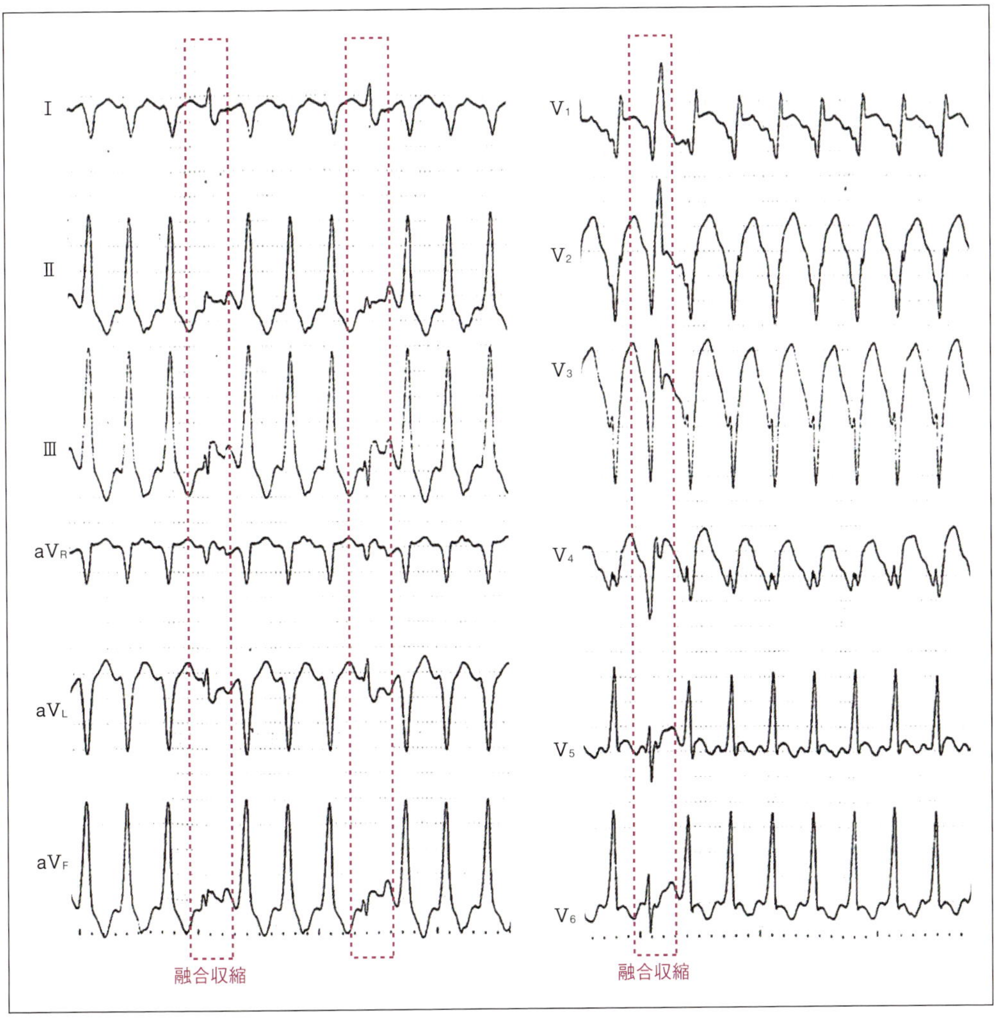


図13-2　融合収縮を認めた心室頻拍

すべてにおいて R 波が観察されず QS パターンをとるものを concordant パターンとよび，心室頻拍を強く示唆する所見とされている．

♦ concordant パターンを呈さない wide QRS 頻拍であっても，筆者はいつも $V_5$ や $V_6$ 誘導に注目している．これらは心尖部に近い誘導であり，本例のように $V_5$ や $V_6$ 誘導に向かってくる興奮（R 波）が乏しいということは，上室性は否定的であることが簡便に判断できるからである．

♦ 胸部誘導に RS パターンを認めたら，RS 間隔（R 波の立ち上がりから S 波の谷までの時間）を計測する．胸部誘導で RS 間隔が 0.10 秒以上の誘導があれば，心室頻拍が示唆される．

## 右脚ブロック型か左脚ブロック型か

♦ 次のステップでは，心室頻拍の QRS 波形が右脚ブロック型か左脚ブロック型かによりアルゴリズムが分岐し，やや複雑で理解しにくい印象を受けるかもしれない．ここでの要点

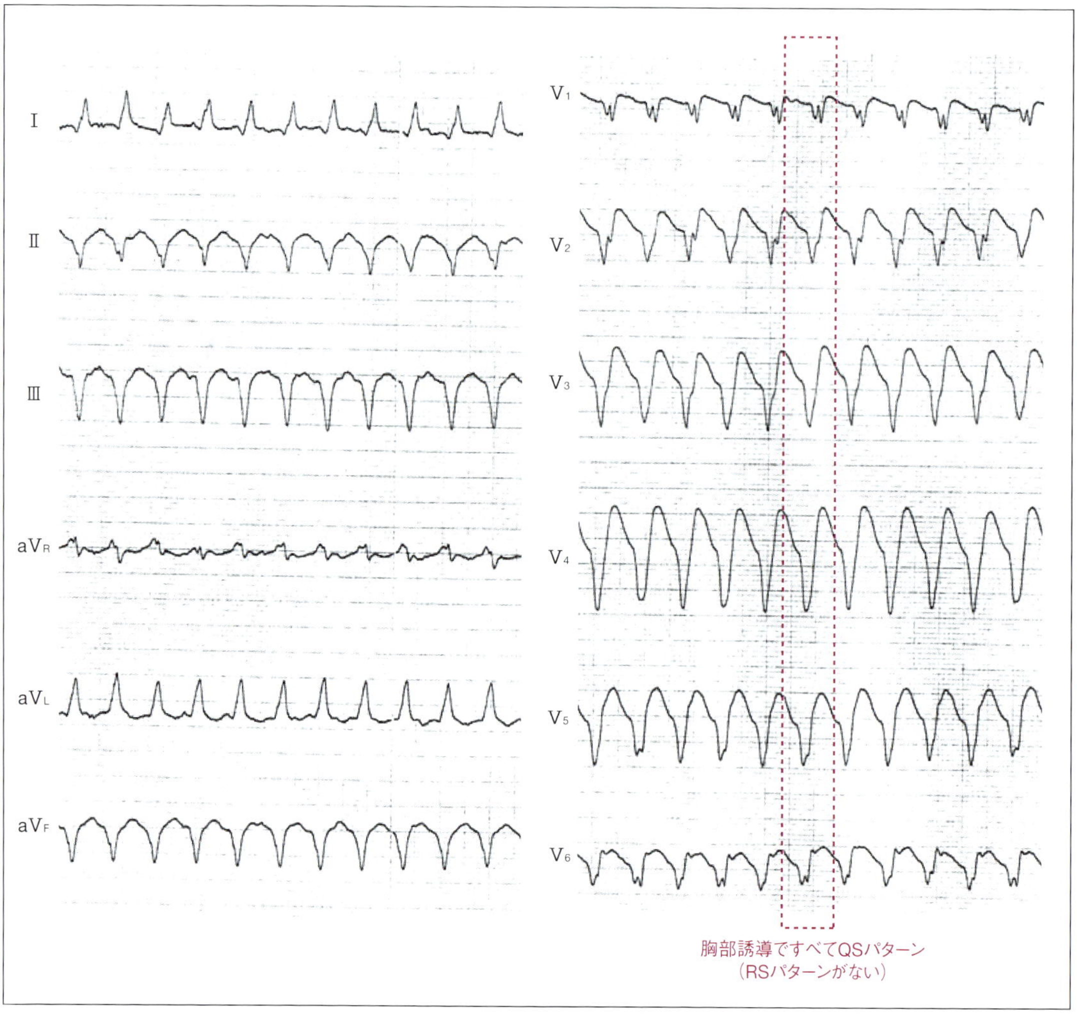


図13-3　concordantパターンを呈する心室頻拍

は，脚ブロックのパターンが洞調律の症例で通常みられる「普通の右脚ブロック」または「普通の左脚ブロック」に類似していれば，上室性を疑い，「見慣れない QRS 波形」であれば心室頻拍を念頭に置くということである．

### 1）右脚ブロック型の場合

◆ 右脚ブロック型の wide QRS 頻拍に遭遇したら，$V_6$誘導の R 波と S 波の高さを比較する．R≧S であれば上室性，R＜S であれば心室性を示唆する．

◆ まず，基礎心疾患のない70代女性に生じた wide QRS 頻拍を見ていただきたい（図13-4 A）．心拍数は150拍/分で，QRS の前にはⅡ誘導で陰性の P 波を伴っているように見える．いわゆる long RP' 頻拍の様式をとり，上室性を強く疑わせる所見であるが，心室性を否定できるものではない．

◆ $V_1$誘導の波形はいわゆる右脚ブロック型であるため，$V_6$の R 波と S 波に着目すると，これらの高さはほぼ等しく，上室頻拍の可能性が高いと判断できる．Brugada らの基準では，R/S 比＞1が上室性を示唆するとしているが，筆者は，R と S の高さがほぼ同等の場合も上室性の可能性が高いと判断している．実際，この症例（図13-4 A）では，心臓電気生理学的検査により非通常型房室結節リエントリー性頻拍（atypical AVNRT）と診断し，カテーテルアブレーションで根治した．

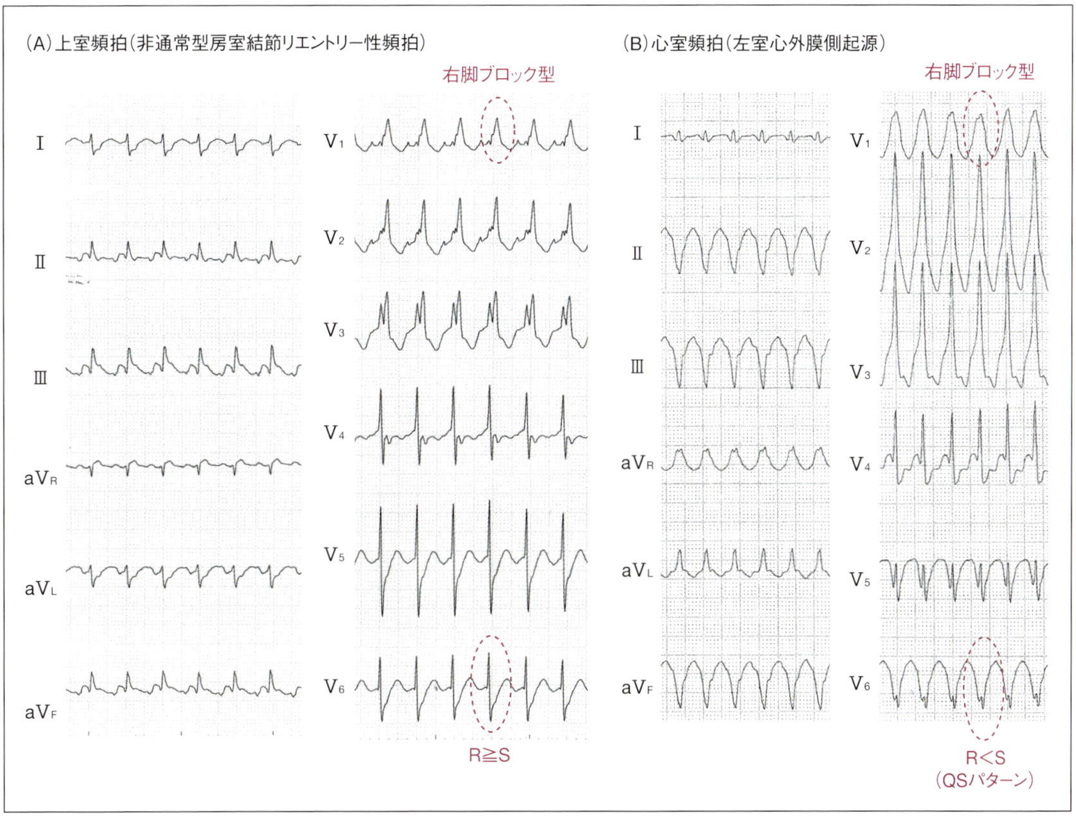


図13-4　右脚ブロック型を呈する wide QRS 頻拍の鑑別

◆つぎに示すのは，70代の男性が動悸を主訴に救急外来を受診した際の心電図である(図13-4 B)．心拍数160拍/分のwide QRS頻拍で，右脚ブロック型を呈しているが，先ほどの症例(図13-4 A)と対照的に$V_6$誘導においてR波を認めないことから，心室頻拍と診断できる．

◆本例で特筆すべきは，心室頻拍であるにもかかわらず，WPW症候群でみられるΔ波のようなQRSの立ち上がりをしている点である．これを偽性Δ波とよび，頻拍の起源が心外膜側にあることを示唆する．実際，本例は左室に原因不明の局所的な心筋障害があり，通常の心内膜からのカテーテルアブレーションは無効であった．心窩部から心膜腔にカテーテルを挿入し，心外膜アプローチでマッピングを行ったところ，左室後壁中部に頻拍回路を同定でき，同部位の焼灼で根治した．

### 2)左脚ブロック型の場合

◆左脚ブロック型のwide QRS頻拍を見たら，$V_1$または$V_2$誘導のS波に注目する．S波の下行が急峻であれば上室性，なだらかでノッチを伴うような場合は心室性を考える．「なだらか」を具体的な数値で示すと，RS時間(R波の立ち上がりからS波の谷までの時間)

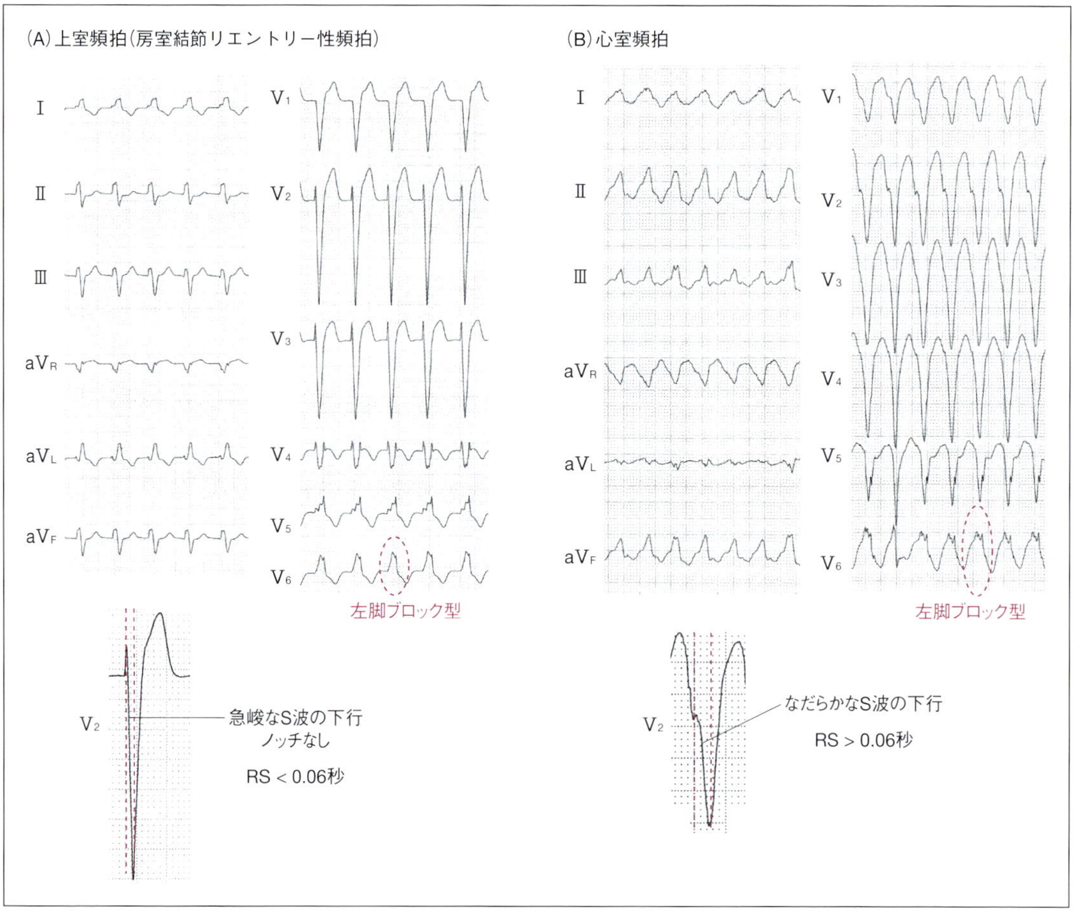


図13-5　左脚ブロック型を呈するwide QRS頻拍の鑑別

が0.06秒を超えるものである.

◆ まず, 70代男性に生じた wide QRS 頻拍(心拍数130拍/分)を見ていただきたい(図13-5 A). 陳旧性心筋梗塞で冠動脈バイパス術と左室瘤切除の既往があることから, 心室頻拍を考えたくなるケースである. しかし, この頻拍は左脚ブロック型で, かつ $V_1$ や $V_2$ 誘導の S 波が急峻に下降している印象がある. 確かに RS 時間は0.05秒程度であり, 上室頻拍の可能性が高いと判断される.

◆ 実際に本例では, 心臓電気生理学的検査により房室結節リエントリー性頻拍と診断し, カテーテルアブレーションにより根治した.

◆ 続いては, 70代男性にみられた心拍数170拍/分の wide QRS 頻拍である(図13-5 B). 左脚ブロック型であるが, 先ほどの症例(図13-5 A)とは対照的に, $V_1$ や $V_2$ 誘導の S 波は若干なだらかに見え, RS 間隔は0.11秒と, 心室頻拍を疑う所見である.

◆ 本例では, 各種検査により不整脈源性右室心筋症(ARVC)を背景とする心室頻拍と診断し, 心室頻拍に対するカテーテルアブレーションと植込み型除細動器(ICD)の手術を行った.

## C 上室性・心室性の鑑別が難しい wide QRS 頻拍

◆ 臨床では, ここまで用いてきたフローチャート(図13-1)では鑑別しえない wide QRS tachycardia も存在する.

◆ 図13-6に示すのは, とくに心疾患の既往がない60代男性に生じた wide QRS tachycardia(心拍数150拍/分, 図13-6 A)である. 房室解離や融合収縮は認めない. 非常に幅広い左脚ブロック型であり, $V_1$ 誘導の S 波はなだらかで, RS 時間は0.11秒にも及ぶ. したがって, 心電図所見からは心室頻拍を強く疑う.

◆ しかしこの頻拍は, アデノシン三リン酸(ATP) 20 mg の静注により停止した(図13-5 B). ATP に感受性を有する心室頻拍もまれに経験するが, ATP で停止する頻拍のほとんどは上室性である. 実際に, 本例で心臓電気生理学的検査を行うと, 三尖弁輪側壁の副伝導路を順伝導し, 房室結節を逆伝導(通常とは逆方向に旋回)する房室回帰性頻拍(AVRT)が誘発された.

◆ このように, 上室頻拍であっても, 房室結節ではなく副伝導路を介して心房の興奮が心室に伝わると, 心室の興奮パターンは副伝導路付着部位から生じた心室頻拍と同じになるため, 心電図のみでは鑑別が困難となる. 房室伝導を遮断する ATP の投与は上室頻拍と心室頻拍の鑑別に有用なツールであり, 筆者は, 血行動態の保たれている wide QRS tachycardia の場合, 積極的に行っている.

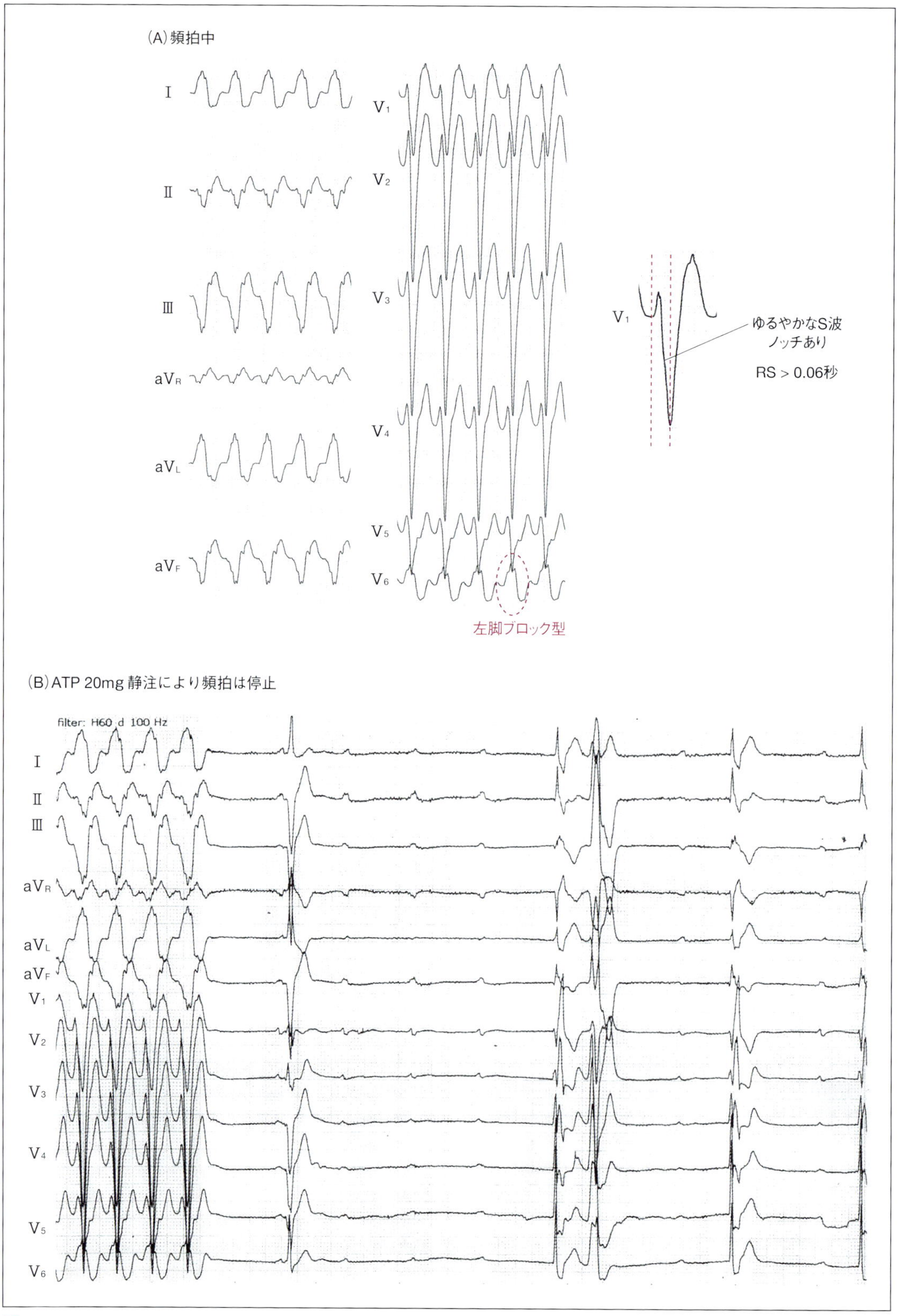


図13-6　心室頻拍様のQRS波形を呈するantidromic AVRT（房室回帰性頻拍）

## 専門家の目のつけどころ

- 規則的な wide QRS 頻拍を見たら，心室頻拍に加えて上室頻拍の可能性も考える.
- 房室解離や融合収縮，胸部誘導の concordant パターンを見つけたら，ほぼ心室頻拍といえる.
- QRS 波形が「普段よく見る」右脚ブロックや左脚ブロックに類似していれば，上室性の可能性が高い.
- $V_6$ 誘導の R 波が乏しければ心室性の可能性が高い.
- 迷ったら，ATP 静注も鑑別に有用なツールである.

（加藤武史）

### 文献

1) Brugada P, et al.: Circulation, 83: 1649-1659, 1991.

CONFIRMED

# 14 心室頻拍の起源を読めるか？

MS

## A 特徴的なWCT (wide complex tachycardia)

◆心室頻拍(VT)のなかには，特殊な機序の症例がある．急性期治療のみならず，慢性期治療やカテーテルアブレーションの治療戦略が不整脈の機序により異なるため，これらの症例の鑑別診断が重要である．

## B 脚枝間リエントリー性心室頻拍 (BBR-VT)

◆BBR-VT (bundle branch reentrant VT)は，右脚と左脚を回路とするリエントリー性 VT である．この VT は通常，器質的心疾患，とくに非虚血性心筋症に合併することが多く，刺激伝導系の異常を伴う．これは，脚の伝導が遅延するため一方向性ブロックを生じ，リエントリーを生じるためである．洞調律時の体表面心電図では，心室内伝導障害を認めることが多い[1,2]．200/分以上の頻脈を呈することも多く，前失神症状，失神，心臓突然死をきたすこともある．

◆BBR-VT は通常，左脚ブロック(LBBB)型で(図14-1)，右脚を順行性に，左脚を逆行性に伝導するリエントリーである．右側 His-プルキンエ系を介して心室興奮が起こるため，右側胸部誘導で急峻な QRS 波形を呈する．しかし，その診断には心内電位の記録を行い，右脚と左脚が回路に含まれていることを確認する必要がある．

◆多くの症例で，洞調律中 HV 間隔の延長を認めるが，心房プログラム刺激や心房の burst pacing 中にのみ HV 間隔の延長，His 束電位の分裂などが明らかになることもある．心房，心室からのプログラム刺激や，burst pacing により誘発が可能であり，右室からの期外刺激や，イソプロテレノールを投与して誘発を試みる．

◆通常，BBR-VT は容易に治療が可能である．治療方法は，回路の一部である右脚または左脚のアブレーションを行う．His 束電位記録部位から心室にカテーテルを進め，右脚電位が記録される部位で右脚を焼灼する．なお，左脚のアブレーションは右脚に比べて分枝が多く，難しいことがある．

◆また，長期予後は基礎心疾患や心機能などにより異なる．刺激伝導系の異常に対して恒久型ペースメーカ植込みが必要な可能性は0～30％ 程度と報告されている[3]．

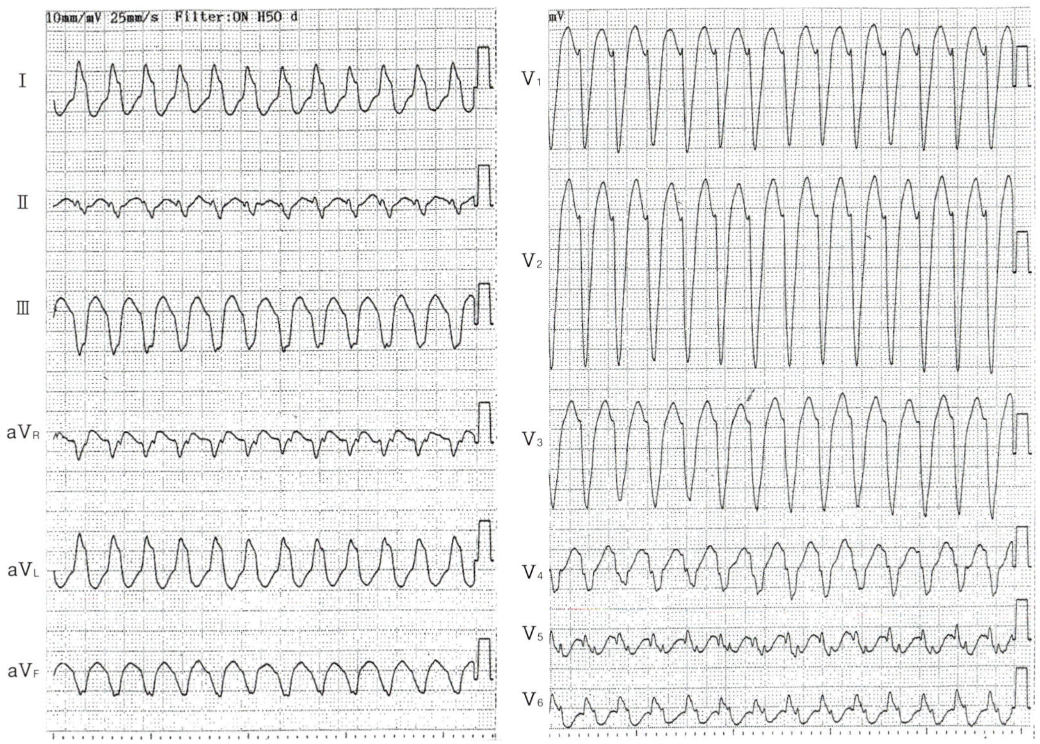


図 14-1　脚枝間リエントリー性心室頻拍（BBR-VT）

## C 右室流出路起源特発性心室頻拍（idiopathic RVOT-VT）

◆特発性 RVOT-VT（idiopathic right ventricular outflow tract VT）は，器質的心疾患のない20代から40代の女性に多く認められ[4]，非持続性 VT を呈することが多い[5]．心電図は LBBB 型，下方軸を呈する（図 14-2）．精神的なストレスや運動負荷で，頻度の増加や持続時間の延長を認めることが多い．機序は撃発活動（triggered activity），または異常自動能である．

◆RVOT-VT は，後述する不整脈源性右室心筋症（ARVC/D）との鑑別が重要で，心エコーや心臓 MRI などの画像診断，加算平均心電図が有用である．通常は，ARVC/D の VT はリエントリーが機序である．また，ARVC/D では洞調律時に，広範囲に陰性 T 波を認め，不完全・完全右脚ブロックを呈する．

◆RVOT-VT では，カテーテルアブレーションに際して起源を推定するいくつかのアルゴリズムが報告されている．QRS 幅が≧140ms，下方誘導での R 波のノッチ，$V_3$誘導での R/S 比≦1は右室自由壁側起源である可能性が高く，I 誘導で陽性 QRS でない場合，右室流出路前壁側である可能性が高い．また，$aV_L$ 誘導において陰性 QRS でない場合，肺動脈弁より2cm 以上下方の起源である可能性が高い[6]．

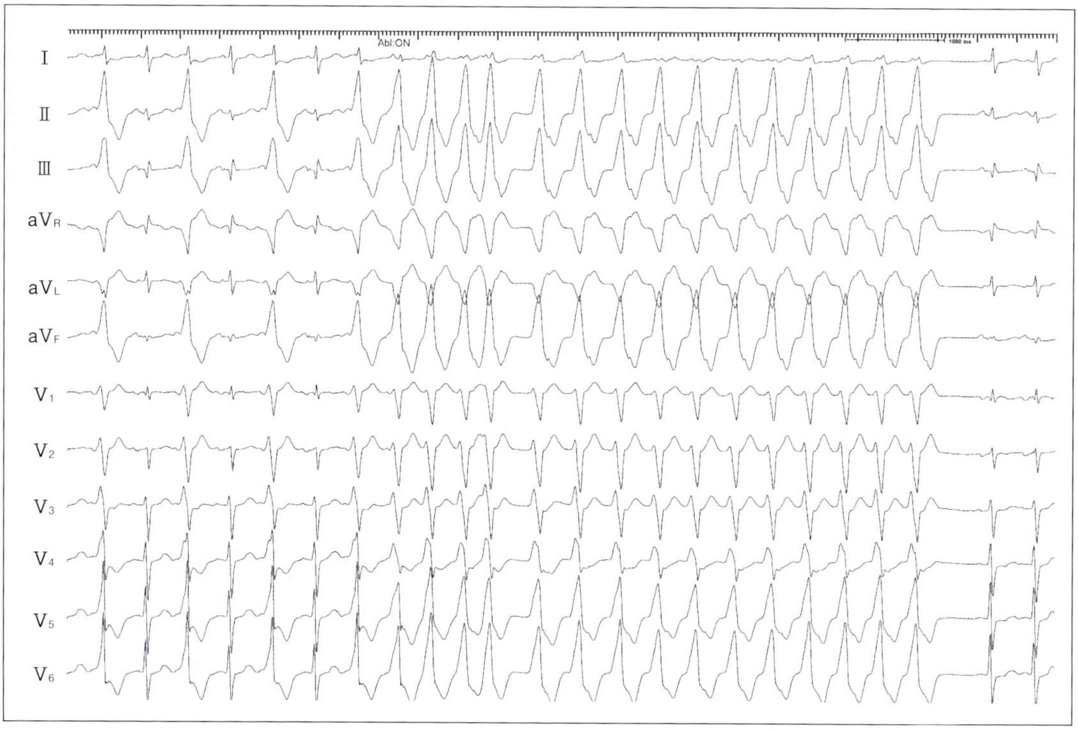


図14-2　右室流出路起源特発性心室頻拍(RVOT-VT)
最早期興奮記録部位での通電で，VT は acceleration 後に消失した．

◆左室流出路(LVOT)起源または RVOT 起源であるかを鑑別する方法として，$V_3$誘導に移行帯が存在する場合，LVOT では，$V_2$，$V_3$誘導でより高い波高であること，$V_2$誘導における移行率(transition ratio)≧0.6であることは，感度・特異度ともに非常に高い指標となることが報告されている[7]．なお，移行率は，心室頻拍／心室期外収縮(VT/PVC)時の R 波高／(R 波高＋S 波高)を，洞調律中の R 波高／(R 波高＋S 波高)で割ることにより計算される．

◆流出路起源の VT/PVC では，RVOT に加えて左室流出路，冠状静脈洞遠位，大動脈冠尖，心外膜の起源などが鑑別としてあげられる．Ito らのアルゴリズムは感度88%，特異度95% と非常に有用である[6] (p.113，図12-8)．

## D 不整脈源性右室心筋症 (ARVC/D)

◆LBBB 型 VT において鑑別が必要な基礎疾患として，ARVC/D (arrhythmogenic right ventricular cardiomyopathy/dysplasia)があげられる(図14-3)．RVOT-VT は比較的予後が良好であるのに対して，ARVC/D は失神や突然死をきたすことがある．また，進行性に心筋の脂肪線維性変性を生じる．

◆ARVC/D には，次のような特徴がある[8]．構造的には，左室の異常なし，もしくは軽度異常での，右室拡大，右室瘤がみられる．病理組織学的には，心筋生検における心筋の線維

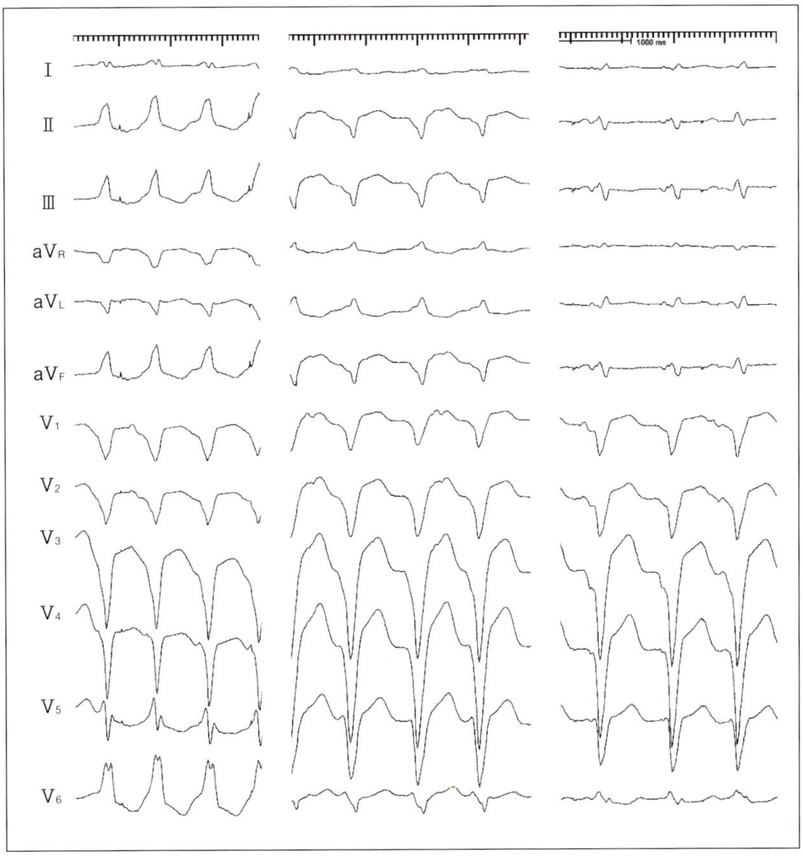


図14-3　不整脈源性右室心筋症（ARVC）患者の心室頻拍（VT）
同一症例に複数の VT が記録された．

表14-1　心電図所見におけるARVC/Dリスクスコア

| 心電図所見 | 点　数 |
|---|---|
| 洞調律中の前胸部誘導（$V_1$～$V_3$誘導）における陰性T | 3 |
| VT/PVCにおける | |
| Ⅰ誘導でのQRS幅 ≧120 ms | 2 |
| 複数誘導におけるQRSノッチ | 2 |
| 移行帯が$V_5$誘導以下 | 1 |

出典：Hoffmayer KS, et al.: Heart Rhythm, 10: 477-482, 2013.

脂肪変性がみられる．遺伝子変異としては，デスモソーム関連遺伝子として，JUP, PKP2, DSP, DSG2, DSC2が同定されている．なお，デスモソーム以外ではリアノジン受容体(RyR2)の遺伝子異常が報告されている．

◆心電図における ARVC/D の特徴として，洞調律時の右側前胸部誘導($V_1$～$V_3$誘導)，あるいはそれを越えた誘導での陰性 T 波，ε 波がみられる[8]．ARVC/D を疑う場合は，加算平均心電図や運動負荷試験，ホルター心電図，心エコー，MRI などによる鑑別が必要である[9]．RVOT，RV 流入路，RV 心尖部は心筋変性をきたす好発部位で，LBBB 型，－90度から＋110度の電気軸を呈する VT となることが多い．

◆LBBB 型 VT における ARVC/D の鑑別方法として，QRS 幅，QRS 軸を用いた方法が報告されている[10]．この報告では，Ⅰ誘導における QRS 幅が＜120ms であれば RVOT-VT，QRS 軸≧120ms のとき，Ⅲ誘導で R ≦ S であれば ARVC/D であった．また，心電図(ECG)所見によるスコアリングを表14-1に示す[11]．洞調律中の前胸部誘導($V_1$～$V_3$誘導)における陰性 T 波，下方軸 VT/PVC におけるⅠ誘導の QRS 幅，2誘導以上にみられる QRS 波のノッチ，移行帯が $V_5$誘導以下かどうかでスコアリングし，5点以上で感度83.8%，特異度100% と報告されている(表14-1)．

## E 僧帽弁輪峡部心室頻拍

◆僧帽弁輪峡部 VT (図14-4)は，おもに下壁心筋梗塞後に合併することが多い．僧帽弁輪と下壁梗塞瘢痕のあいだで峡部が形成され，峡部の伝導方向により次の2種類の波形の VT を生じると報告されている．

①RBBB - 右軸偏位型：僧帽弁輪を中隔側から自由壁側に伝導すると RBBB 型右上方軸，$V_6$誘導で QS もしくは rS を呈する．

②LBBB - 左軸偏位型：僧帽弁輪を自由壁側から中隔側に伝導すると LBBB 型左上方軸，$V_3$～$V_4$誘導で移行帯，$V_6$誘導で単相性 R を呈する[12,13]．

◆カテーテル焼灼術にて治療する場合は，梗塞の瘢痕から僧帽弁輪を焼灼して峡部の伝導をなくすことが必要である．

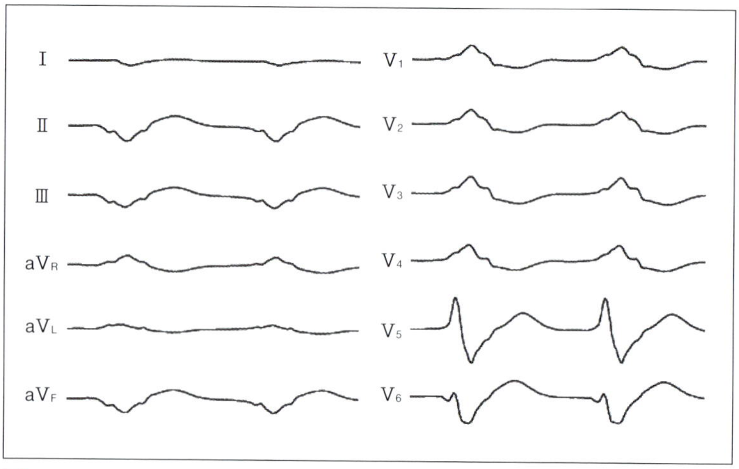


図14-4 僧帽弁輪峡部心室頻拍

## F 心外膜側起源心室頻拍

◆非虚血性心筋症では，虚血性心筋症に比較して，心筋中層・心外膜側に異常心筋の分布が多く[14]，心外膜アブレーションを要する場合がある．心外膜側起源 VT（図14-5）の診断アルゴリズムとして，Vallès らは4段階による診断アルゴリズムを報告している[15]（図14-6）．これは，ステップ① 下壁誘導で q 波があれば心内膜側，なければ，ステップ②pseudo-delta ≧75ms が認められれば心外膜側，なければ，ステップ③MDI ≧0.59であれば心外膜側，なければ，ステップ④ I 誘導で q 波が認められれば心外膜側，という4段階のステップによるアルゴリズムで，感度96%，特異度93% と非常に高い診断精度であった

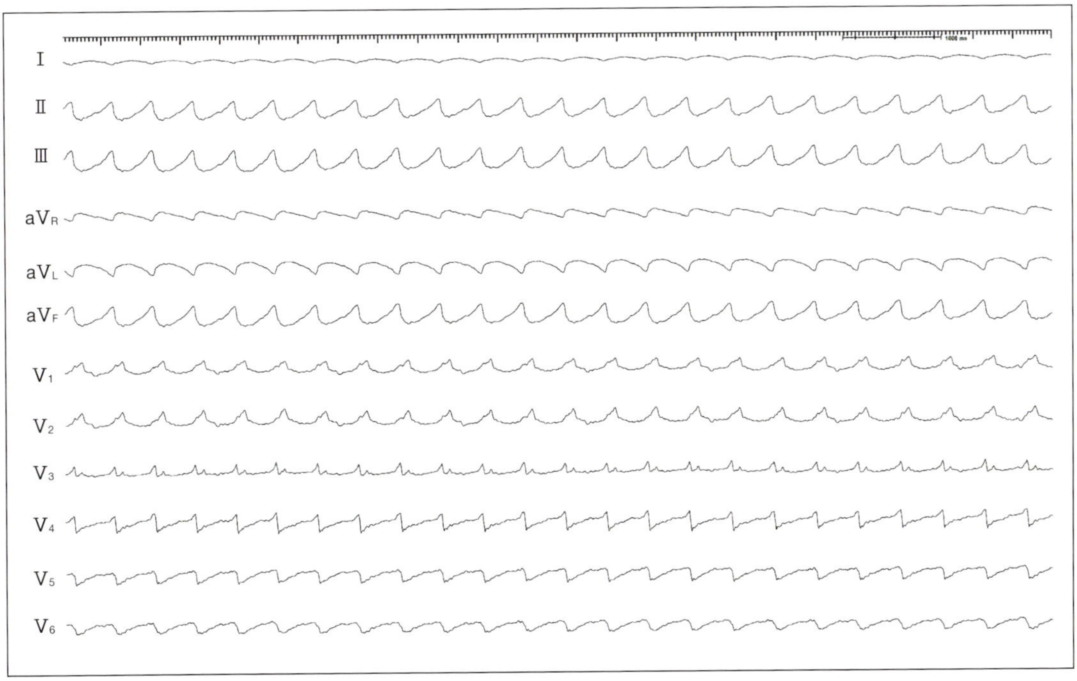


図14-5　心外膜側起源心室頻拍

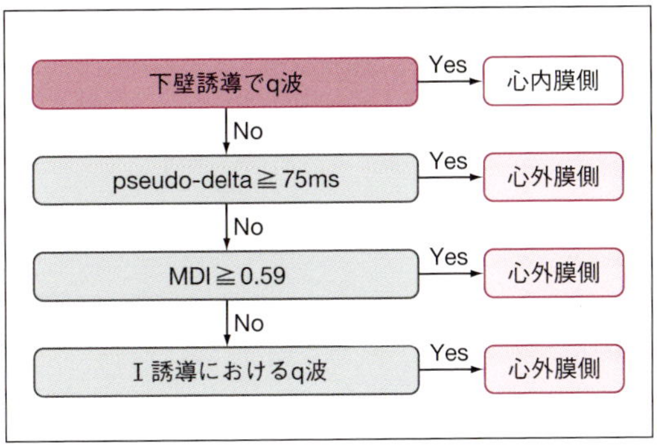


図14-6　心外膜側起源心室頻拍の診断のための４段階アルゴリズム

［Vallès E, et al.: Circ Arrhythm Electrophysiol, 3: 63-71, 2010を一部改変］

と報告している．なお，pseudo-delta wave は最も早い心室活動から，最も早い QRS 波の立ち上がりまでの間隔と定義されている．

♦一方で，QRS onset は判別しづらく，判断に困ることもある．Piers らは，過去のこれらの基準が，臨床的にしばしば使用されるアミオダロンの影響を考慮していないことから，アミオダロン投与下の影響について検討している．なかでも波形の間隔をもとに計算される指標を用いた interval criteria について，とくに影響を受ける可能性が示唆され，そのことが診断精度にも影響を与える可能性を示唆している．また，陳旧性心筋梗塞のない LV-VT に関する検討では，基部前壁（Ⅰ誘導）で Q 波を認める，心尖部前壁（下壁誘導）で Q 波がない，下壁誘導での Q 波は基部下壁，心尖部下壁を示唆していると報告されている[16]．

**専門家の目のつけどころ**

- VT のなかには特殊な機序のものがあり，特徴を把握し，鑑別診断をあげる必要がある．
- アルゴリズムやスコアリングを用いることで，より正確な診断・治療ができる．

（三輪陽介　副島京子）

## 文献


1）Oreto G, et al.: Heart, 76: 541-547, 1996.
2）Blanck Z, et al.: J Am Coll Cardiol, 22: 1718-1722, 1993.
3）Mazur A, et al.: Indian Pacing Electrophysiol J, 5: 86-95, 2005.
4）Nakagawa M, et al.: J Cardiovasc Electrophysiol, 13: 633-638, 2002.
5）Joshi S and Wilber DJ: J Cardiovasc Electrophysiol, 16（Suppl 1）: S52-58, 2005.
6）Ito S, et al.: J Cardiovasc Electrophysiol, 14: 1280-1286, 2003.
7）Betensky BP, et al.: J Am Coll Cardiol, 57: 2255-2262, 2011.
8）Gemayel C, et al.: J Am Coll Cardiol, 38: 1773-1781, 2001.
9）Marcus FI, et al.: Circulation, 65: 384-398, 1982.
10）Ainsworth CD, et al.: Heart Rhythm, 3: 416-423, 2006.
11）Hoffmayer KS, et al.: Heart Rhythm, 10: 477-482, 2013.
12）Wilber DJ, et al.: Circulation, 92: 3481-3489, 1995.
13）Hadjis TA, et al.: J Cardiovasc Electrophysiol, 8: 363-370, 1997.
14）Piers SR, et al.: Circ Arrhythm Electrophysiol, 6: 875-883, 2013.
15）Vallès E, et al.: Circ Arrhythm Electrophysiol, 3: 63-71, 2010.
16）Bazan V, et al.: Heart Rhythm, 4: 1403-1410, 2007.

# Ⅳ

# 不整脈治療に活かす

CONFIRMED

# 15 心室頻拍波形から薬剤選択は可能か？

## はじめに

◆特発性心室頻拍のなかには，特別な薬剤に対して感受性を示す心室頻拍(VT)がある．本章では，その代表的な心室頻拍を提示する．

## A ベラパミル感受性心室頻拍

◆ベラパミルはカルシウムチャネル(Ca チャネル)拮抗薬であり，その静注薬は発作性上室頻拍の停止に用いられる．Ca チャネルに依存した房室結節領域細胞の伝導抑制効果により，ベラパミル静注薬は上室頻拍を停止する．心室頻拍の停止には，一般的に静注用のナトリウムチャネル(Na チャネル)遮断薬が使われる．それは，心室筋細胞の興奮が Na チャネルに依存しているからである．しかしながら，ベラパミル静注薬により停止する特発性心室頻拍〔ベラパミル感受性心室頻拍(verapamil-sensitive ventricular tachycardia)〕がある．

◆この心室頻拍は，左室後中隔の中部で刺激伝導系の左脚後枝領域またはその近傍に必須緩徐伝導路を有するリエントリー性頻拍と考えられている．似たような機序の心室頻拍として，左脚前枝領域心室頻拍と上部中隔型心室頻拍がある[1]．頻度としては，約9割が左脚後枝領域心室頻拍で，1割が左脚前枝領域心室頻拍，まれに上部中隔型心室頻拍がある[2]．

◆ベラパミル感受性心室頻拍の必須緩徐伝導部位は心内膜側にあり，電気生理学的解析から，頻拍の機序はリエントリーであると報告されている．この頻拍の必須緩徐伝導部位は，プルキンエ線維が関与，またはプルキンエ線維のきわめて近傍と考えられており，心室頻拍ではあるが QRS 幅は狭い．したがって，上室頻拍の変行伝導と鑑別が困難な場合もあるが，一般的に上室頻拍の変行伝導の場合は QRS 波が北西軸となることはない．この点は，この心室頻拍と上室頻拍の変行伝導との鑑別点のひとつである．そのほか，頻拍中に房室解離または心房からの心室捕捉があれば，心室頻拍と診断できる．

### 左脚後枝領域心室頻拍

◆図15-1にベラパミル感受性左脚後枝領域心室頻拍の心電図を示す．心電図では右脚ブロック，北西軸で，RR 間隔 0.38秒，QRS 幅 0.12秒である．鑑別疾患としては，左脚後枝近傍の focal Purkinje 心室頻拍と左乳頭筋心室頻拍があげられる．ベラパミル感受性左脚後枝領域心室頻拍の心電図と左脚後枝近傍の focal Purkinje 心室頻拍の心電図は類似し，体表面心電図から両者の鑑別は困難である．ベラパミル感受性左脚後枝領域心室頻拍は少量のベラパミルで反応するが，focal Purkinje 心室頻拍は機序として異常自動能と考えられ

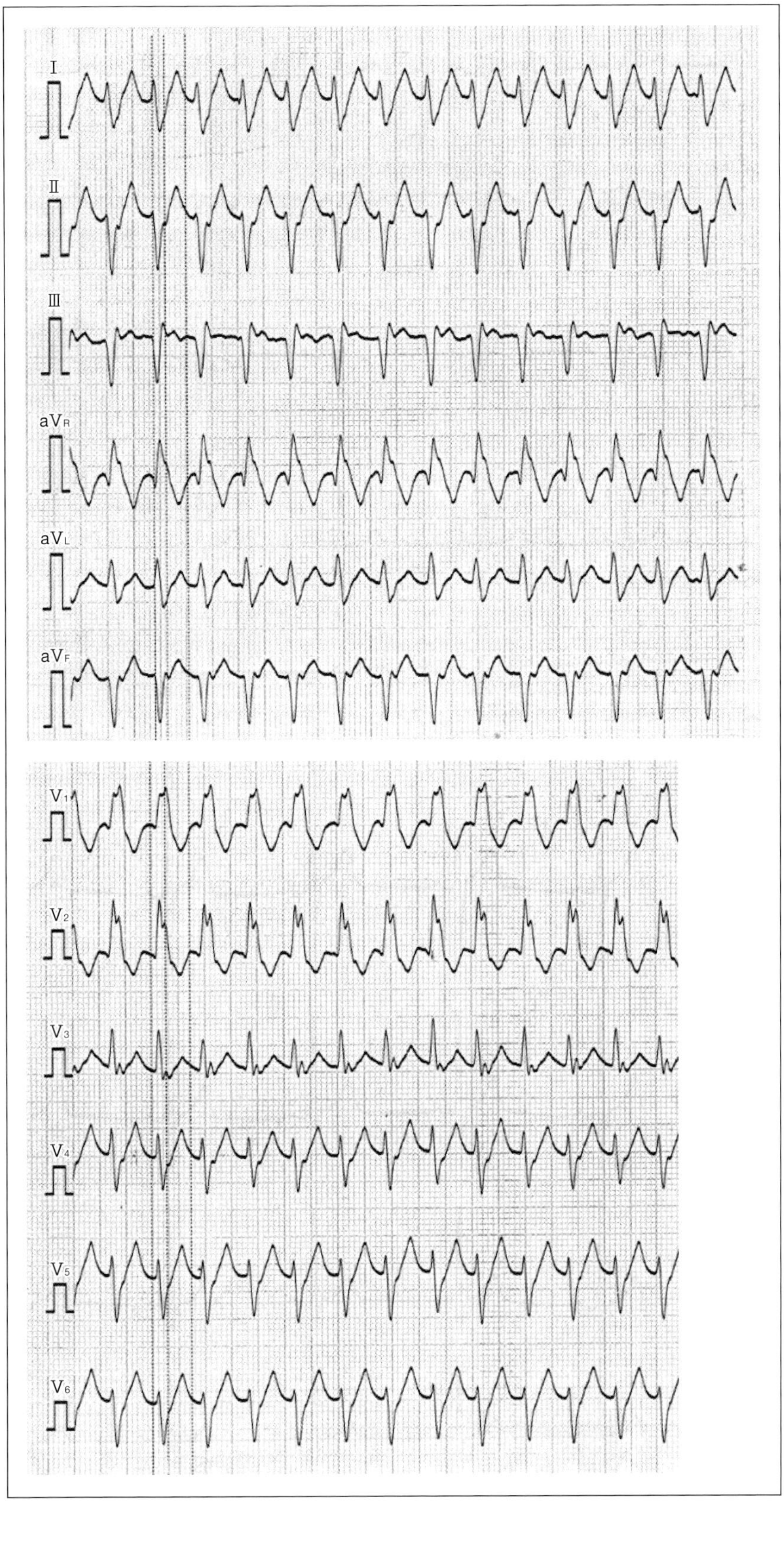


**図 15-1**

**ベラパミル感受性特発性心室頻拍 - 左脚後枝領域心室頻拍**

動悸を主訴に来院した35歳男性の心電図である．RR 間隔0.38秒，QRS 幅0.12秒，右脚ブロック＋北西軸である．ベラパミル5 mg の急速静注によりこの頻拍は停止した．

表15-1　ベラパミル感受性VTと乳頭筋VTの比較

| | ベラパミル感受性VT | 乳頭筋VT | $p$ |
|---|---|---|---|
| 患者数〔$n$〕 | 8 | 9 | |
| 年齢〔歳〕 | 31±7 | 57±7 | ＜0.001 |
| LVEF〔%〕 | 60±7 | 49±13 | 0.04 |
| VT/PVC | 7/1 | 2/8 | 0.01 |
| **心電図(ECG)** | | | |
| $V_1$誘導中のrsR' | 8/8 | 0/11 | ＜0.0001 |
| 四肢誘導中のQ波 | 8/8 | 1/11 | 0.0001 |
| QRS幅〔ms〕 | 127±11 | 150±15 | 0.001 |
| **心臓電気生理学的検査(EPS)** | | | |
| Purkinje Potential | 8/8 | 5/11 | 0.01 |
| Purkinje Potential-QRS | | | |
| during SR〔ms〕 | −29±5 | +10±17 | 0.002 |
| ペースマップとの一致 | 0/8 | 10/11 | ＜0.0001 |

出典：Good E, et al.: Heart Rhythm, 5: 1530-1537, 2008.

ており，β遮断薬静注が有効である．

◆ Goodらは，ベラパミル感受性の左室起源特発性心室頻拍と乳頭筋起源心室頻拍を比較している[3]．その論文の要点を表15-1に抜粋した．ベラパミル感受性特発性心室頻拍は乳頭筋心室頻拍に比較して，$V_1$誘導でrsR'を示し，四肢誘導でQ波を有し，QRS幅が狭い，と報告している．

## 左脚前枝領域心室頻拍

◆ 左脚前枝領域心室頻拍では心電図は右脚ブロック，右軸偏位＋下方軸となる．図15-2は胸部不快感を主訴に来院した60代の女性の心電図である．ベラパミル5 mgの静注で頻拍は停止した．電気生理学的検査では，心室頻拍は再現性をもって誘発され，エントレインメント現象が観察された．また，左脚前枝領域のアブレーションにより頻拍は誘発不能となった．この心室頻拍では，電気生理学的に必須緩徐伝導部位を同定し，焼灼した報告は少ない．

◆ 一方，図15-3は左脚前枝領域の心室頻拍であるが，非リエントリー性である．患者は30代の男性で，飲酒後の動悸を主訴に来院した．ベラパミル5 mgの静注で頻拍は停止した．電気生理学的には一度だけ心室頻拍が誘発されたが，エントレインメント現象は示さなかった．ペースマップを指標に，高周波通電したところ，同一波形の心室頻拍が出現した．頻拍が消失するまで通電したが，以後は，頻拍の再発はない[4]．

◆ Yamadaらは，左脚前枝近傍の前乳頭筋起源の心室性不整脈6例(心室頻拍1例，期外収縮5例)を報告している[5]．全例で，QRS波形は右脚ブロック，右軸偏位であり，ベラパミル感受性左脚前枝領域心室頻拍波形と類似している．心電図波形だけで両者を鑑別することは困難である．

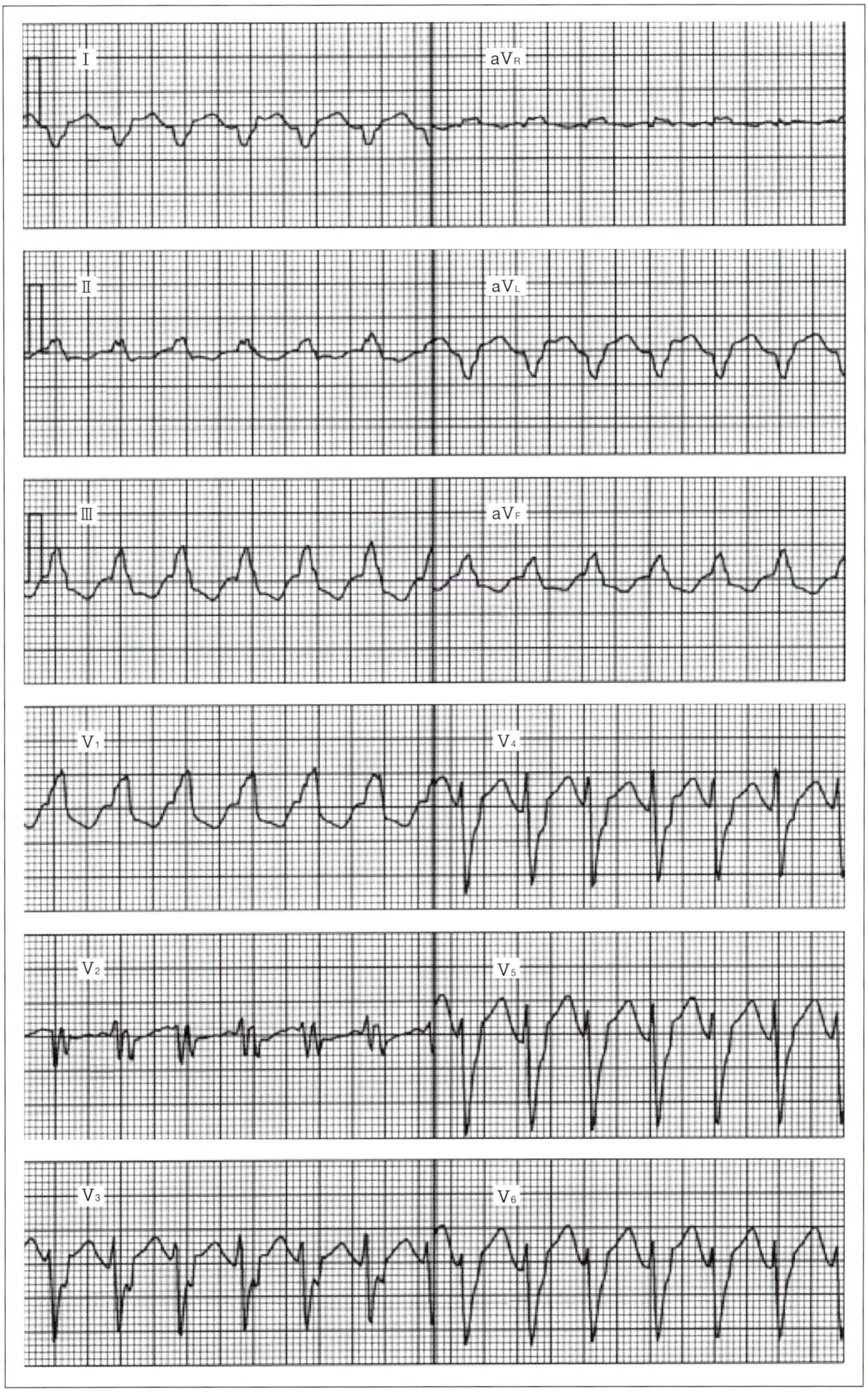


**図 15-2　胸部不快感を主訴に来院した 60 代女性の心電図**

主訴：胸部不快感．心拍数 167/分，右脚ブロック＋下方軸，QRS 幅 0.12秒．

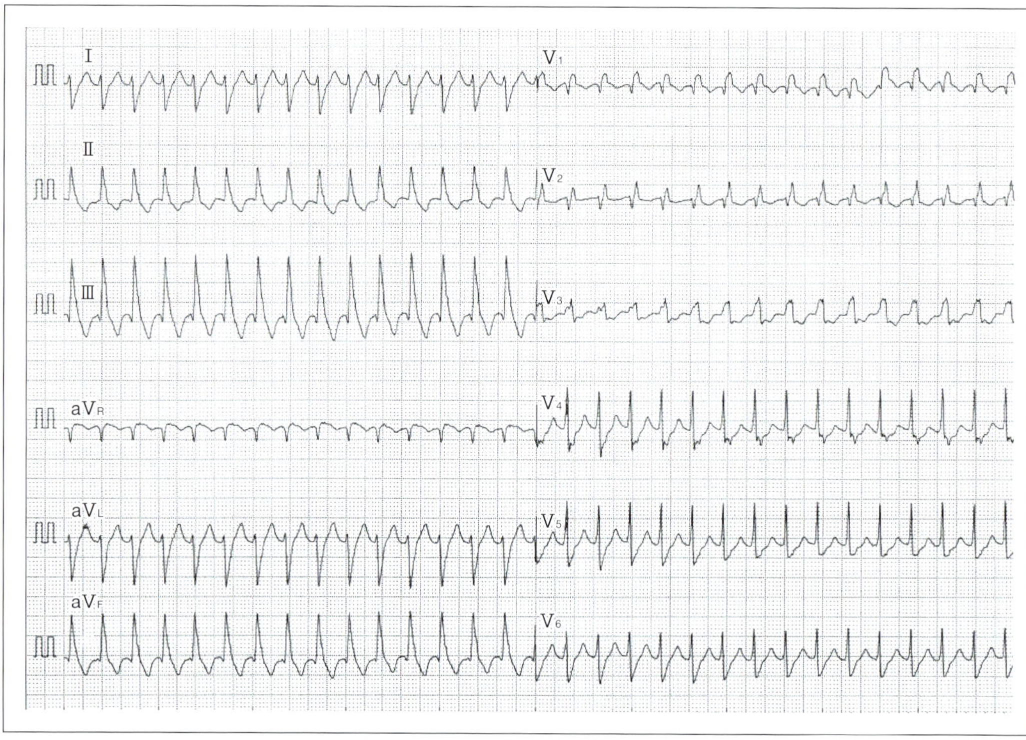


図 15-3　動悸を主訴に来院した 30 代男性の心電図
主訴：動悸．心拍数 187/分，右脚ブロック＋下方軸，QRS 幅 0.12 秒．

## B ATP感受性心室頻拍

◆ATP (adenosine tri-phosphate)の急速静注により，房室伝導は抑制される．その効果は瞬間的で，数分間で消失する．ATP の静注はベラパミルと同様に発作性上室頻拍の停止に用いられる．

◆一方，基礎実験から，ATP は撃発活動(triggered activity)による頻拍の抑制効果が報告されている．左脚ブロック＋下方軸型の特発性心室頻拍のなかに ATP に反応するタイプがある[6]．一般的に，流出路型心室頻拍とよばれる頻拍で，持続性の場合もあるが，反復性頻拍を示すこともある．心室頻拍時の QRS 幅は狭い．

◆図 15-4 は 10 代の女性で，運動中の動悸を主訴に来院した際の心電図である．左脚ブロック＋下方軸，QRS 幅は 0.12 秒と狭く，ATP 0.2 mg/kg の静注でこの心室頻拍は停止した．

◆鑑別診断としては催不整脈性右室心筋症(不整脈原性右室心筋症，ARVC)による心室頻拍がある．ARVC は器質的心疾患であり，安静時の心電図で QRS 後部に $\varepsilon$ 波，または QRS 波の延長，あるいは右前胸部誘導($V_1$～$V_3$)で T 波の陰転化を認める．ARVC の心室頻拍はリエントリー性であり，ATP 静注で止まることはない．

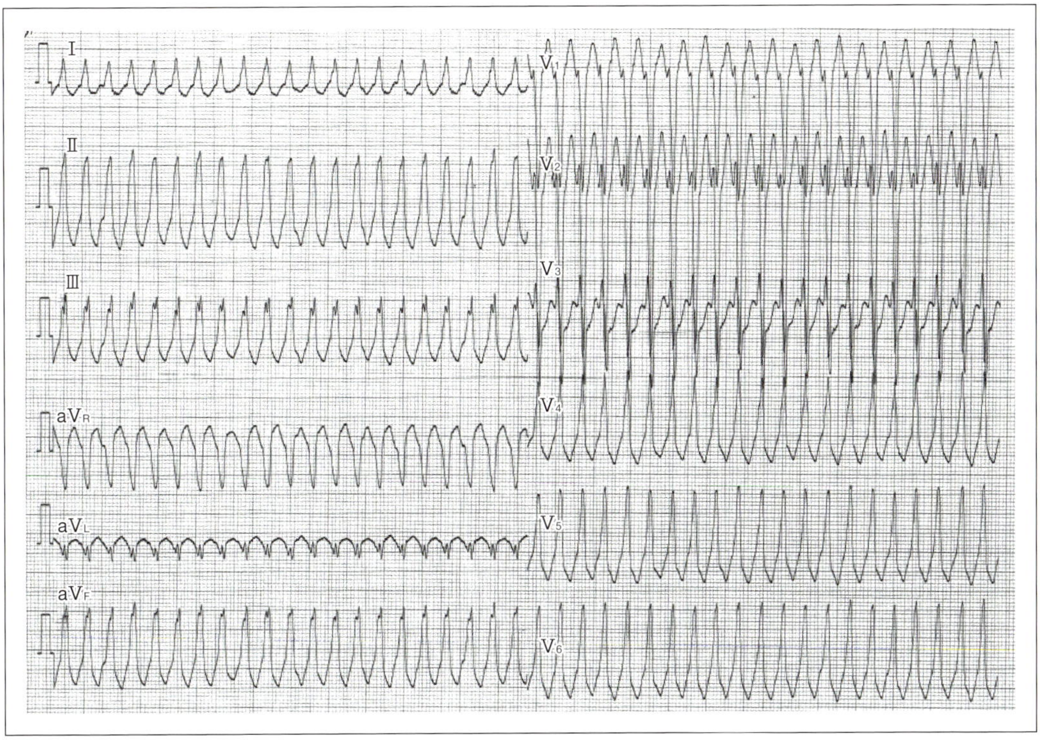


図 15-4　運動中の動悸を主訴に来院した10代女性の心電図
主訴：動悸．心拍数 240/分，左脚ブロック＋下方軸，QRS 幅 0.12秒．

## C カテコラミン誘発性多形性心室頻拍

◆ カテコラミン誘発性多形性心室頻拍(CPVT)は遺伝性不整脈のひとつで，運動や情動の変化で誘発される心室頻拍である．心室細動に移行し，突然死することもある．カテコラミンの投与により2方向性または多形性の心室頻拍が誘発される．近年の遺伝子解析によりチャネルレベルの異常が報告されている[7]．

◆ 図15-5は，イソプロテレノールの投与により誘発された2方向性の心室頻拍である．右脚ブロック＋下方軸と左脚ブロック＋上方軸の QRS 波が交互に出現している．頻拍の機序は非リエントリー性であり，この頻拍は$\beta$遮断薬の投与によりすみやかに停止する．

◆ 頻拍の再発予防には，$\beta$遮断薬，Ca 拮抗薬，フレカイニドが有効である．このうちフレカイニドは，Na チャネルのブロックと，リアノジン受容体の阻害による筋小胞体からのカルシウムの放出抑制という，ふたつの作用により，撃発活動を抑制する．しかし，突然死予防には植込み型除細動器(ICD)が確実である．

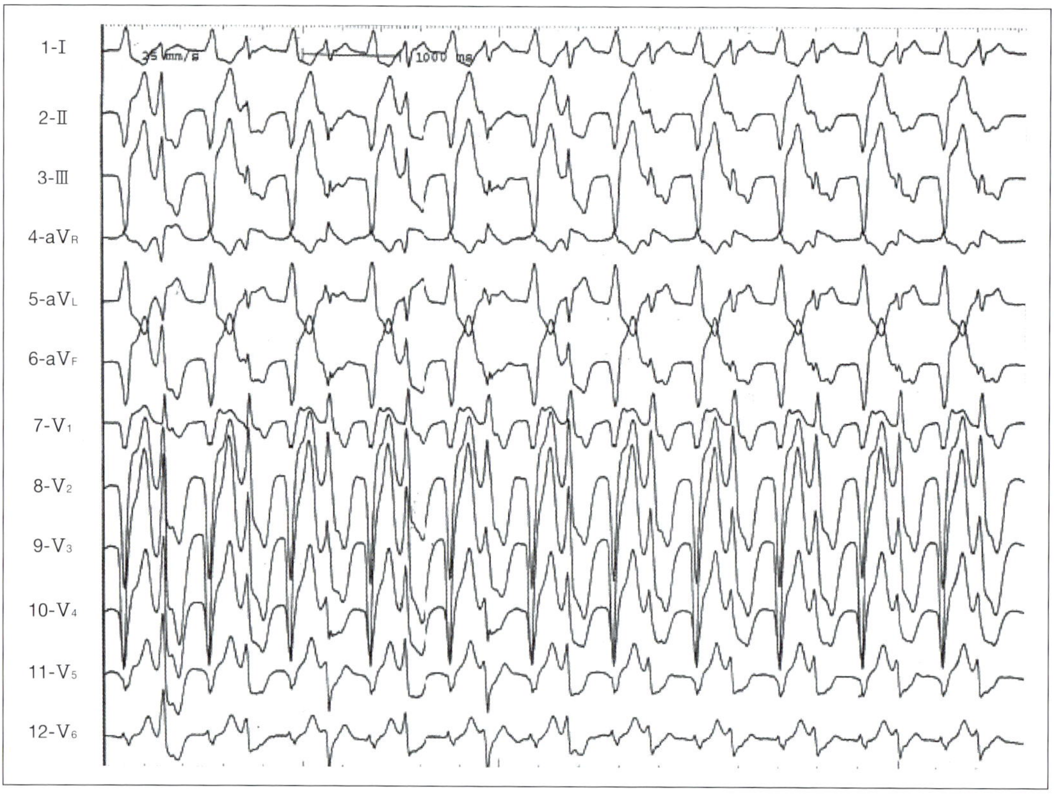


図15-5　イソプロテレノール投与後の10代女性の心電図
主訴：失神．運動負荷中に2方向性の心室頻拍が誘発された．

専門家の目のつけどころ

器質的心疾患がない心臓に発生する心室頻拍(VT)は，特別な薬剤に反応する可能性がある．

（丹野　郁）

〈文献〉


1) Nogami A and Tada H: Idiopathic left ventricular tachycardia. Wilber DJ, et al. eds., Catheter ablation of cardiac arrhythmias: basic concepts and clinical applications, p. 298-313, Blackwell/Futura, 2008.
2) Nogami A, et al.: J Cardiovasc Electrophysiol, 9: 1269-1278, 1998.
3) Good E, et al.: Heart Rhythm, 5: 1530-1537, 2008.
4) 丹野 郁 ほか：左室前乳頭筋起源のベラパミル感受性心室頻拍の1例．心臓(in press)，2016.
5) Yamada T, et al.: J Cardiovasc Electrophysiol, 20: 866-872, 2009.
6) Iwai S, et al.: J Cardiovasc Electrophysiol, 17: 1052-1058, 2006.
7) van der Werf C and Wilde AAM: VTs in Catecholaminergic Cardiomyopathy (Catecholaminergic Polymorphic Ventricular Tachycardia). Zipes DP and Jalife J eds., Cardiac Electrophysiology: From Cell to Bedside, 6th ed., p.895-902, Elsevier Saunders, 2013.

CONFIRMED

# 16 心房細動には抗不整脈薬が効きそうか？ アブレーションは適しているか？

I

## はじめに

◆ 日常診療のなかで心房細動患者を診る際に，抗凝固療法の必要性，リズムコントロール・レートコントロールの選択，またカテーテルアブレーションの適応はどうか？ など，さまざまな治療計画を考える．問診による心房細動の罹患期間，発作頻度・持続時間などの基本情報に加えて，心房細動の12誘導心電図も，治療を選択するうえでの重要な判断材料となる．

◆ 同じ心房細動の心電図であっても，個々の心電図の“顔つき”は多様であり，それを深く観察することにより，隠れているさまざまな情報を読み解くことができる．本章では，心房細動の発症の契機となる心房期外収縮，心房細動波形の心電学的特徴から，どのような治療選択が考えられるかについて解説していきたい．

## A 心房期外収縮は肺静脈起源か？

◆ 正常洞調律では，右心房後方に位置する洞結節からの興奮がまず右心房を伝搬し，その後左心房に広がりＰ波を形成する．図16-1に示すように，右心房は右側かつ腹側に，左心房は左側かつ背側に位置している．したがって，$V_1$誘導のＰ波では，矢印❶のような興奮伝搬様式となるため，陽性から陰性の二相性の波形となる．心房興奮順序も右側から左側，頭側から尾側の流れとなるため，Ⅰ誘導とⅡ誘導で陽性のＰ波となることが多い．

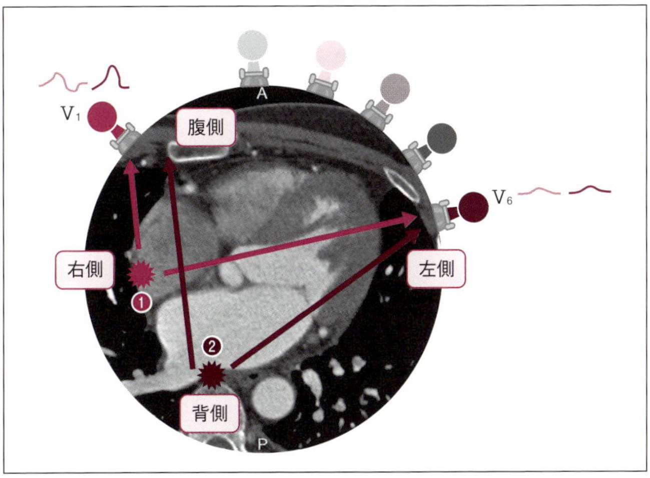


図16-1　$V_1$誘導に注目する

実際には，洞結節がより低位に位置している場合や，両心房間の伝導様式が異なることにより，P 波の波形は個々の症例で異なるが，正常洞調律の P 波を観察しておくことが重要である．

◆心房細動は，心房期外収縮を契機として始まり，その多くは肺静脈起源であることが知られている．肺静脈は心臓の中で最も背側に位置しており，椎体を取り囲むように肺静脈が左房から分岐している．そのため，肺静脈周囲から発生する心房期外収縮の波形には特徴があり，図16-1の矢印❷で示すような興奮伝搬様式をとる．$V_1$誘導の方向に向かう成分が主体であり，$V_1$誘導から逃げていく陰性成分はないため，単相性の陽性 P 波となる．また，すべての胸部誘導に向かう興奮様式となるため，全胸部誘導で P 波は陽性となるが，$V_1$から $V_6$に向かうにつれて電極間と心房との距離が遠くなり，P 波高はしだいに減弱する．

## 肺静脈起源の心房期外収縮

◆右肺静脈はちょうど上大静脈から右心房の背側に位置するため，Ⅰ誘導で陽性となることが多く，また $aV_L$ で陽性であれば，右下肺静脈起源の可能性が高くなる．一方で左肺静脈起源の心房期外収縮は，左側より発生するため陰性になるイメージであるが，実際には，フラットであることが多い．ただし，肺静脈と左心房の解剖学的関係は多様であり，また P 波の波形は心房内での興奮伝搬にも影響を受けるため，かならずしも理論どおりにならないこともある．また，心房細動発症の契機となる心房期外収縮は，T 波と重なる，“P on T”となることが多く，P 波の波形が変化し，正確な評価が難しくなることがある．T 波の波形の影響を受けない部分の心房期外収縮が記録できれば，より正確な評価が可能となる．

◆上大静脈は，5本目の肺静脈ともいわれるように，上大静脈起源の心房期外収縮から発生する発作性心房細動もある．上大静脈に入り込んだ心房筋のスリーブから発生するため，Ⅱ誘導で波高の高い P 波を呈する．上大静脈と右上肺静脈は近接しており，右上肺静脈起源の心房期外収縮も波高の高い P 波を示すため，鑑別の必要がある．上大静脈起源は興奮順序が上大静脈 → 右心房 → 左心房であるため，$V_1$誘導では洞調律に近い P 波を呈することが多く，二相性の P 波もしくは平坦な P 波であれば上大静脈起源が考えられる．一方で，右肺静脈起源では $V_1$誘導で陽性となることがほとんどであるが，上大静脈起源でも，$V_1$誘導で陽性 P 波となることがあり，両者の鑑別は難しいことが多い．

## 肺静脈起源の期外収縮に由来する心房細動は薬物で治療できるか？

◆では，心房細動の発症の契機となる期外収縮が肺静脈起源のとき，薬物選択が考えられるか？　心房細動に対する抗不整脈薬として，ナトリウムチャネル（Na チャネル）遮断薬，カリウムチャネル（K チャネル）遮断薬，β遮断薬があげられ，純粋な遮断作用のみの薬剤から複数の作用をあわせもつ薬剤まで，多数存在する．Na チャネル遮断薬は第一選択として用いられることが多いが，交感神経緊張時に生じる心房細動ではβ遮断薬が有効であることもある．

◆実際には，理論どおりに効果が得られないことがあり，不整脈を専門とする医師であっても，実臨床ではトライアンドエラーで薬剤選択を行っている．心房細動自体では重篤となることはまれであるため，抗不整脈薬による催不整脈作用に注意をしなくてはならず，安全第一で，年齢・体重，腎機能・肝機能などを考慮し，副作用が生じないように薬剤選択を行うことが大切である.

# B どのような心房細動でカテーテルアブレーションが効きそうか？

## 心房細動の経過と細動波

◆心房細動は，発作性心房細動として発症し，経過とともに発作頻度や持続時間が増加し，持続性心房細動から最終的には永続化する．図16-2は，8年間の同一症例の心房細動の心電図変化を経時的にみたものであるが，$V_1$での細動波が徐々に減弱し，当初は粗かった細動波が，細かい細動波に変化していく様子がうかがえる.

◆初期には，ひとたび心房細動が生じることにより，心房有効不応期が短縮し，機能的なリエントリーを形成しやすくなる電気的リモデリングが主体となり，心房細動が持続しやすくなる．この時期では心筋細胞の電気生理学的変化が主体となるため，心房筋の興奮性は保たれていることが多く，見ための心電図も"元気な"粗い細動波を呈する.

◆一方で，心房細動持続期間が長くなると，加齢や高血圧，背景に存在する基礎心疾患の影響も加わり，心房の心筋細胞自体が，壊死・脱落をきたし線維化が生じ，伝導遅延や器質的なリエントリー回路の素地となる構造的リモデリングが進行し，心房細動の持続に深く関与するようになる．構造的なリモデリングが進行すればするほど心房拡大を生じ，"元

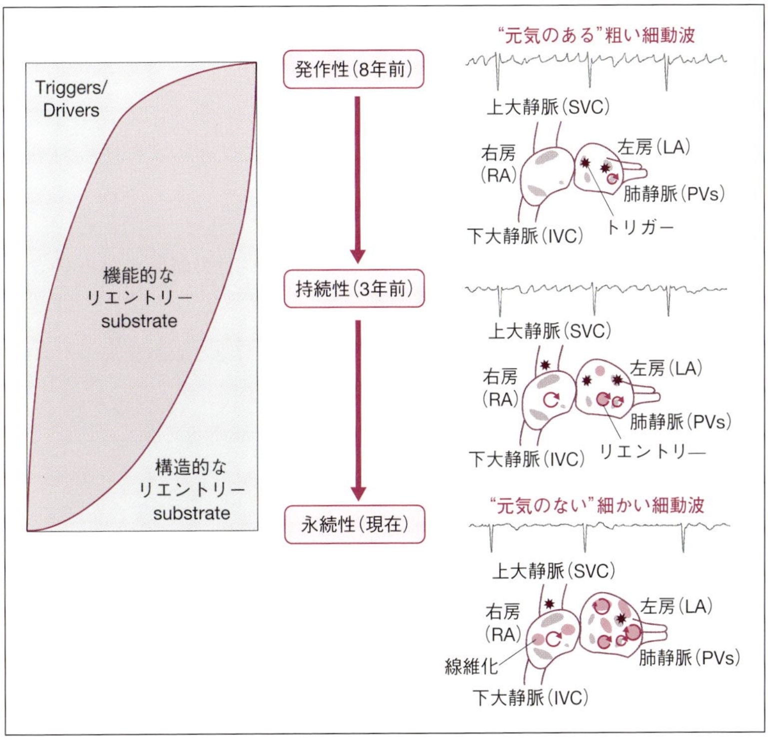


図16-2　細動波の元気さ加減を判断する

気のない”細かい細動波となる．抗不整脈薬のほとんどは，心筋イオンチャネルに対する遮断作用で抗不整脈効果を発揮するため，構造的リモデリングが進行した状況では，治療効果が限定されてしまうことは容易に想像できる．

◆このように，心電図波形を観察することによって，心房の電気的・構造的変化を推測できるのである．経験豊富な医師でなくとも，心房細動の心電図を見た際に，いわゆる元気さ加減はある程度判断可能である．一方，それでは客観性に欠けるため，この細動波を周波数解析することにより数値として定量評価する研究もある．ただし，心電図波形からQRS 波形および T 波を差し引いて細動波のみとして周波数解析を行わなくてはならず，時間を要するため，実臨床では通常は用いない．診断や治療には理論的根拠が求められつつも，いわゆる医師の直感や，さじ加減などのあいまいな部分が臨床では必要とされることもある．

## 心房細動に対する治療をいつ開始するか？

◆これらの心電図情報などをふまえて治療を検討するが，心房細動に対する治療介入は早い時期に行うことが望ましい．なぜなら，一部の心房細動は，ストレスや飲酒といった特定の要因で発症し，構造的リモデリングの進行がほとんどなく一過性であるが，多くは経過とともに心房細動源性器質が進行するためである．

◆自覚症状のある患者は，早期に診断され，薬物やカテーテルアブレーションといった治療を受ける機会が得られるが，自覚症状が乏しい場合には，医療機関を受診する機会を逸してしまい，持続性心房細動として初めて指摘されることもある．そのような症例では，心房細動の持続時間が不明であり，洞調律維持を目指すのか心拍数調節を行うのか判断に迷うことがある．図16-2に示すような，永続性心房細動で，細動波が細かくなりすぎてほぼ基線と区別ができないような心電図所見では，リズムコントロールは難しいことを教えてくれる．一方で，持続性心房細動であっても，まだ元気な細動波であれば，カテーテルアブレーションによる洞調律維持を試みる選択肢もあげられる．

## 薬物治療か，カテーテルアブレーションか

◆持続性心房細動となると，抗不整脈薬抵抗性の症例が多くなってくる．そのなかでもベプリジルやアミオダロンは，マルチチャネル遮断薬として位置づけられており，心房細動に対する有効性が示されている．持続性心房細動に対して，電気的除細動を予定し，除細動後の再発予防目的であらかじめベプリジルを投与すると，（薬理学的除細動は期待してい

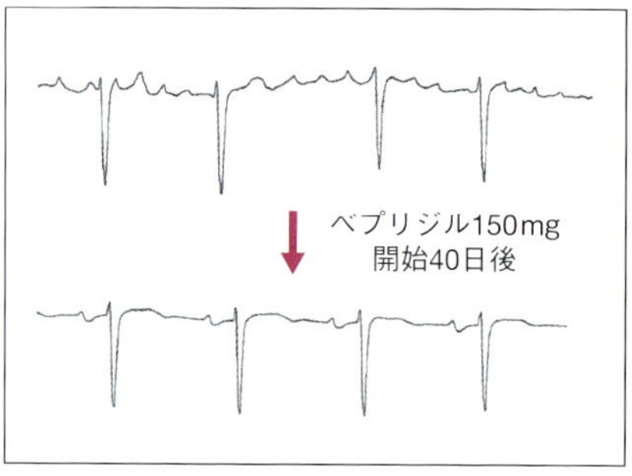


図16-3　薬理学的除細動

なかったにもかかわらず）数週間後には洞調律に復帰することが経験される（図16-3）．このような症例では，持続性心房細動であっても薬剤で洞調律維持が可能となる．やはり元気のある粗い細動波の症例が有効である可能性が高い．

◆いずれにせよ薬理学的除細動によって洞調律化が得られたとしても，経過とともに再発する可能性も高いため，カテーテルアブレーション治療を考慮する．洞調律維持により，心房の電気的・構造的リモデリングが改善され，カテーテルアブレーションの治療効果が高まり，最終的には抗不整脈薬なしで洞調律維持が期待できる．

## おわりに

◆本章では心房細動の心電図波形が，洞調律維持療法が選択可能かどうかの判断材料のひとつとなることを解説したが，一番大切なことは，洞調律の維持により患者の自覚症状が改善し，生活の質が向上するかどうかを正確に評価することである．

◆たとえば，洞調律に復帰はしたが，もともと自覚症状に乏しく，治療後もほとんど生活の質に変化がなければ，カテーテルアブレーションの有益性と危険性や医療経済事情を勘案すれば，かならずしも有効な治療とはならない．一方で，持続性心房細動の状態に適応してしまい，一見すると自覚症状が乏しいと考えられても，除細動による洞調律復帰後は，日常生活の活動性が向上することもしばしば経験される．

◆このため，心房細動の持続時間が長い可能性があり，薬物やカテーテルアブレーション治療によりリズムコントロールを選択すべきか判断に悩んだ場合には，十分な抗凝固療法ののちに薬理学的あるいは電気的除細動で洞調律に復帰させ，症状の改善具合を評価して治療方針を決定することも重要である．心房細動患者にとって最良の治療が導かれるよう，患者の活動度，基礎心疾患の有無，心房細動持続時間，心房拡大の程度，そして心電図波形を総合的に判断し，治療方針を決定することが重要である．

### 専門家の目のつけどころ

- 心房細動発症の契機となる肺静脈起源の心房期外収縮は，$V_1$ 誘導の P 波に注目する．
- 心房細動の細動波の元気さ加減を心電図から読み取る．
- 抗不整脈薬の心房細動に対する効果は，安全第一で判断する．
- 電気的・薬理学的除細動で洞調律が得られ症状が改善すれば，カテーテルアブレーションを行う．

（岩崎雄樹）

CONFIRMED

# 17 抗不整脈薬中毒ではないのか？催不整脈作用出現の心配はないか？

―心拍依存性のQRS幅とQT間隔にも目を向けよう―

## はじめに

◆不整脈を治療することはおそらく予後改善につながるだろうとの漠然とした期待から，1980年代後半まで抗不整脈薬は積極的に使用されていた．ところが，1989年に発表されたCAST（Cardiac Arrhythmia Suppression Trial）研究によれば，心筋梗塞後患者が心室期外収縮抑制を目的としてⅠc群抗不整脈薬（フレカイニド，エンカイニド）を服用すると，むしろ予後を悪化させる結果となった．以後，抗不整脈薬の使用は激減した．

◆しかしながら，症状の強い不整脈，とりわけ心房細動には，現在でも抗不整脈薬が不可欠な場合がある．その際に最も重要なことは，少なくとも害を与えない（do no harm）ことであろう．抗不整脈薬や，場合によってはその他の薬剤（向精神薬，抗ヒスタミン薬，抗真菌薬など）により，思いもかけない（致死的）不整脈が出現することがある（催不整脈作用）．

◆催不整脈作用の予知には心電図をとることが最も重要であるが，安静時の1枚の心電図記録のみからでは十分な情報が得られない場合もある．抗不整脈薬（とくにⅠ群，Ⅲ群抗不整脈薬）は，興奮頻度依存性にそのナトリウムチャネル（Na チャネル）やカリウムチャネル（K チャネル）の遮断作用が変化することが知られている．大雑把に考えれば，Na チャネル遮断作用は伝導速度を低下させるため，心電図の QRS 幅に反映され，K チャネル遮断作用は活動電位の持続時間を延長させるため，QT 間隔に反映される．そのため，QRS 幅や QT 間隔を計測することにより頻度依存性のイオンチャネル遮断作用の評価が可能になる．

◆筆者らは，抗不整脈薬服用中の患者にトレッドミル運動負荷試験やホルター心電図を施行し，心拍数変化に伴う QRS 幅，QT 間隔の変化を検討した[1～3]．本章では，それから得られた結果の一部を紹介する．

## A 使用依存性ブロックの評価

### 使用依存性ブロック（UDB）とは

◆Ⅰ群抗不整脈薬は，Na チャネルが活性化ないしは不活性化状態にあるときにチャネルと結合し，静止状態ではチャネルから解離する．薬剤の服用中に，十分に長い静止期ののちにみられる活性化チャネルのブロックを持続性ブロック（tonic block）とよぶ．これに対して，使用依存性ブロック use-dependent block（UDB）とは，ある頻度以上で活動電位を繰り返し発生させた場合，薬物と結合したチャネルが蓄積的に増加し，チャネル遮断作用が増強する現象である．

◆チャネルが使われれば使われるほど（頻脈ほど）ブロックの蓄積が進むことになる．その際に薬剤の解離速度が重要である．解離速度の速い薬剤（時定数が数百 ms 以下の薬剤；リドカイン，メキシレチンなど）は，1Hz 程度の刺激（心拍数60/分）では薬剤がチャネルに結合しても静止状態のあいだに十分に解離するため，薬剤の結合したチャネルの蓄積は生じない．すなわち，通常の心拍数では UDB は出現しない．一方，解離速度の遅い薬剤（時定数が数秒以上の薬剤；ピルシカイニド，フレカイニドなど）では，静止状態でも薬剤がチャネルから完全には解離できず蓄積を生じ，遅い心拍数から UDB を生じることになる．

◆図17-1は，ピルシカイニド服用患者に施行したトレッドミル運動負荷試験時の心電図記録である．心拍数が80/分から140/分へと増加すると，QRS 幅は80ms から102ms へと増大した．図17-2にメキシレチンおよびピルシカイニド服用患者の心拍数増加に伴った QRS 幅の変化を示す．非服用群（コントロール群）では，心拍数増加に伴う QRS 幅の増加はなかった．解離速度の速いメキシレチン群では，安静時の QRS 幅にはコントロール群と差はみられなかったが，心拍数が120/分を超えると QRS 幅の増大がみられた．解離速度の遅いピルシカイニド群では，安静時から他の2群より QRS 幅は大きく，以後，心拍数依存性に QRS 幅の増大を認めた．このようにトレッドミル運動負荷試験中の QRS 幅を計測することにより，UDB の評価が可能である．

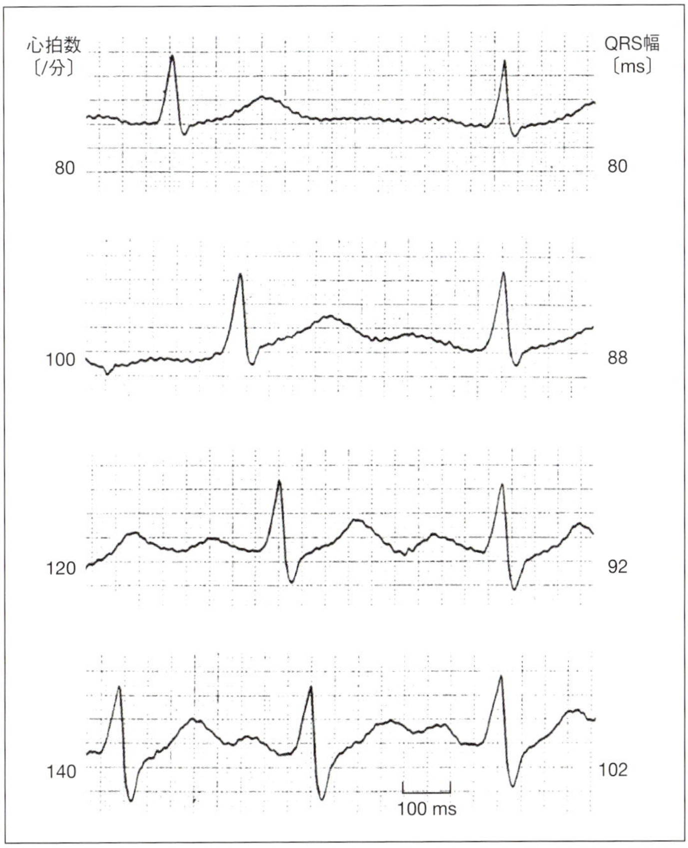


図17-1　ピルシカイニド服用による心拍依存性のQRS幅の変化

［Sadanaga T, et al.: Am Heart J, 126: 114-121, 1993を一部改変］

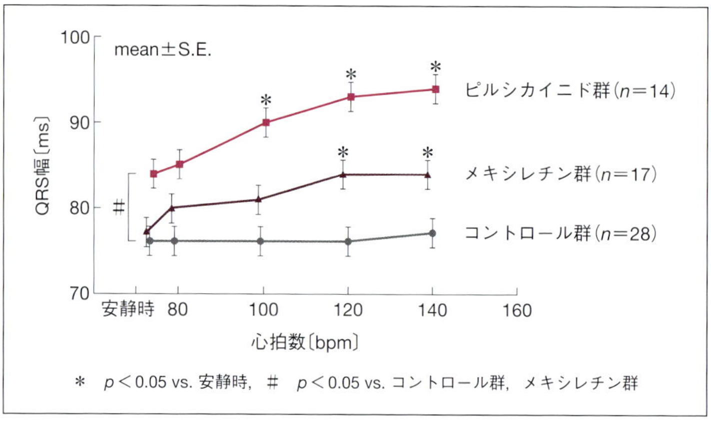


**図17-2　トレッドミル運動負荷試験による心拍数依存性のQRS幅の変化**

［小川聡, 定永恒明: 使用依存性ブロックの臨床的意義. 不整脈 '93, 井上博 編, p.68, メディカルレビュー社, 1993を一部改変］

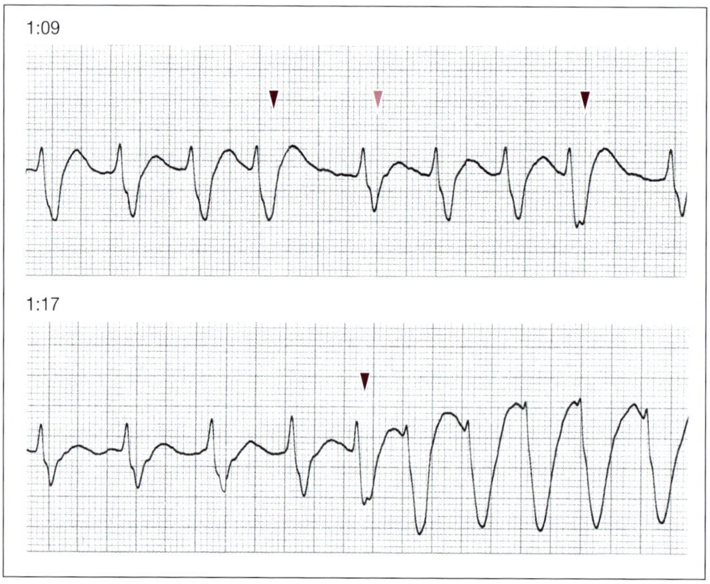


**図17-3　発作性心房細動が合併した肥大型心筋症例におけるシベンゾリンによる催不整脈作用**

心房細動で比較的頻脈時に QRS 幅が増大し, 正弦波様心室頻拍が出現している.

［三田村秀雄: 抗不整脈薬による催不整脈作用. 患者アウトカムからみた不整脈の薬物治療, 山下武志 編, 中山書店, 2010を一部改変］

## Naチャネル遮断薬による催不整脈作用

◆図17-3に, 発作性心房細動が合併した肥大型心筋症例における, シベンゾリンによる催不整脈作用を生じた心電図を示す. シベンゾリンは Na チャネル遮断作用を有しており, この症例では QRS 幅は180～200ms と著明に延長している.

◆ここで注目すべきことは, QRS 幅の変動である. 先行 RR 間隔の短い比較的頻脈時(上段4拍目, 8拍目など, ►)の QRS 幅は, 先行 RR 間隔の長い心拍(上段5拍目など, ►)の

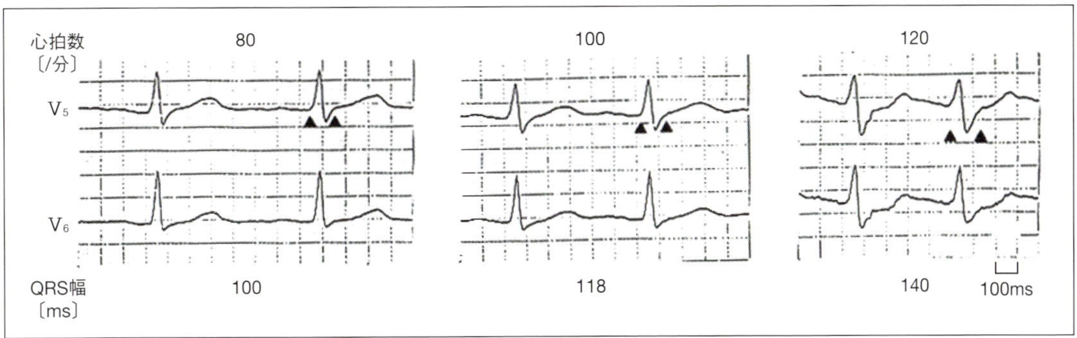


図17-4　心筋虚血によるUDBの修飾

〔Sadanaga T and Ogawa S: J Am Coll Cardiol, 23: 1378-1381, 1994を一部改変〕

QRS幅より延長していることがわかる．さらに，下段の6拍目からは心房細動から心室頻拍に移行している．この心室頻拍の発症には，頻脈時に増強するNaチャネル遮断作用，すなわちUDB特性が関与していると考えられる．

### 心筋虚血による使用依存性ブロック（UDB）の修飾

◆薬剤のUDB特性は膜電位やpHにより影響を受ける．すなわち，膜電位が浅くなったり，アシドーシスになったりすれば，薬剤のNaチャネルからの解離が遅延し，UDBが明らかとなる．これら両方が加わる状況が心筋虚血である．

◆図17-4は，ピルシカイニド（150 mg/日）服用中の患者から得られたトレッドミル運動負荷試験施行時の心電図記録である．安静時のQRS幅は100msであったが，心拍数が120/分を超えるとST低下とともにQRS幅は140 msまで増加した．この症例では，安静時のQRS幅のみを基準とすれば，かならずしも薬剤の中止基準を満たさない．ただし，運動時のQRS幅からは，薬剤の減量ないしは中止を考慮すべきであろう．

◆前述したCAST研究の結果の説明のひとつとして，I群抗不整脈薬のもつ薬理作用と新たな心筋虚血の相互作用が関与したことが推測できる．すなわち，心筋虚血と，さらには交感神経の緊張に伴う頻拍によりUDBが大きく作用し，心室内の過剰な伝導遅延をもたらし，新たなリエントリー性不整脈の出現を招いた可能性が考えられる．このように，催不整脈作用を予知するという観点からも，運動負荷試験を用いたUDBの評価は臨床的に有用と考えられる．

## B 逆使用依存性ブロックの評価

### 逆使用依存性ブロック（RUDB）とは

◆Kチャネル（とりわけ活性化の速いKrチャネル）遮断薬は，I群抗不整脈薬とは対照的に，脱分極時にチャネルから離れ，過分極時にチャネルと強く結合する．その結果，徐脈時に作用が増強することになる．Kチャネル遮断薬のこのような特性は，逆使用依存性ブロックreverse use-dependent block（RUDB）とよばれる．

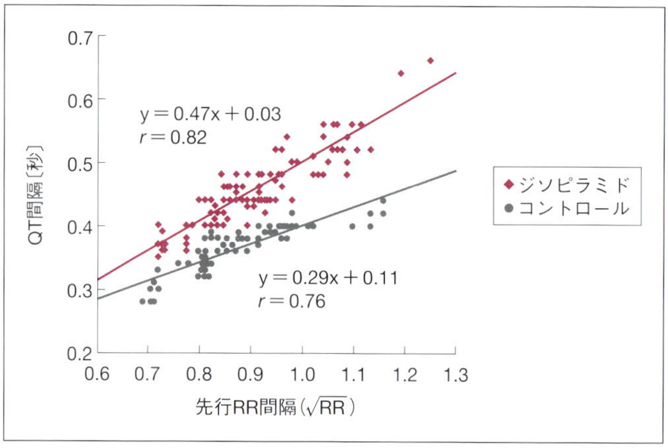


図17-5　ジソピラミド服用患者におけるQT-RR関係
〔Sadanaga T, et al.: Am Heart J, 126: 114-121, 1993を一部改変〕

◆筆者らは，ホルター心電図を用いてKチャネル遮断薬のRUDB特性を検討した．図17-5は，同一患者におけるジソピラミド（300 mg/日）服用前後のQT間隔と先行RR間隔〔便宜上RR間隔の平方根（√RR）を横軸にした〕の関係を示した散布図である．服用前（●）にもQT間隔は先行RR間隔が長い（徐脈）ほど延長する傾向があり，その回帰直線の傾きは0.29であったが，服用後（◆）には0.47に増大した．心拍が速いとき，たとえば100/分（図17-5でいえば横軸で0.8よりやや小）では，QT間隔の延長はわずかであるが，心拍が遅くなると，QT間隔の延長の程度が大きくなっていることがわかる．すなわち，ジソピラミドのRUDB作用が臨床的に示された．

## Kチャネル遮断薬による催不整脈作用

◆Kチャネル遮断薬を用いる場合，最も注意しなければいけないのは，QT延長に伴う多形性心室頻拍，いわゆるTdP（torsades de pointes）の出現である．

◆図17-6は，僧帽弁置換術後の55歳の患者から得られた心電図である．持続性心房細動の除細動目的でベプリジル200 mgを服用していた．この心電図は，心肺停止後に救急搬送され，心肺蘇生後に記録されたモニター心電図の記録である．多形性心室頻拍の自然停止がみられるが，非頻拍時のQT延長が明らかである．心肺停止の原因はおそらくベプリジルによる催不整脈作用であろう．

## 器質的心疾患による逆使用依存性ブロック（RUDB）の修飾

◆ベプリジルは難治性の不整脈，とくに持続性心房細動の除細動，洞調律維持に有効な抗不整脈薬である．しかしながら，前述のようなTdPが出現する可能性がある．ベプリジルにはさまざまなKチャネル（Kr，Ks，K1，$I_{to}$，$K_{ACh}$など）の遮断作用があり，そのためRUDBが出現するかどうかは明らかでない．

◆図17-7は，明らかな基礎心疾患のない70歳の女性の発作性心房細動患者において，ベプリジル（200 mg/日）を服用した際の心電図である．心拍数100/分のときも，60/分のときと同程度のQT延長が認められる．

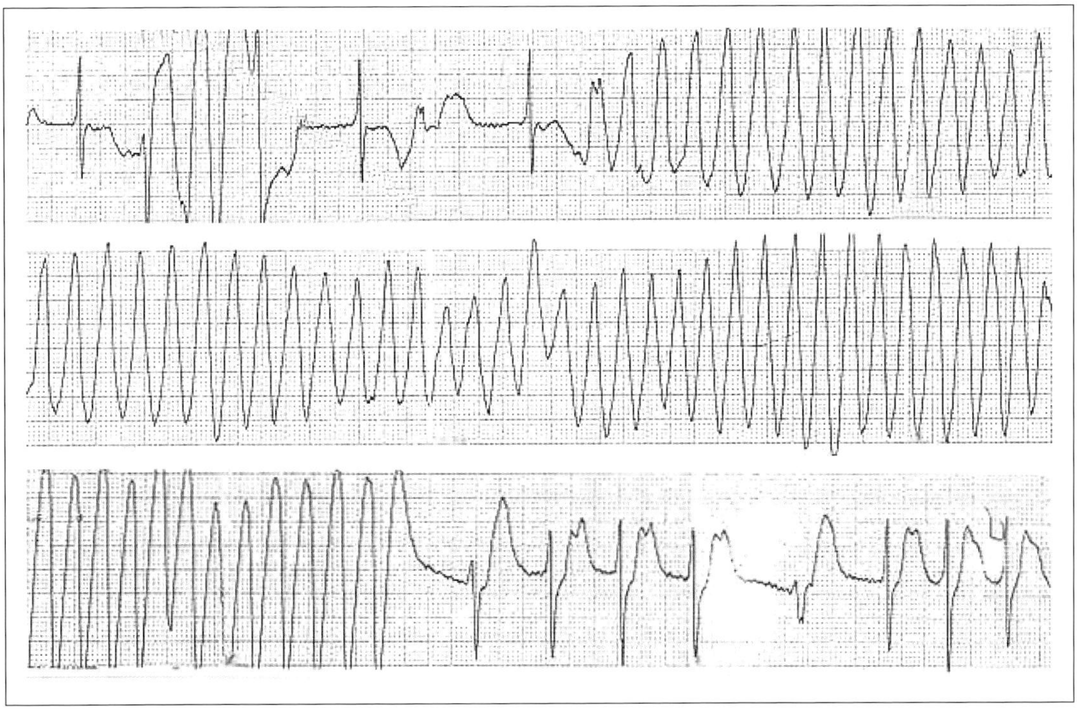

図17-6 ベプリジル服用患者に出現したtorsades de pointes

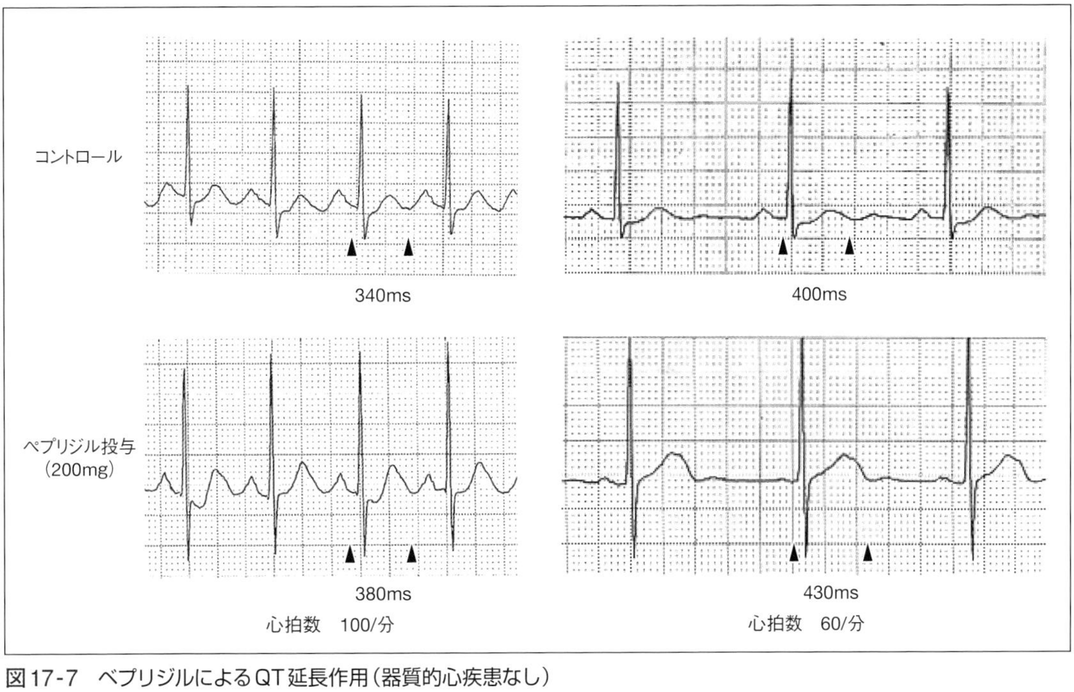


図17-7 ベプリジルによるQT延長作用（器質的心疾患なし）

［Sadanaga T and Ogawa S: J Electrocardiol, 40: 426-431, 2007を一部改変］

♦図17-8は，3カ月持続した持続性心房細動に対して4週間ベプリジル(200 mg/日)を服用した患者に，電気的除細動を施行したのちの12誘導心電図である．心拍数は65/分であるが，QT 間隔は440ms であり，QT 延長は軽度であった．この患者は，僧帽弁閉鎖不全症と左室肥大を有する高血圧性心臓病で，心不全の既往がみられた．ところが，ホルター心電図(図17-9)では，心拍数65/分時には，QT 延長は軽度であるが(440ms)，心拍数45/分では QT 間隔が640ms と高度の QT 延長がみられた．図17-8に示した安静時の12誘導心電図だけを見ると，この症例に対してベプリジルは安全に継続できると判断するであろう．しかし，図17-9に示した徐脈時のホルター心電図記録を見れば，ベプリジルの減量ないしは中止が必要なことがわかる．

♦図17-10に，器質的心疾患を有する患者15例と明らかな器質的心疾患のない患者14例でベプリジルを服用した際の QT 間隔と先行 RR 間隔($\sqrt{RR}$)の関係を示す．器質的心疾患のない患者では，ベプリジルによる QT 延長作用は心拍数にかかわらずほぼ一定であった．ところが，器質的心疾患を有する患者では，徐脈時に著明な QT 延長(RUDB 特性)が認められた．

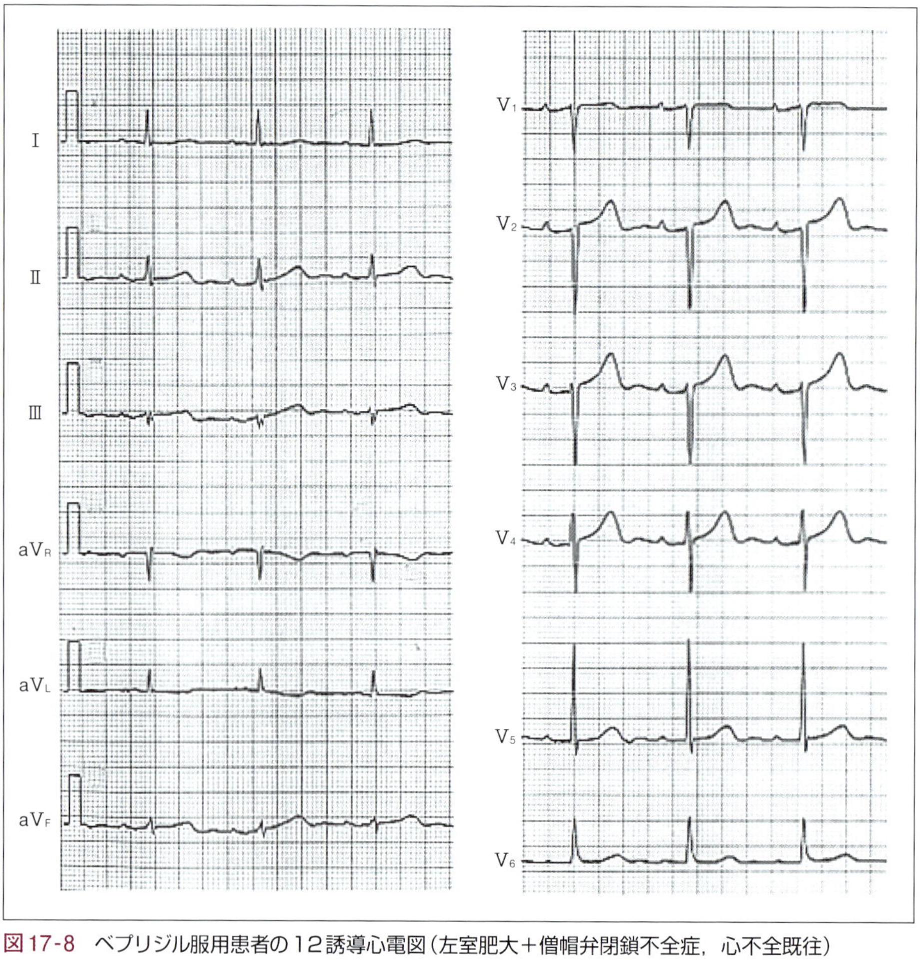


図17-8　ベプリジル服用患者の12誘導心電図(左室肥大＋僧帽弁閉鎖不全症，心不全既往)

〔Sadanaga T and Ogawa S: J Electrocardiol, 40: 426-431, 2007を一部改変〕

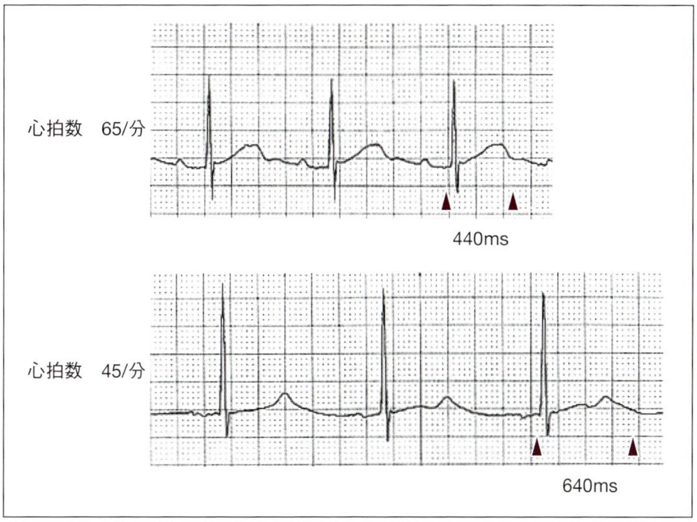


図17-9　ベプリジルによるQT延長作用（器質的心疾患あり）

［Sadanaga T and Ogawa S: J Electrocardiol, 40: 426-431, 2007を一部改変］

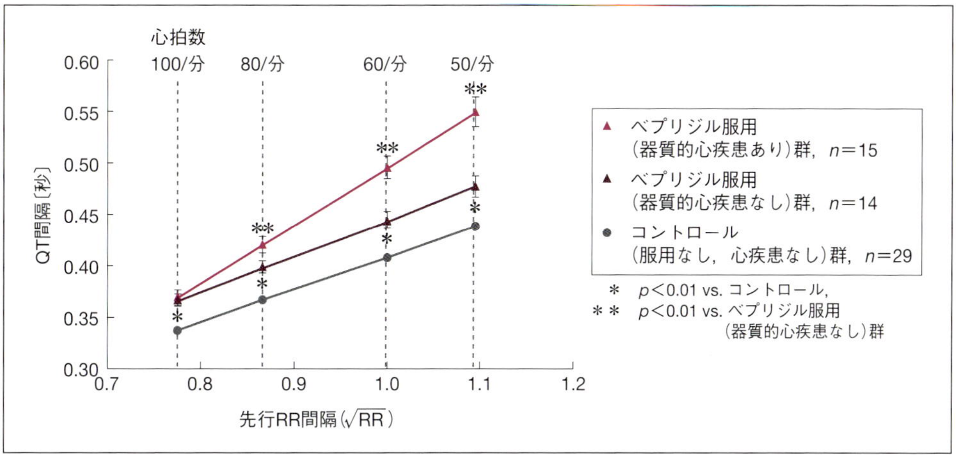


図17-10　ベプリジル服用患者におけるQT-RR関係

［Sadanaga T and Ogawa S: J Electrocardiol, 40: 426-431, 2007を一部改変］

◆なぜ，このような現象が出現するかは明らかではないが，たとえば器質的心疾患を有する患者では，Kチャネルがすでに障害されており，活性化の遅いKsチャネルよりも，活性化の速いKrチャネルに対してベプリジルの感受性が亢進しているのではないかと推測できる．今後，基礎的あるいは臨床的に明らかにする必要がある課題である．

◆以上の結果から考えると，ベプリジルのようなKチャネル遮断薬を服用させる際には，12誘導心電図の安静時のQT間隔に注目するだけでなく，ホルター心電図などを使用して徐脈時のQT間隔に目を向けることが重要であることがわかる．とくに，器質的心疾患を有する患者や，低カリウム血症の存在下では注意が必要である．

## おわりに

♦抗不整脈薬の使用は最近減少してきたが，それでも，耐え難い症状を軽減するためには，現在でも欠かすことのできない治療の選択肢のひとつであることには間違いがない．ただし，催不整脈作用の出現には十分な注意が必要である．そのためには，抗不整脈薬服用前後に心電図をかならずチェックする必要がある．しかし，それだけでは不十分な場合もある．Na チャネル遮断薬には UDB 特性があり，頻脈時に作用が増強し，K チャネル遮断薬には RUDB 特性があり，徐脈時に作用が増強する．

♦本章では，トレッドミル運動負荷試験を用いて UDB を評価し，ホルター心電図を用いて RUDB 評価を行った筆者らの臨床データを紹介した．安静時の1枚の心電図では一見それほど異常がなさそうに見えても，頻脈や徐脈の心電図をとると異常が露呈することがある．とくに，抗不整脈薬服用中に失神を起こした患者では，今の心電図だけで大丈夫と思わずに，そのような心電図を積極的にとりに行って異常を探す姿勢が大事である．こうした診断ができるかどうかで，不整脈治療としてさらに抗不整脈薬を使うのか，今の抗不整脈薬を止めるべきなのか，方針が反対に分かれる場合もありうる．

### 専門家の目のつけどころ

①抗不整脈薬を投与する際には，つねに催不整脈作用の出現を考慮しなければならない．
②Na チャネル遮断薬には UDB 特性が，K チャネル遮断薬には RUDB 特性がみられる．そのためⅠ群抗不整脈薬，とくにⅠc 群薬は頻脈時に効果が増強し，Ⅲ群抗不整脈薬は徐脈時に効果が増強する．
③安静時の１枚の心電図では一見それほど異常がなさそうに見えても，頻脈や徐脈の心電図をとると異常が露呈することがある．とくに抗不整脈薬服用中に失神を起こした患者では，今の心電図だけで大丈夫と思わずに，そのような異常を示す心電図をとりに行って探す姿勢が大事である．
④抗不整脈薬の薬理作用は，心筋虚血や器質的心疾患の存在により増強される場合があり，注意を要する．

（定永恒明）

### 文　献

1）Sadanaga T, et al.: Am Heart J, 126: 114-121, 1993.
2）Sadanaga T and Ogawa S: J Am Coll Cardiol, 23: 1378-1381, 1994.
3）Sadanaga T and Ogawa S: J Electrocardiol, 40: 426-431, 2007.

CONFIRMED

# 18 心臓再同期療法(CRT)に適した心電図とは？

KO

## はじめに

♦ 重症の左室収縮不全患者では，しばしば房室伝導障害や左脚ブロック(LBBB)などの心室内伝導障害を合併し，収縮のタイミングがずれることで，心拍出量が低下する．左室収縮不全における伝導障害は，重要な心不全予後規定因子となり，これを改善することが心不全予後を，さらには生命予後を改善することにつながると考えられ，心臓再同期療法 cardiac resynchronization therapy (CRT)は始められた．

♦ CRT は，1990年代に心室非同期収縮を伴った左室収縮不全の治療として両室ページングを行ったことが始まりであり，両室および左室内の非同期を改善し，収縮効率を上げることで心拍出量を増加させる．

♦ これまでに，その効果を検証する無作為化比較前向き試験が多数報告されており，現在の日本循環器学会ガイドラインでは，①十分な薬物治療を行っても改善しない NYHA (New York Heart Association)心機能分類Ⅲ度ないしⅣ度の慢性心不全で，②左室駆出率(LVEF) 35% 以下，③QRS 幅120ms 以上の心室内伝導障害を有する場合を CRT のクラスⅠ適応としている[1,2]．

♦ しかしながら，この基準を満たしている症例の約30% が CRT 不応例であり，逆にこれらの基準を満たさない症例においても効果を認める患者がいることが臨床的に経験される．本章では，どのような患者に CRT を行うとより効果的なのかという点について，自験例も交えながら示していきたい．

## A CRT 適応はどのように考えるべきか？

### 心不全の重症度ではどうか？

♦ 当初の臨床試験は，薬物治療抵抗性の重症心不全を対象に CRT の短期効果を検証した試験であった．そんななかで，2004年に発表された COMPANION 試験は初めて生命予後(全死亡および全入院)を一次エンドポイントとして行われた無作為化大規模比較試験であり，CRT は薬物治療群と比べ全死亡および心不全入院を改善する結果となった[3]．その後の CARE-HF 試験でも，心室性不整脈に対する植込み型除細動器(ICD)適応のない重症心不全患者を対象に，CRT-P (ペーシング機能のみの CRT 治療)を薬物治療に加えた群と薬物治療群を比較した結果，標準的治療に CRT-P を加えた群は死亡率を有意に抑制した[4]．この結果，非同期収縮のある左室収縮不全例には，標準的薬物治療に加えて CRT を積極的に行うことが推奨されるようになった．

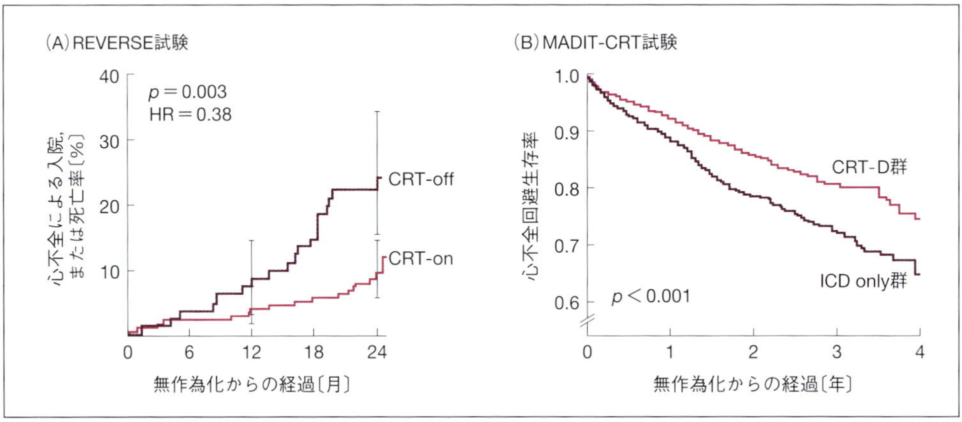


**図18-1　軽症心不全患者（NYHA心機能分類 Ⅰ～Ⅱ度）でのCRTの有用性**
［(A) Daubert C, et al.: J Am Coll Cardiol, 54: 1837-1846, 2009；ならびに，(B) Moss AJ, et al.: N Engl J Med, 361: 1329-1338, 2009を一部改変］

◆前述のとおり，従来はCRTの臨床的効果は末期心不全患者で確認されてきた．しかし近年では，軽症例に対して早期に介入することで心不全予後を改善させる可能性が指摘されるようになってきた．

◆2008年のREVERSE試験では，NYHA心機能分類Ⅰ～Ⅱ度で，LVEF 40％以下，QRS幅120ms以上の軽症心不全患者全例にCRTを植込み，その後CRT-on群とCRT-off群に無作為化割り付けして予後を比較した．長期的な観察の結果，CRT-on群は有意に予後を改善した[5]（図18-1 A）．MADIT-CRT試験は，軽症心不全例（NYHA心機能分類 Ⅰ～Ⅱ度）を除細動機能つきCRT（CRT-D）群とICD群に無作為化割り付けした試験であり，こちらもCRT-D群で有意に予後がよかった[6]（図18-1 B）．

## 心電図のQRS幅と心エコーとの比較

◆QRS幅の延長はdyssynchronyの存在を示し，両者は相関している．QRS幅の延長が軽度であれば，改善させるべきdyssynchronyも軽度であり，CRTの効果は期待しづらい．しかしながら，QRS幅が狭くても機械的dyssynchronyは生じる．したがって，その変化を心エコーのさまざまな指標を用いることで評価しようと，メタ解析などを含めて心エコーの有用性が報告されてきた．

◆しかし，PROSPECT研究では，いかなるエコー指標も有用性を示すことができなかった[7]．さらに，2013年のEcho-CRT試験では，QRS幅が130ms未満でありながらエコー上で非同期を認める重症心不全患者においては，CRT群で死亡率が増加するという結果となってしまった[8]．

◆QRS幅については，REVERSE試験[5]やMADIT-CRT試験[6]，さらにはNYHA心機能分類Ⅱ～Ⅲ度の左室収縮不全を対象としたRAFT試験[9]において，QRS幅130～150msの症例ではCRTの効果は有意ではないことが報告された．また，メタ解析でもQRS幅130～140msを境にCRTの利害が分かれることが示唆された[10]（図18-2）．

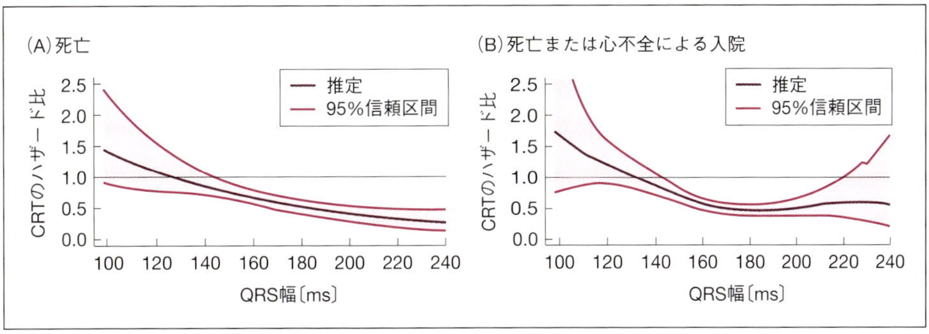


**図18-2　QRS幅でみたCRTの効果**

〔Cleland JG, et al.: Eur Heart J, 34: 3547-3556, 2013を一部改変〕

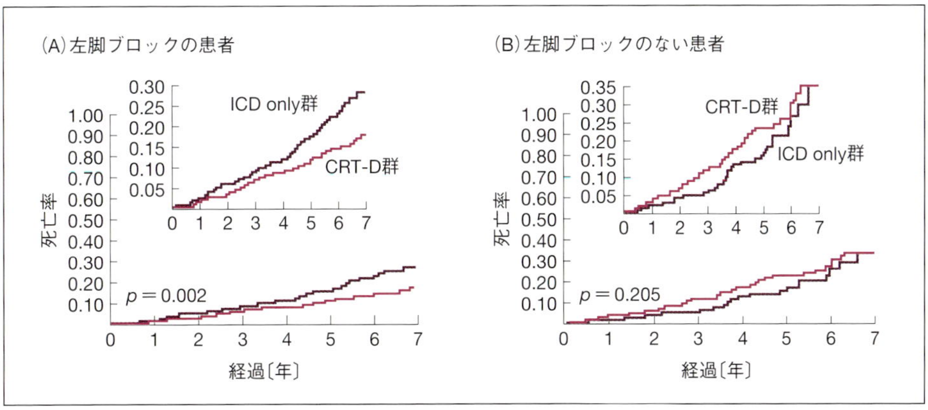


**図18-3　左脚ブロックの有無で異なるCRTの有用性**

〔Goldenberg I, et al.: N Engl J Med, 370: 1694-1701, 2014を一部改変〕

◆従来の重症心不全を対象としたCOMPANION試験[3)]やCARE-HF試験[4)]でも，より幅広いQRS幅(150ms以上)で生命予後改善効果を顕著に認めることが指摘されてきたが，軽症心不全例でも同様の結果を認めることとなった．その多くは，NYHA心機能分類Ⅱ度の症例であったことから，軽症心不全例においてはNYHA心機能分類Ⅱ度，QRS幅150ms以上の患者層が最も生命予後改善効果が期待される集団であると考えられる．

## QRS波形をどう捉えるか？

◆従来のガイドラインでは，QRSの波形についてはあまり言及されてこなかった．右脚ブロック例に対するCRTの有用性を示した報告は少なく，MADIT-CRT試験のサブ解析でも7年の観察研究にてCRTの効果は左脚ブロック(LBBB)例でのみ有効であったとする報告がなされている[11)](図18-3)．さらに，QRS波形(LBBBとnon-LBBB)とQRS幅(120～150msと＞150ms)で4群に分けると，「LBBB＋QRS幅＞150ms」群で有意にCRTの効果を認めている[12)]．

## B 当院の症例からみる現在のCRT適応

CASE 1 64歳男性，原疾患：特発性拡張型心筋症，NYHA 心機能分類 Ⅳ度.

うっ血性心不全で入院した患者で，入院時の LVEF は12% と著明に低下していた．心電図は LBBB パターンで QRS 幅は190～200ms と著明な延長を認め，入院後に多形性心室頻拍(torsades de pointes)を頻回に認めた．この症例は古典的な CRT 適応を有していると判断し，心不全加療後に CRT-D 植込みを施行した．

◆ 術前後の心電図を比較すると，術後の心電図で明らかに QRS 幅が短縮していることがわかる(図18-4)．CRT-D 留置より半年後の心エコー検査では，LVEF が20% 台まで改善し(表18-1)，3年後の胸部レントゲンでも心拡大の著明な改善が認められている(図18-5)．

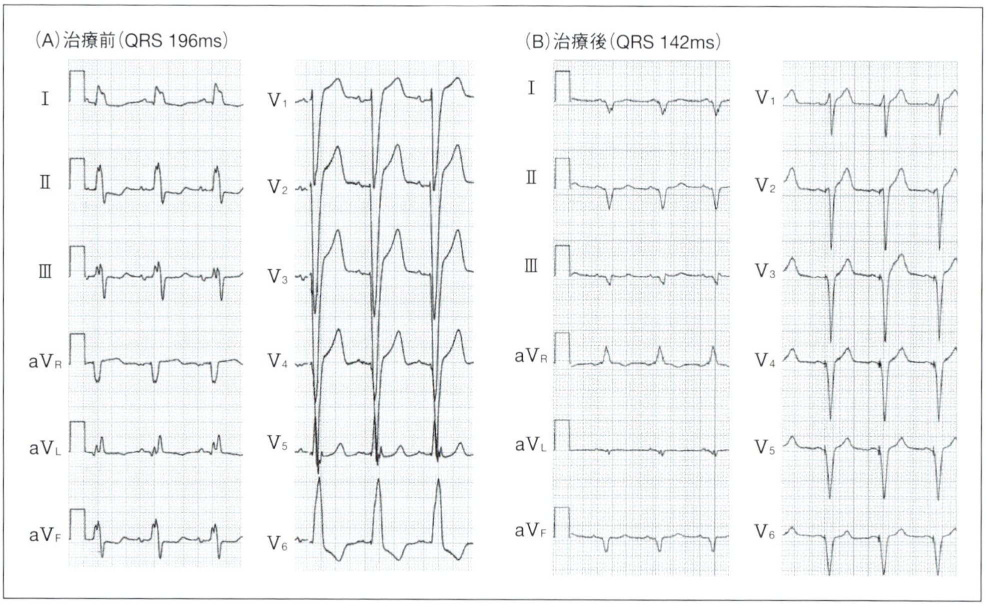


図18-4 古典的な重症心不全患者に対するCRTの効果(術前後の心電図変化)

表18-1 古典的な重症心不全患者に対するCRTの効果(心エコー指標の変化)

| | 治療前 | 治療後 | 治療半年後 |
|---|---|---|---|
| 左室拡張末期径(LVIDd) | 90mm | 81mm | 67mm |
| 左室収縮末期径(LVIDs) | 83mm | 76mm | 58mm |
| 左室駆出率(LVEF) | 12% | 12% | 21% |
| 1回拍出量(SV) | 30mL | 39mL | 54mL |
| 僧帽弁逆流(MR) | moderate | trivial | trivial |

LVIDd：left ventricular internal end-diastolic dimension, LVIDs：left ventricular internal end-systolic dimension, LVEF：left ventricular ejection fraction, SV：stroke volume, MR：mitral regurgitation.

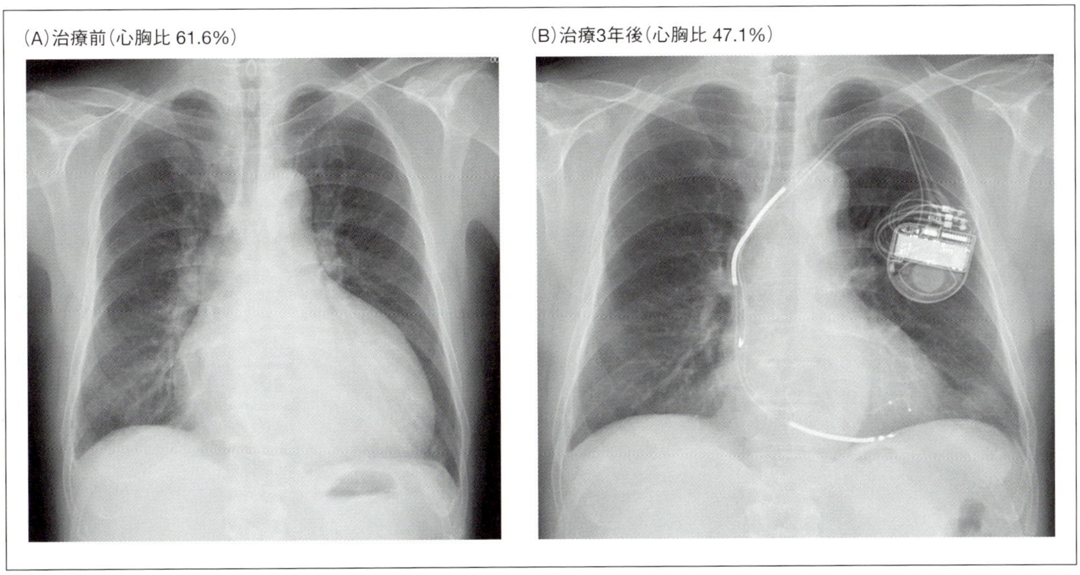


図18-5　古典的な重症心不全患者に対するCRTの効果（胸部レントゲンにおける心拡大の変化）

◆ 本症例のように，1回心拍出量や左室径，さらには運動耐容能などの短期的な効果が認められた症例では，長期的な予後の改善もしっかり認められることが証明された．本症例は，現在のところ心不全による再入院はなく，良好な経過をたどっている．

◆ また，最近では昨今のCRT適応拡大を反映し，当院でも積極的に軽症心不全例へCRTを考慮している．

**CASE 2**　52歳男性，原疾患：虚血性心筋症，NYHA 心機能分類Ⅱ度．

本症例は，虚血性心筋症にて LVEF 25％ と低左心機能であるが，心不全症状は軽度である（図18-6 A）．心電図では LBBB パターンで，QRS 幅は200ms と dyssynchrony は有意に認められ，比較的若年であることなどを考慮し，CRT 植込みを施行した．術後は，デバイスベースで自動的に心房心室の収縮（AV delay）や両心室の収縮（VV delay）の至適タイミングを調節したところ，QRS 幅が短縮し，心拍出量が増加していることを確認できた（図18-6 B）．植込みから間もないこともあり，長期的な効果ははっきりしていないが，今後も注意深く観察していく予定である．

◆ さらに本症例では，除細動機能を付加するかどうかという点もポイントになると思われる．これまでに心室頻拍や心室細動の致死的不整脈を認めておらず，除細動機能を付加する場合は一次予防ということになる．

(A)既往と検査所見

52 歳男性，虚血性心筋症：PCI 歴 RCA#2→のちに再狭窄(restenosis)で CTO，LAD#7

- 心エコー
  LVIDd 76 mm，LVIDs 66 mm，LVEF 25%，SV 75 mL，MR trivial
- 血液検査
  BUN/Cre 13.1/0.65，BNP 59 pg/mL，Hb 12.6 g/dL
- 胸部レントゲン
  CTR 52%

(B)術前後の心電図変化

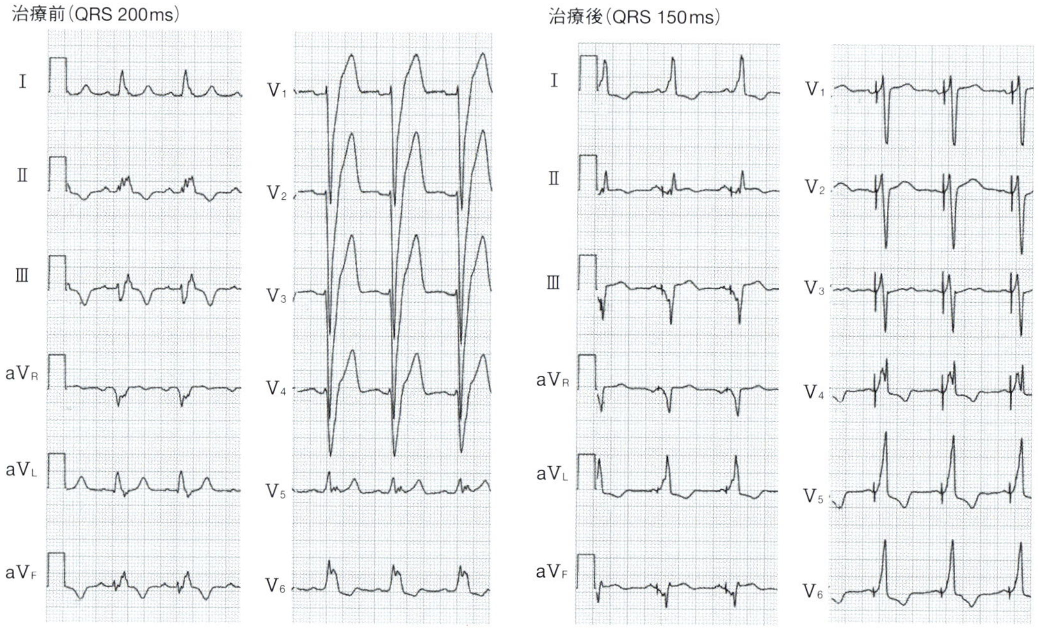


図 18-6 軽症心不全例の CRT 適応拡大

◆ そもそも，LVEF 低下そのものが心臓突然死のリスクであり，CRT の適応となりうる低左心機能患者の多くは，ICD の適応も有すると考えられる．当然，心室頻拍／細動の既往のある患者の二次予防においては CRT-D が必要であるが，CRT-P を要する症例における一次予防としての CRT-D のエビデンスは乏しい．

◆ 前述の REVERSE 試験[5]のサブ解析では，CRT-D 群が CRT-P 群に比べ有意に予後を改善させており，軽症心不全症例における有用性は高いと報告された．重症心不全におけるデータの蓄積は今後待たれるところである．本症例では REVERSE 試験などを受けて，一次予防として CRT-D を選択した．

◆ 当院では，現状としては CRT-D のデメリットであるデバイスの大きさや不適切作動，さらには合併症リスクの増加などを考慮したとしても，予後改善の面からは CRT-D の方が推奨されるものと考えている(図 18-6)．

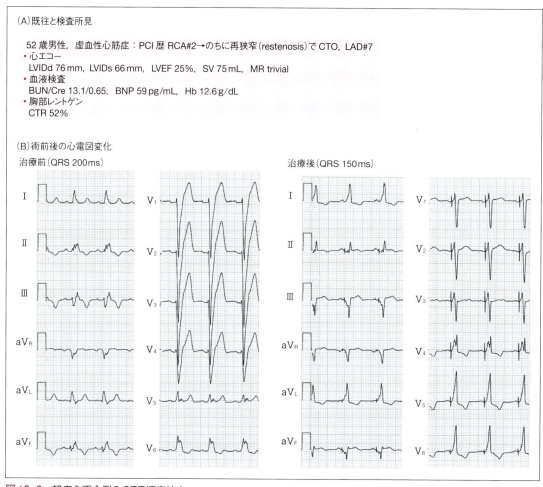

## C 右室ペーシングからのupgradeを考える

◆ そのほか，どのような患者にCRTを考慮するべきだろうか．現在あげられている適応例としては，低左心機能を有する徐脈症例には右室ペーシング単独よりも両室ペーシングを考慮するべきとの意見がある．右室ペーシングはペーシングによる左室非同期収縮を招き生命予後を悪化させることが知られているため，CRTはこの問題を解決する可能性がある．

◆ 重症心不全患者を対象に行われたRD-CHF試験で，両室ペーシングが右室ペーシングよりも心機能，運動耐容能の改善を認めた[12]．2013年のBLOCK-HF試験では，LVEF 50％未満の軽度収縮不全（NYHA心機能分類Ⅰ～Ⅲ度）を伴う完全房室ブロック患者において，両室ペーシングが右室ペーシングよりも，心不全イベント・左室収縮末期容積係数の増加を有意に抑制させた[13]．これらをふまえて，従来のCRT適応よりも軽い低左心機能症例（LVEF 50％未満）においても，右室ペーシングを要する場合にはCRTを積極的に検討している．

## おわりに

◆ これまで述べてきたように，CRTの適応をめぐっては多くの議論が行われ，まだ多くの課題が残されている．当院での問題点としては，虚血性心疾患や非虚血性心疾患などの基礎疾患を考慮したCRT適応の決定判断は不十分なことがあげられる．2013年の米国のガイドラインでも虚血／非虚血の疾患別で適応を記述しており，今後は注意していくべきと考えている．また，心房細動症例なども適応は難しいが，房室結節アブレーションを含めた症例ごとの治療戦略が重要となる．

◆ いずれにしても，現時点で心臓再同期療法の適応を考えるとき，心電図のデータは有効性を判断するための多くの材料を有していることを再認識されたい．

### 専門家の目のつけどころ

①QRS幅が150ms以上の症例にはCRTは有意に効果を認める．
②左脚ブロックパターンのQRS波形であれば，CRTは有効である．
③低左心機能で，QRS幅150ms以上で，NYHA心機能分類Ⅱ度の軽症心不全症例においては，CRTの効果を最も得られるかもしれないため，積極的に考慮する．

（金城太貴　大塚崇之）

## ❖ 文　献


1）日本循環器学会 ほか：慢性心不全治療ガイドライン（2010年改訂版），p.50-54, 2013. http://www.j-circ.or.jp/guideline/pdf/JCS2010_matsuzaki_h.pdf（2016年6月現在）
2）日本循環器学会 ほか：不整脈の非薬物治療ガイドライン（2011年改訂版），p.27-29, 2011. http://www.j-circ.or.jp/guideline/pdf/JCS2011_okumura_h.pdf（2016年6月現在）
3）Bristow MR, et al.: N Engl J Med, 350: 2140-2150, 2004.
4）Cleland JG, et al.: N Engl J Med, 352: 1539-1549, 2005.
5）Daubert C, et al.: J Am Coll Cardiol, 54: 1837-1846, 2009.
6）Moss AJ, et al.: N Engl J Med, 361: 1329-1338, 2009.
7）Chung ES, et al.: Circulation, 117: 2608-2616, 2008.
8）Ruschitzka F, et al.: N Engl J Med, 369: 1395-1405, 2013.
9）Tangs AS, et al.: N Engl J Med, 363: 2385-2395, 2010.
10）Cleland JG, et al.: Eur Heart J, 34: 3547-3556, 2013.
11）Goldenberg I, et al.: N Engl J Med, 370: 1694-1701, 2014.
12）Leclercq C, et al.: Pacing Clin Electrophysiol, 30（Suppl 1）: S23-S30, 2007.
13）Curtis AB, et al.: N Engl J Med, 368: 1585-1593, 2013.

CONFIRMED

# 19 ペースメーカ不全を起こしていないか？

―ペースメーカ症例でみられるさまざまな心電図所見―

## A ペースメーカ不全

◆ペースメーカ不全は，大きく分けて，ペーシング不全とセンシング不全によるもの，あるいはペースメーカ自体は問題なくても，各社のペースメーカ特有の作動が関連して起こる奇妙な作動や，患者の状態による影響で生じるペースメーカ不全などがある．

### ペーシング不全

CASE 1 50代男性．

2年ほど前に房室ブロックにてペースメーカの植込み術を受けている．今回は，38度を超える発熱が数日続き，尿路感染症の診断にて入院していた．経過中に病棟のモニターにて，設定最小心拍数である60 bpm 以下の心拍が記録されたとのことで，循環器科に依頼があった．その際に記録された心電図を図19-1に示す．

◆まず，ペーシング不全の原因についての考え方をあげる．

①リードの dislodgement：多くの場合，植込み直後から数カ月以内に生じる．本症例は植込み後，数年以上経過していることから，考えにくい．

②リードの不完全断線によるペーシング不全の可能性：リード抵抗値，および心内心電図上のノイズの有無を確認する．

③心筋・身体の状態による閾値の上昇：本症例では感染・発熱があり，全身状態が不良．心筋側の状態により閾値の変化が生じうる．

◆心電図(図19-1)を確認すると，P 波は約85/分で出現しており，P 波から一定の間隔でペーシングスパイクが入っているが，ペーシングによって QRS 波が出現しているビートと，出現していないビートがある．P 波からペーシングスパイクまでの間隔は一定で，センシングは良好と思われるため，心室のペーシング不全を考える．

◆本症例では，感染が重症化し全身に炎症が及んでいた．この際のペースメーカチェックでは，閾値は3.5V/0.4ms と慢性期の値としては高い．ペースメーカ手帳の記録から，これまでのペースメーカチェックの心室ペーシング閾値は0.75～1.0V/0.4ms と良好な値で推移していたことが確認できた．植込みから数年経過し安定していたため，ペーシング

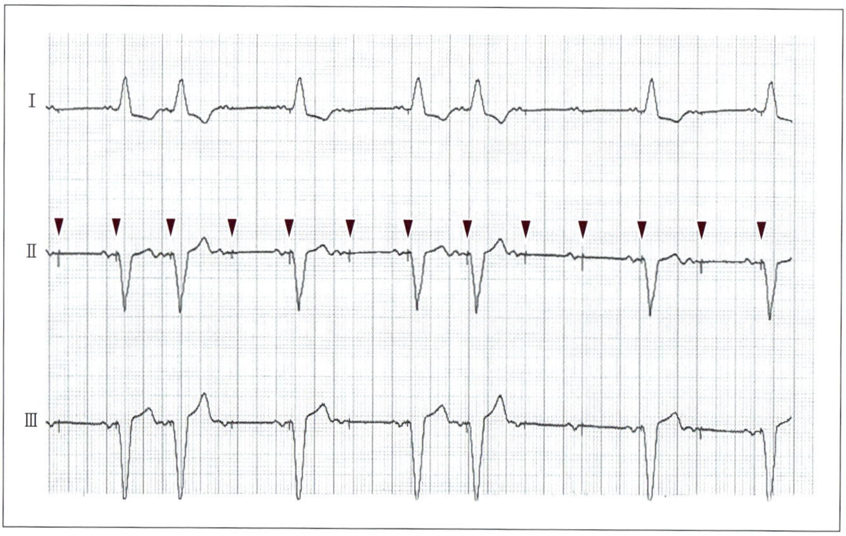


図19-1　肢誘導Ⅰ，Ⅱ，Ⅲの記録（CASE 1）
ペーシングスパイク（►）のあと，ところどころ QRS 波の欠落を認める．

出力は2.5V/0.4ms に設定されており，閾値の上昇によりペーシング不全が生じたと考えられた．リードの抵抗値は正常範囲であり，断線は考えにくく，レントゲンにてリード位置の移動も確認されなかったため，閾値の上昇の原因として炎症の影響を考えた．

◆出力を最強の7.5V まで上げ，閾値の経過をみたところ，約1カ月後には炎症の鎮静化とともに閾値は正常化した．このように，ペースメーカ自体は不具合もなく正常作動していても，身体の状況の変化によってペーシング閾値が一過性に変化することがある．また，進行性の心筋疾患（とくに不整脈原性右室心筋症や心サルコイドーシスなど）でも，心室波高値が低下しセンシング不全を起こすことがあるので，注意を要する．

## センシング不全

### 1）アンダーセンシング

◆アンダーセンシングとは，自己の心房波あるいは心室波が出現しているにもかかわらず，それを感知できず，ペーシングが作動する状態である．

**CASE 2**　76歳男性．

陳旧性心筋梗塞に生じた心室頻拍に対し，植込み型除細動器（ICD）の植込みを行っている．アミオダロンの服用によりやや徐拍化を認めていたため，ICD 設定を，DDD モード，最小レート60bpm，最高追従レート120bpm，AV delay 200ms にしていた．経過中に記録された心電図を示す（図19-2）．心電図は心拍数60bpm であり，設定最小心拍数とほぼ同じレートである．P 波に注目すると，ところどころ，P 波の上にペーシングスパイクを認めており，アンダーセンシングを疑った．

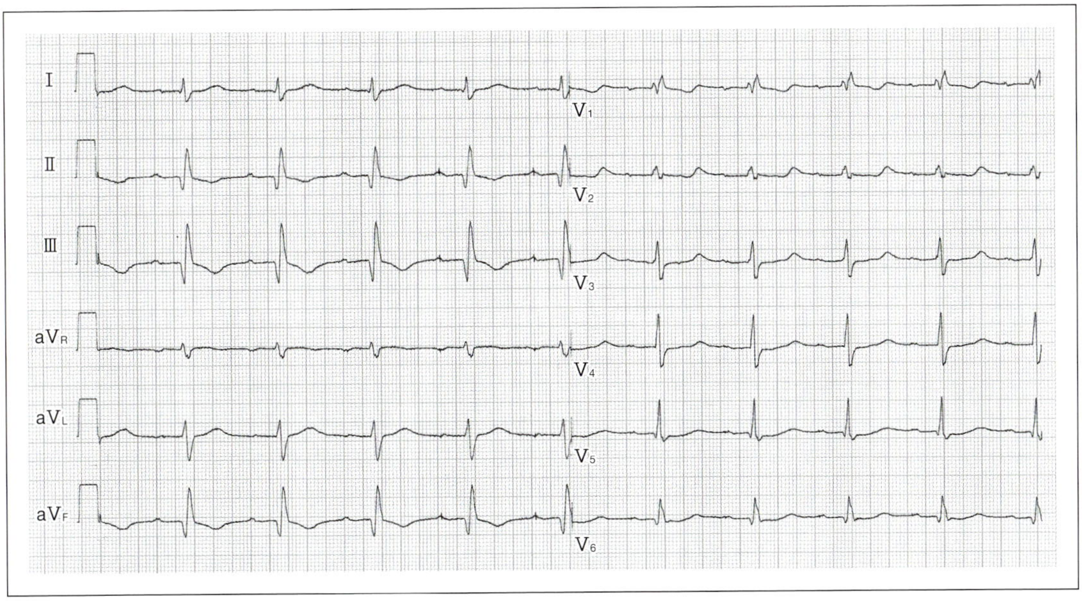


図19-2　12誘導心電図記録（CASE 2）
P 波に重なってペーシングスパイクを認める．

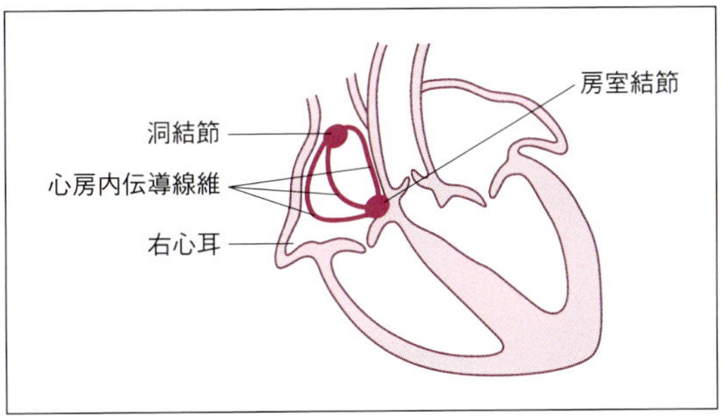


図19-3　刺激伝導系

◆ペースメーカチェックを行ったところ，心房の波高値は3.4mV と良好なセンシングであり，センシング不全は考えにくい．このときの心拍数は設定レートの60bpm とほぼ一致していることから，センシングのタイミングと自己 P 波の出現がほぼ同時であるために，心房ペーシングが行われていると考えられた．

◆心拍は洞結節から出された刺激が伝導し，つくり出される．本症例では心房ペーシングリードが右心耳に留置されているため，洞結節でつくり出された自己心房波をセンシングするタイミングがやや遅れてしまうことが推測された（図19-3）．

◆本症例のペースメーカの心内電位（図19-4）を確認すると，心房波のセンシングのタイミングは体表の P 波開始後であり，このため，設定レートと自己レートが近い場合には自己の心房波が出現しているにもかかわらずペーシングしてしまう状況となる．本症例のようなケースにおける対処としては，①心房波の感度を鋭くして，センシングするタイミン

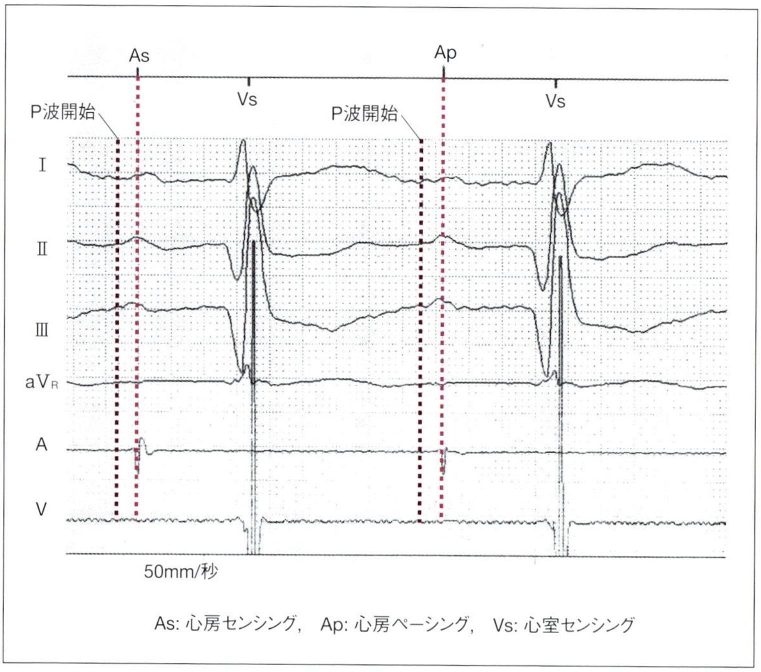


図19-4　体表心電図記録とペースメーカの心内電位

グを早くする，②最小心拍数を低く設定し，自己調律と競合しないようにする，③ヒステリシスレートを設定し，つねに自己調律を優先させる，など3つの方法が考えられる．

## 2) オーバーセンシング

◆オーバーセンシングとは，自己の心房波あるいは心室波が出現していないのに，何らかの信号(筋電位，ファーフィールドセンシング，外部からの電磁波など)を感知してしまい，自己心拍が出現していると誤認識してペーシングが抑制されてしまう状態である．

**CASE 3**　38歳男性．

約15年前に，先天性房室ブロックのため，ペースメーカ植込みを施行した．ペースメーカ外来にて図19-5のような心電図が記録された．ペースメーカ設定はDDDモード，ベーシックレート50bpm，最大追従レート130bpm，AV delay 150ms であった．

◆基本作動は心房センシング・心室ペーシングとなっているが，ところどころ，QRSが欠落しているところがある．QRSが欠落する前にはペーシングスパイクも見られないことから，オーバーセンシングによってペーシングが抑制されていると推察される．

◆ペースメーカチェックを行ったところ，リード抵抗値が約168Ωと低値を示しており，リード断線が疑われた．ペースメーカの心内記録からリードノイズが記録されており，このノ

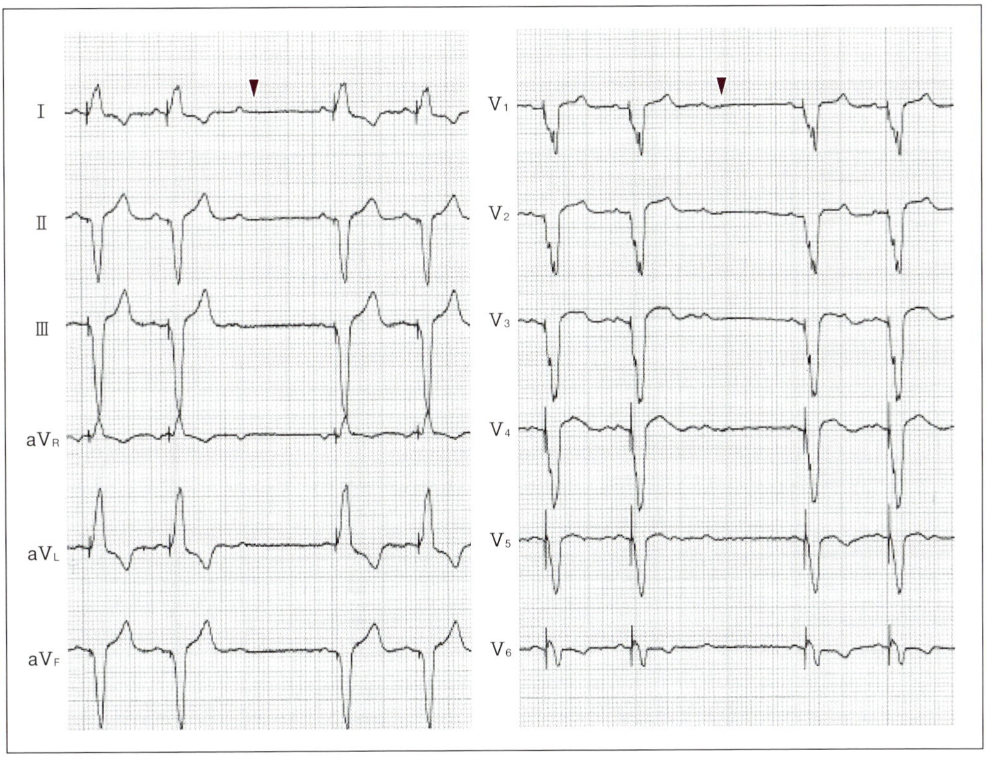


**図19-5　12誘導心電図記録（CASE 3）**
QRS 波の欠如（►）を認める．

イズをセンシングすることでペーシングが抑制されていたと考えられた．本症例では電池交換時に心室リードを追加し，その後ペースメーカ不全はみられていない．

**CASE 4**　83歳男性．

洞不全症候群にてペースメーカ植込みを施行した．定期外来で記録された心電図を示す（図19-6）．ペースメーカ設定は，DDD モード，ベーシックレート60bpm，最大追従レート130bpm，AV delay 250ms であった．

◆ AV delay は250ms であり，通常は自己の心室波が優先され出現している．ただし，数拍ごとに250ms より短い AD delay で心室ペーシングが入っていたため，ペースメーカチェックを行い，作動状況を確認した．

◆ この機種では心房のセンシングウィンドウ〔WARAD（window of atrial rate acceleration detection），図19-7〕があり，この WARAD 内でセンシングされた心房波は洞調律ではないと判断される．また，このような WARAD 内の心房センシングイベントが生じた場合には，次の心拍での AV delay を110ms または，設定 AV delay（本例では250ms）のいずれか短い方で心室ペーシングを行う作動となっている．

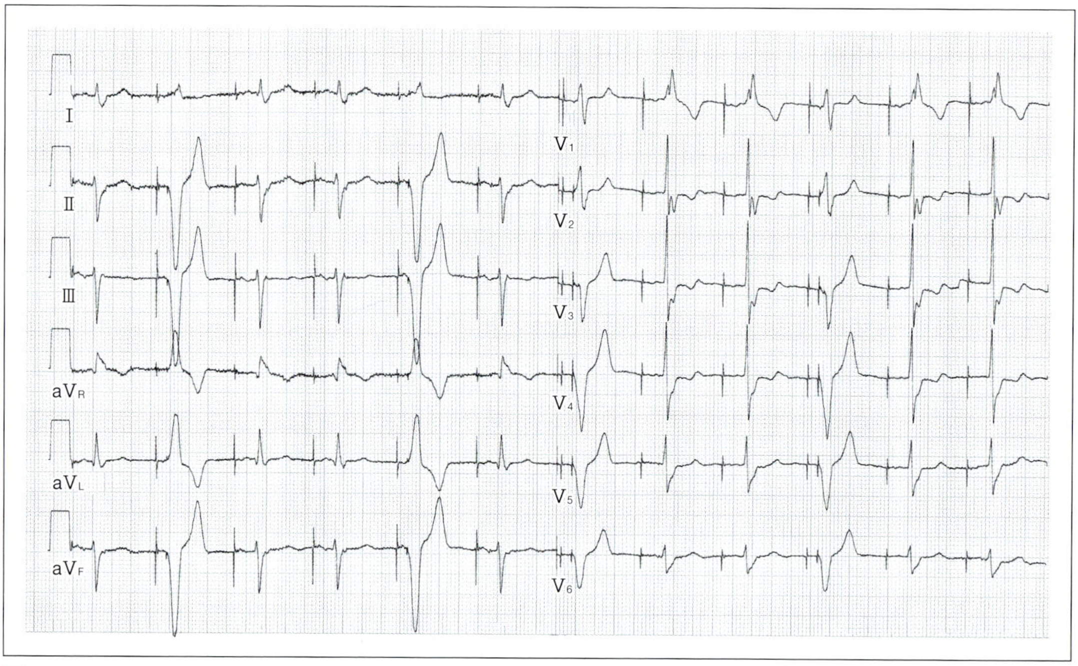


図19-6　12誘導心電図記録（CASE 4）
ところどころ心室ペーシングが行われている．

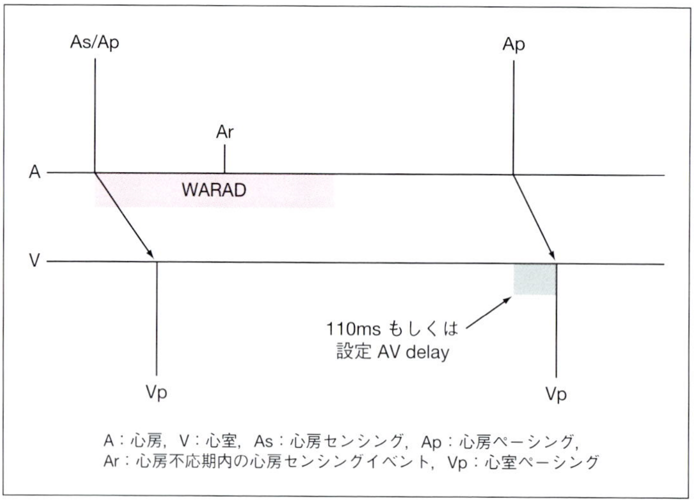


図19-7　WARAD
心房イベントの早期性を解析するための心房センシングウィンドウであり，WARAD内でセンシングされた心房イベントは洞調律とみなさず，図のようにWARAD内にセンシングした心房波に関しては，心室ペーシングを追従させない．WARADは，1拍ごとに直前の心房レートにより決定される（本症例では625ms）．この作動により，心房期外収縮（APC），心房細動，心房頻拍などの上室頻脈が出現した際に，心室がハイレートとなることを防ぐことができる．

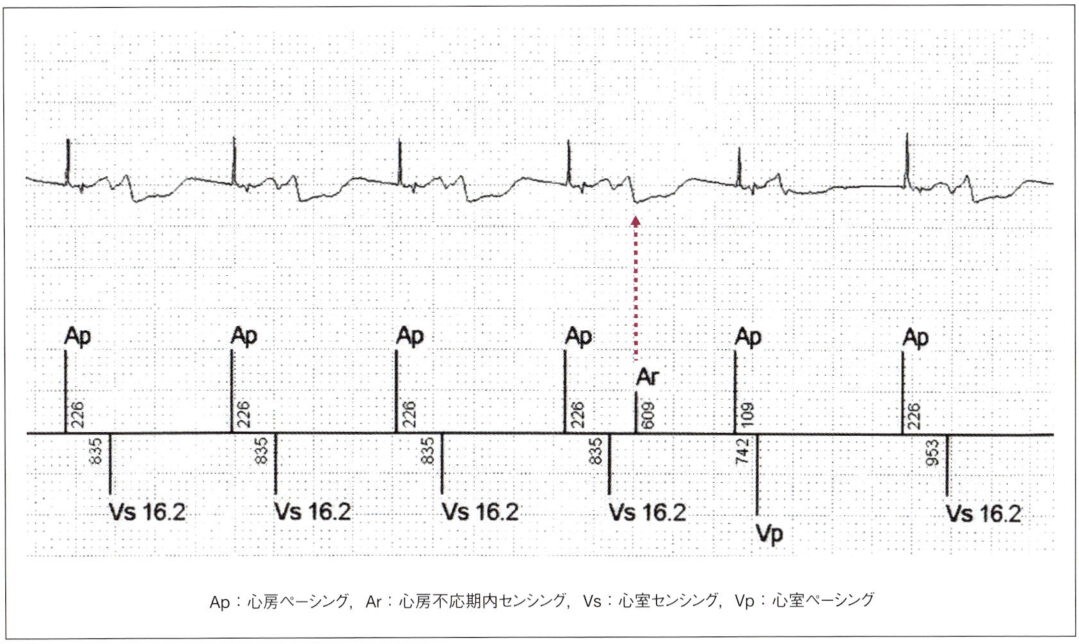


図19-8　ペースメーカの心内記録

心房不応期内センシング（Ar）を認めており，そのため，次の心拍については AV delay 110ms で心室ペーシングが作動している．この不応期内センシングは，T 波のタイミングに一致しており，ファーフィールドセンシングと考えられる．

◆ 本症例のペースメーカ心内記録を確認すると，心房波のセンシング（As）のあとに WARAD 内の心房センシングイベント（Ar）があり，次の心拍では AV delay 110ms となったため，心室ペーシングが行われている．Ar で示されたセンシングイベントは，T 波に一致しており，T 波のファーフィールドセンシングと考えられた（図19-8）．

◆ 対策として，心房でファーフィールドセンシングを拾わないよう心房波の感度を0.4mV から1.0mV へ変更した．

## B ペーシングリードの位置

### 右室中隔ペーシング

◆ 従来から心室リードは心尖部への留置が行われてきたが，心室ペーシングの不利益が報告され，心尖部ペーシングが疑問視されるようになった．心尖部と中隔ペーシングの優劣はいまだ controversial であるが，このような流れのなかで，近ごろでは，中隔側へのリード留置が広く行われるようになった．

◆ また近年，リード抜去術が保険適応となり，感染や不要リードなどの理由によるリード抜去症例が増加してきた．この際，タインドリードに比べ，スクリューインリードの方が完全なリード抜去が行えることから，スクリューインリードの使用が増加している．スクリューインリードを使用する際には，心尖部より中隔側への留置の方が穿孔のリスクが低いと考えられ，このような観点からも中隔側への留置が好まれる傾向があるようである．

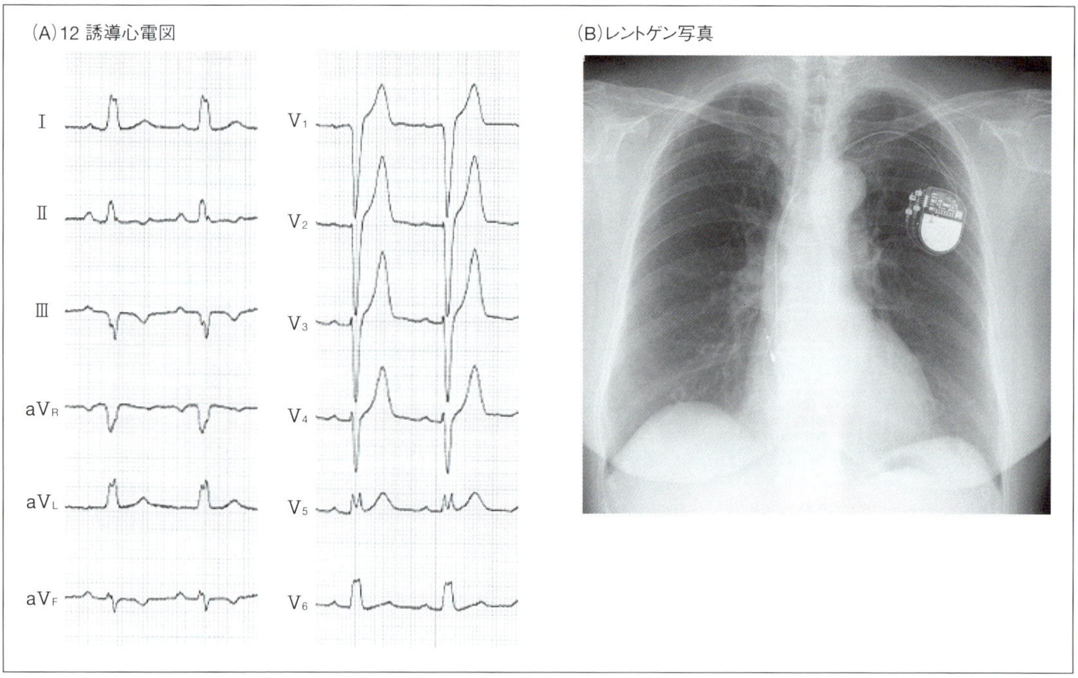


**図19-9　右室中隔側ペーシングの心電図とレントゲン写真**
QRS の極性に注目する.

◆ 中隔ペーシングを行う際にはなるべく narrow QRS となることを目標としていることが多いが，正常伝導と同等の narrow QRS が得られる部位に留置することは，ほぼ不可能である．よって，多くの場合は心尖部ペーシングより narrow となる部位，あるいは QRS 幅≦140ms をめやすに留置部位を決定しているのが現状である．

◆ 中隔ペーシングと心尖部ペーシングの QRS 波形の大きな違いは，肢誘導における下壁誘導の極性であり，心電図の QRS 波形から，心室リードがどのあたりに位置しているかを予測し，レントゲンでその答えを確認するということも日常診療でよく行っている．図19-9は，中隔側に心室リードを留置した例である．

## C ペーシングスパイク

◆ ペーシング刺激は，心電図上スパイク波形として現れる．通常の双極ペーシング（bipolar pacing）では，図19-1の心電図のように，小さなスパイクとして現れることが多いが，単極ペーシング（unipolar pacing）の場合には，図19-10に示すような，大きなスパイクとして現れる．このような心電図を見た場合には，単極ペーシングである可能性を考える．

◆ 単極ペーシングであった場合には，その理由を確認する必要がある．考えられる状況としては，①もともと単極用のリードを使用している場合，②ペースメーカが単極ペーシングのみの作動となっている機種の場合，③リードの不完全断線などにより抵抗値が変動し，自動的に双極ペーシングから単極ペーシングに変更された場合，④ 不完全断線が確

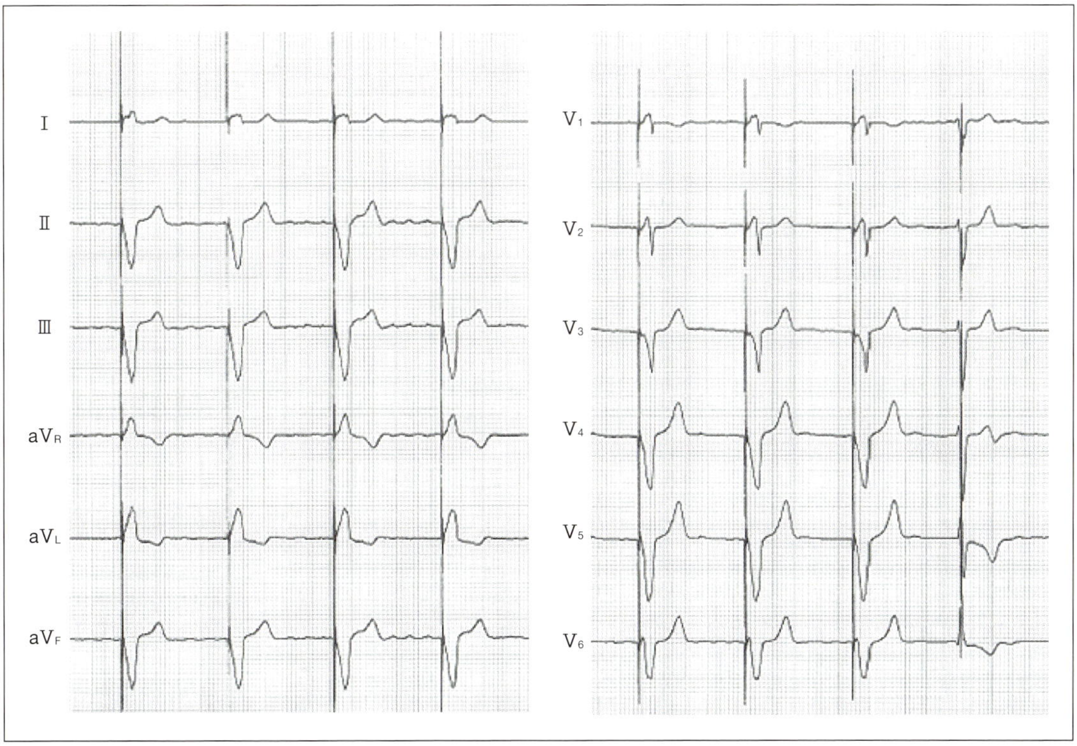


**図19-10　単極ページングの心電図**
スパイクの大きさに注目する．

認されているため，ノイズ混入による不適切作動などのないよう単極ペーシングに設定変更している場合，などがある．

♦ 注意する点は③の場合であり，予期せぬ単極ペーシングへ変更されている場合には，リード抵抗，ペーシング閾値，センシングなどを測定しなおし，また，リード植込み側の腕や肩を回したりする動作にて，リードのノイズが出現しないかどうかを確認する必要がある．

**専門家の目のつけどころ**

- ペースメーカ心電図を見る際には，かならずペースメーカ設定を確認する．
- ページングスパイクのタイミングが設定どおりであるかを確認する．
- 心電図波形からページングが自己波形か，または融合波形かを読み取る．

**（中井俊子）**

# 日本語索引

## さ



## し

## す～そ

## た〜つ



## て



## と



## な 行



## は〜ふ



## へ

## ほ



## ま～わ

# 外国語索引

## I～K



## L～O



## P



## Q

## R



## S



## T



## U～Z

エキスパートはここを見る
# 心電図読み方の極意

2016年 8月 1日　1版1刷　　©2016
2021年 10月 25日　　3刷

編　者
三《み》田《た》村《むら》秀《ひで》雄《お》

発行者
株式会社 南山堂　代表者 鈴木幹太
〒113-0034　東京都文京区湯島 4-1-11
TEL 代表 03-5689-7850　www.nanzando.com

ISBN 978-4-525-22201-7



A2220130103-A